系統看護学講座

専門分野

臨床看護総論

基礎看護学 4

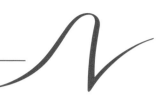

香春　知永	武蔵野大学教授	
水戸　優子	神奈川県立保健福祉大学教授	
村上　裕子	神奈川県立保健福祉大学 非常勤助手	
鈴木　浩子	昭和大学教授	
加藤木真史	神奈川県立保健福祉大学准教授	
谷本真理子	東京医療保健大学教授	
三次　真理	上智大学准教授	
渡邉　恵	神奈川県立保健福祉大学講師	
志賀　由美	前 武蔵野大学准教授	
佐藤　智子	西武文理大学准教授	

長谷川真澄	札幌医科大学教授
荻野　雅	武蔵野大学教授
佐々木杏子	神奈川県立保健福祉大学講師
髙橋美賀子	聖路加国際病院 がん看護専門看護師
安藤　幸枝	東京純心大学准教授
村上　好恵	東邦大学教授
鈴木　千晴	聖路加国際病院副院長
冨田　亮三	武蔵野大学講師
高畑　和恵	武蔵野大学講師
長島　俊輔	神奈川県立保健福祉大学講師

医学書院

系統看護学講座　専門分野

基礎看護学[4]　臨床看護総論

発　　　行	1990 年 1 月 6 日	第 1 版第 1 刷
	1992 年 2 月 1 日	第 1 版第 5 刷
	1993 年 1 月 6 日	第 2 版第 1 刷
	1996 年 2 月 1 日	第 2 版第 5 刷
	1997 年 1 月 6 日	第 3 版第 1 刷
	2005 年 2 月 1 日	第 3 版第10刷
	2006 年 3 月 1 日	第 4 版第 1 刷
	2011 年 2 月 1 日	第 4 版第11刷
	2012 年 1 月 6 日	第 5 版第 1 刷
	2015 年 2 月 1 日	第 5 版第 4 刷
	2016 年 1 月 6 日	第 6 版第 1 刷
	2021 年 2 月 1 日	第 6 版第 6 刷
	2022 年 3 月 15 日	第 7 版第 1 刷Ⓒ
	2024 年 2 月 1 日	第 7 版第 3 刷

著者代表　香春知永

発 行 者　株式会社　医学書院

　　　　　代表取締役　金原　俊

　　　　　〒113-8719　東京都文京区本郷 1-28-23

　　　　　電話　03-3817-5600（社内案内）

　　　　　　　　03-3817-5657（販売部）

印刷・製本　三美印刷

ISBN978-4-260-04700-5

はしがき

● 本書の特徴

　本書「臨床看護総論」は，1989（平成元）年の保健師助産師看護師学校養成所指定規則の改正に伴い誕生した科目に対応して編纂された。「臨床看護総論」は，健康障害をもつ対象（者）を理解し，状態に応じた看護について認識していくことがその科目内容の意図であった。その後，1996（平成 8）年の同規則改正に伴い，この「臨床看護総論」という科目内容は基礎看護学に包含され，同時に科目の名称ではなく教育内容として提示された。2009（平成 21）年の改正では，看護学の教育内容が専門分野 I，II ならびに統合分野の 3 つに分けられ，「基礎看護学」ならびに「臨地実習：基礎」は，専門分野 I として位置づけられた。そして，各看護学や在宅看護論の基盤となる基礎的理論や基礎的技術を学ぶ「基礎看護学」を構成するものとして，「看護学概論」「看護技術」と並んで「臨床看護総論」が提示され，教育内容として再度強調されることとなった。これを機会に，2012 年に第 5 版の，2016 年に第 6 版の改訂を行い，今回，2021（令和 3）年の保健師助産師看護師学校養成所指定規則の改正を受けて第 7 版として改訂を行った。

　今回の改訂では，本書の「看護の基本である，多様な健康上のニーズをもつあらゆる発達段階の人々に，基本的な看護学の知識や技術を統合し，応用するプロセスの学習を目ざす」という発刊時のテーマは継続しつつ，三十数年を経て発展してきた看護学の知識・技術を取り入れ，内容の再編成と洗練を行った。とくに昨今，看護を科学的根拠に基づいて判断し，実践する重要性が求められていることから，「第 5 章　事例による看護実践の展開」において，臨床看護で求められる看護過程に臨床判断の知見を加え，全面的な見直しを行った。

　本書は，看護が提供される場で，看護の対象となる人々と実際にかかわりながら看護実践を行う臨床看護の全体を総括した内容，つまり総論である。とくに，はじめて看護学生として直接，看護の対象となる人々に看護援助を行う基礎看護学実習において，既習科目の基礎的な知識や技術を統合し，自分の看護実践を具現化していくにあたり，その手がかりとなる内容となっている。

　看護学の各々の基礎的な知識や技術はそれぞれの科目で学習されるが，これらの知識や技術は個々の看護職者のなかで統合され，それぞれが実践している看護援助の根拠や基盤として表出される。本書は，基礎的知識や技術が実践のなかでどのように統合されているのかが，看護の対象者の状況（ライフサイクル，場，健康状態，症状，治療）に応じて理解できるように構成されている。

● 本書の使い方

　本書の構成は，「第 1 章　健康上のニーズをもつ対象者と家族への看護」「第 2 章　健康状態の経過に基づく看護」「第 3 章　主要な症状を示す対象者への看護」「第 4 章　治療・処置を受ける対象者への看護」「第 5 章　事例による看護実践の展開」「付章　医療機器とその実際」となっている。

　第1章は，看護の対象を個人と家族という1つのユニットでとらえ，個をライフサイクル，家族を機能という視点で，さらに人々の存在する場という3つの観点からその特徴を概観している。そして，それぞれの観点において健康上のニーズ，つまり看護のかかわる課題の特徴を論じている。第2章では，個人を中心に，動的な健康状態についての特徴，対象者のニーズ，看護援助の特徴について説明している。このように第1章と第2章では，臨床看護において看護の対象者を理解するための基盤を扱っている。とくに，第2章は，看護学を学びはじめた初学者にも看護の実際がイメージできるように事例を取り入れて看護援助の特徴を説明している。

　第3章と第4章は，具体的な対象者の症状や治療・検査の基礎的知識とともに，「アセスメント─診断─援助方法」という看護実践を展開するときの基本的な思考過程にそって，それぞれの看護援助が説明されている。とくに，第3章では症状のメカニズムを基盤に，アセスメントの視点や看護援助の根拠を，初学者でもわかりやすく記述した。

　これら第1章から第4章までの学習内容を，個々の対象者の状況に応じて統合して1つにまとめていくことで，臨床における対象者に適した看護援助の実践に役だてることができるだろう。

　第5章では，①臨床において対象となる人の状況把握，②看護の視点からの課題解決のプロセスである看護過程，そして③臨床実践の場で状況の変化に応じた看護実践を遂行するための臨床判断，の3つを軸に，事例を用いて，具体的に展開しながら，臨床での看護実践がイメージできるように説明している。

　また，付章として，医療現場において看護職者に身近かつ代表的な医療機器の原理や使用の実際についてまとめている。現代医療において，医療機器は不可欠なものであり，看護実践における情報を得る手段として，また援助の手段として使用されている。正しく機器を使用し，正しい成果を得るためには，個々の機器の原理を理解したうえで，安全かつ適切に活用することが大切であり，実習の場で大いに役だててもらうことを期待する。

　はじめて看護実践と対峙する学生の皆さんにとって，看護の対象となる人々を理解し，看護学を基盤とした根拠に基づいた看護実践をするために，本書が参考になるのであれば幸いである。

　2021年12月

著者ら

目次

 第1章 **健康上のニーズをもつ対象者と家族への看護**

水戸優子・村上裕子

<table>
<tr><td>第
2
章</td><td colspan="2">健康状態の経過に基づく看護</td></tr>
</table>

香春知永・鈴木浩子・加藤木真史・谷本真理子・三次真理

第3章　主要な症状を示す対象者への看護

香春知永・渡邉惠・志賀由美・佐藤智子・水戸優子・
長谷川真澄・荻野雅・佐々木杏子・髙橋美賀子

第4章　治療・処置を受ける対象者への看護

安藤幸枝・三次真理・村上好恵・鈴木千晴・冨田亮三・高畑和恵

第 5 章 事例による看護実践の展開

水戸優子

付章 医療機器とその実際

長島俊輔

第 **1** 章

健康上のニーズをもつ
対象者と家族への看護

A ライフサイクルからとらえた対象者と家族の健康上のニーズ

　看護とはどのようなものであろうか。「看護学概論」において看護の対象（者）や看護を構成する概念・理論について学んだ。しかし，臨床看護（現場，病床の場）の場で生じている現象は，さまざまな概念や理論を示す現象・状況が組み合わさっており，複合的であるため，なかなか理解しがたい。ここでは，今日の看護において普遍的で重要な概念のいくつかを組み合わせて，臨床看護の理解を進めていく。

　看護職の目的であり規範として示されたのが，「看護職の倫理綱領」（日本看護協会）である。その前文で以下のように述べている。

> 　人々は，人間としての尊厳を維持し，健康で幸福であることを願っている。看護は，このような人間の普遍的なニーズに応え，人々の生涯にわたり健康な生活の実現に貢献することを使命としている。
> 　看護は，あらゆる年代の個人，家族，集団，地域社会を対象としている。さらに，健康の保持増進，疾病の予防，健康の回復，苦痛の緩和を行い，生涯を通して最期まで，その人らしく人生を全うできるようその人のもつ力に働きかけながら支援することを目的としている[1]。

　このことは，まさに看護の目ざすところである。そしてこの前文で用いられている「健康」「ニーズ」および「あらゆる年代の個人，家族，集団，地域社会」という概念に注目し，それらと臨床看護との関連について述べる。

a 健康について

● 健康のとらえ方　健康のとらえ方はさまざまであるが，おおむね病気や疾患または健康障害と対極的な位置づけとして示される。そして健康でない場合は，半健康や不健康，病弱，虚弱といった表現がなされるが，必ずしもその定義が明確な訳ではなく，境界線がはっきりしているものではない。また，世界保健機関 World Health Organization（WHO）による世界保健憲章の前文において，健康は「身体的・精神的・社会的に完全に良好な状態であり，単に疾病や病弱でないということではない」と定義されているように，健康は，ある一側面の状態を示すのではなく，身体的・精神的・社会的側面が統合した状態といえよう。

　ところで，統合した状態というのは，部分と部分の総和以上の状態のことであり，単純に理解できるものではない。しかし，部分と部分の関係性をとらえること，つまり**身体的健康・精神的健康・社会的健康**のそれぞれをとらえること，そしてそれらの関係性をとらえることによって，その個人や集団

1）日本看護協会：看護職の倫理綱領（2021）．（https://www.nurse.or.jp/nursing/practice/rinri/rinri.html）（参照 2022-01-14）．

の統合体としての健康状態を推測することを可能にし，必要な援助を考えることにつながるであろう。

◆ 身体的健康

　身体的健康にある状態とは，人間の身体の各臓器・組織が調和をとりながら，正常に機能している状態である。身体的健康は，さらに臓器別・機能別，あるいはなんらかの理論によって区分され，構造・機能を詳細に把握される。

◆ 精神的健康・社会的健康

　精神は，人間の心全般のことであり，感情や思考，人格なども含まれ，心理といわれることもある。社会とは，人間が集まって生活を営む集団であり，人は社会のなかで規範をつくり，役割を担う。精神と社会は，それぞれの特徴をもちつつ，つねに相互作用しており，同時に存在するものと考えられる。そのため，切り離して考えるよりは，「精神社会的」「心理社会的」とつなげて，その健康状態，発達について概念および理論化されていることが多い❶。精神社会的に健康な状態についての理論は数多くある。たとえば，後述するマズロー A. H. Maslow（1908〜1970）の欲求階層説（◉4ページ）や，エリクソン E. H. Erikson（1902〜1994）の発達理論から，精神社会的に健康であるという状態が理解できるであろう。

NOTE
❶精神と社会を相互的なものとして扱うのに対して，身体については対極にあるものとして扱われることが多い。

◆ 統合体としての人間の健康

　人間が身体的・精神的・社会的統合体であるという考え方は，人間を研究する学問分野で広く支持され，マズローやエリクソンもこの考えにそって定義づけている。看護学でも同様であり，ロジャース M. E. Rogers（1914〜1994）やロイ S. C. Roy（1939〜）などの看護理論家も，看護の対象である人間を身体的・精神的・社会的統合体ととらえている。

　統合体の特徴は，部分と部分とが組織だって構成され，影響し合うこと，補い合うことである。人間の健康で考えるならば，身体的に，そして精神社会的に良好な状態であれば，もちろん健康であるが，身体的健康を害すると精神社会的健康にも大いに影響する。逆に精神社会的健康を害することで，身体的健康を害することもある。しかし，それぞれが補う力もあり，たとえ，身体的健康障害をもちながらも，それを維持して精神社会的に安定し，よい役割を果たしている場合には，その人は健康であるととらえられる。

　看護では，個人の身体的・精神的・社会的な健康状態において，それぞれがどのように影響し合っているか，統合体として良好な健康状態を維持するために，どの部分にはたらきかけるとよいかを考える必要がある。

b 健康上のニーズ

　次に健康上のニーズについて考えてみる。**ニーズ**とは，ニードまたは欲求の複数形である。欲求は，人間の行動を突き動かす内的な力であり，**動機づけ**の源にあるものととらえることができる。欲求は，生まれつきもっている

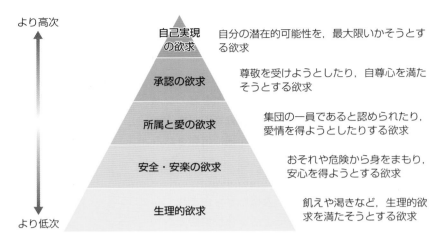

より高次

より低次

自己実現
の欲求 — 自分の潜在的可能性を，最大限いかそうとする欲求

承認の欲求 — 尊敬を受けようとしたり，自尊心を満たそうとする欲求

所属と愛の欲求 — 集団の一員であると認められたり，愛情を得ようとしたりする欲求

安全・安楽の欲求 — おそれや危険から身をまもり，安心を得ようとする欲求

生理的欲求 — 飢えや渇きなど，生理的欲求を満たそうとする欲求

○**図 1-1　マズローによる欲求階層説**
（櫻井茂男編：たのしく学べる最新発達心理学. 図書文化社，p.97，2010 による，一部改変）

基本的欲求と生まれてから後天的に獲得する**社会的欲求**の 2 つにおおむね分類される。欲求に関しては，マズローの理論が有名である。

● **マズローによる健康上のニーズの理解**　マズローは，人間は，人類に普遍的かつ自然発生的あるいは本能的な無数の欲求によって動機づけられているとした。そして，それらを低次なものから，①生理的欲求，②安全・安楽の欲求，③所属と愛の欲求，④承認の欲求，⑤自己実現の欲求に分類し，低次の欲求が十分に満たされないかぎりは，高次の欲求が満たされることはないという**欲求階層説**を唱えた（○図 1-1）。ただし，その例外の存在も数多くあることを認めている。

　また，マズローは，基本的欲求の条件として，①その欠如が病気を生む，②その存在が病気を防ぐ，③その回復が病気を治す，④自由に選択できるなら，他の欲求の充足に先がけてそれが選ばれる，⑤健康な人であれば，無意識で自覚されないことが多い，をあげている。

　これらの条件からわかるように，ニーズは，健康あるいは健康障害と大いに関連している。すなわち，基本的欲求は，身体的・精神的・社会的に健康な状態であれば，みずから無意識的に満たしている，あるいは養護者が満たしてくれており，つねに満たされていることが健康の保持・増進につながるのである。したがって，満たされなければ健康を害することがあり，満たされれば健康を回復することがある，そしてそれらには優先性がある，ということであろう。健康上のニーズとは，まさにこのような性質があるものと考えられる。

　看護援助は，対象者の健康上のニーズとして，人間に普遍的な欲求と個別的な欲求との 2 つの観点において，未充足になっているのはどこか，優先的に充足すべきところはどこなのかを考えて行う必要がある。

1　人のライフサイクルからとらえた看護

1　ライフサイクルと発達課題

◆ ライフサイクルと発達課題の理解

　看護の対象者は，あらゆる年代の人々であるため，対象者を理解するためには，ライフサイクルについて理解する必要がある。**ライフサイクル**とは，人間の出生（もしくは受精後）から死ぬまでの一生涯を連続的な周期としてとらえる考え方である（◯図1-2）。そして発達とは，ライフサイクルを通じての連続的な，身体と心の構造や機能の変化をいう。

　ライフサイクルの考え方は，連続的なものであるが，それとともに発達の特徴が時期ごとに示されている。たとえば，ライフサイクルの前半は，胎生期，新生児期，乳児期，幼児期，学童期，青年期に分けられ，身体や心の構造・機能の成長・成熟から発達をとらえることが多い。そして後半は，成人期，老年期に分けられ，身体の構造・機能が維持されているか，あるいは衰退しているかの観点から発達をとらえることが多い。ただし，成人期以降であっても精神社会的な側面は，人生経験を積むなかで成熟するととらえられている。また，各時期に特有の発達の特徴のうち，達成すべき，あるいはのりこえていくことは，**発達課題**と表現される。

　このようなライフサイクルや発達課題に関する考え方は，エリクソンが人間の精神社会的発達を，漸成❶的であること，そして8つの発達段階をライフサイクルで示したことの影響が大きい。エリクソンの8つの精神社会的発達段階，およびその考え方については，各発達段階の身体的・精神的・社会的健康および健康障害の理解に大いに役だつため，ここでその概要について述べる。

▭NOTE
❶すでに成立しているものの上に新しいものが積み重なりながら発達すること。

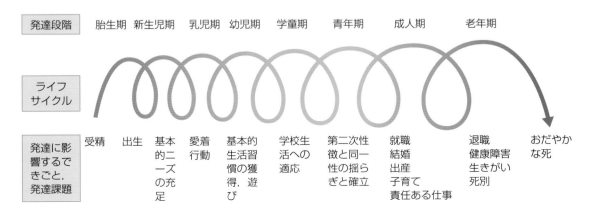

◯**図1-2　ライフサイクルと発達課題のとらえ方**

◆ エリクソンの発達段階

　エリクソンは，自分の3人の子どもをはじめとしたさまざまな人を観察しながら，精神社会的な発達および健康な人格について明らかにした。エリクソンは，人間のライフサイクルにおける発達段階を，精神社会的な側面から8つに分けた漸成節図表を提案した（◎図1-3）。この考え方によると，各時期には，固有の要素があり，その要素の同調傾向と失調傾向の対立がある。たとえば青年期では，「同一性対同一性混乱」という対立がある。この対立による葛藤から精神社会的危機に直面することで，忠誠という強さを得るのである。

　また，この図は，各時期に固有の要素が順序よく発達するということのみを示しているのではない。空欄となっている前後左右の枠には，それぞれの要素の根や芽，枝葉のようなものが含まれている。これらは，臨界期❶が来

NOTE
❶臨界期
　発生の過程で，潜在している特性を獲得するために有効な限られた時期をさす。

	1	2	3	4	5	6	7	8
老年期 Ⅷ								統合 対 絶望, 嫌悪 **英知**
成人期 Ⅶ							生殖性 対 停滞 **世話**	
前成人期 Ⅵ						親密 対 孤立 **愛**		
青年期 Ⅴ					同一性 対 同一性混乱 **忠誠**			
学童期 Ⅳ				勤勉性 対 劣等感 **適格**				
遊戯期 Ⅲ			自主性 対 罪悪感 **目的**					
幼児期初期 Ⅱ		自律性 対 恥, 疑惑 **意志**						
乳児期 Ⅰ	基本的信頼 対 基本的不信 **希望**							

◎**図1-3　エリクソンによる発達段階の漸成説図表**
（エリクソン, E. H. ほか著, 村瀬孝雄ほか訳：ライフサイクル, その完結, 増補版. p.73, みすず書房, 2001による）

ることによって，各要素が花開くように葛藤に遭遇して発達をとげるが，その後も枝葉をのばし発達しつづけるということ，そして左右の欄においても刺激し合い，体系的に発達していくということを示している。

　たとえば，乳児期の「基本的信頼対基本的不信」の葛藤の段階にある赤ちゃんであっても，その次の幼児期初期の段階の「自律性」を示す行動が観察される。また，老年期であっても，乳児期と同様に「基本的信頼対基本的不信」の葛藤に直面し，それが老年期の固有の要素である「統合対絶望，嫌悪」の葛藤にも影響し，その過程のなかで「英知」という強さを得ていくのである。このように各時期固有の要素が関連し，積み重なっていくなかで，健康な人格へと，より統合されていくのである。漸成的発達の各固有の要素については，各発達時期の看護とともに後述する。

2 ライフサイクルと健康上のニーズおよび看護との関連

　ライフサイクルの各期には，特徴的な身体的・精神社会的な発達的変化や，発達課題があり，それらは，各期に応じた健康上のニーズをもたらす。このようなニーズをとらえ，それに応じた援助を行うことが，看護においては大切である。これは先に示した「看護職の倫理綱領」（●2ページ）にあるように，看護者の役割・責任でもある。

　その理解のために，次項よりライフサイクルの発達時期ごとに，その特徴と健康上のニーズ，それに応じた看護について述べていく。

2　子どもの理解と看護

1 ライフサイクルからみた子どもの特徴

● **将来に大きな可能性をもつ未熟な存在**　子どもの時期は，ライフサイクルの出発点として重要である。子どもとは，受精後の胎児から15歳くらいまでをいい，成長・発達の途上にあり，将来に大きな可能性をもつ未熟な存在として特徴づけられる。とくに成長・発達は，ほかの年代の人々と比較して顕著であり，一定の順序性をもちつつ，発達段階に特有な特徴を示す。

　発達の最初の段階では親あるいは養護者（以下，親とする）という環境だけであったものが，成長・発達とともに行動範囲が広がり，友人や教諭といった環境と相互作用するようになる。そして，それによって精神社会的，そして知的にも成長・発達が促されていく。

　ここでは，子どもの時期を，胎生期，乳児期，幼児期，児童期，青年期前期に分類して，その特徴を述べる。小児への看護援助にあたっては，つねに子どもの成長・発達の過程をふまえることが重要であり，成長・発達の基準となる数値や理論といった特徴を十分に理解する必要がある（●表1-1）。

◆ 胎生期

　胎生期とは，受精卵が胎児になり，出生するまでの時期をさす。

◎表1-1　子どもの身体的・精神社会的発達の特徴

時期	年齢・性別の身長と体重の平均*			身体的発達の特徴	精神社会的発達の特徴	エリクソンによる発達段階	ピアジェによる知的発達
	時期と性別	身長(cm)	体重(kg)				
胎生期	在胎週数別変化大			妊娠10週未満は胎芽とよばれ、10週を過ぎると分化が進んで胎児となる。40週までに人間らしい形状になる。	聴覚を通して外界の刺激を受け取り、四肢を動かして母体に刺激を送ることで、相互作用を行っている。	——	——
	【7週】	約2.5	約0.004				
	【35週】	約47.0	約2.50				
乳児期	【出生時】			生後1年には、身長が約1.5倍、体重が約3倍までに成長する。身体の機能は生命維持には必要な成長をしているが、未熟であり外界からの刺激を受けやすい。運動機能は目ざましく発達する。	親のあたたかい養育を得るために、親に対してほほえんだりまねをし、親をひきつける。このような乳児と親の相互交渉により心のきずなである愛着(アタッチメント)を形成する。	Ⅰ　乳児期 基本的信頼 対 基本的不信 希望	0歳～2歳ごろ 感覚運動的段階：見る、聞くなどの「感覚」を通し、みずからの身体を使って外の世界へはたらきかけ、認識を広げる。
	男子	49.2	3.05				
	女子	48.7	2.96				
幼児期	【1歳】			やや速度は落ちるが身体的成長・発達をしつづけている。身体的機能は安定してくるが未熟性を残す。運動機能はさらに発達し、手先のこまやかさがでてくる。	さまざまな感情が分化する。親との関係が中心であるが、友人との関係が始まる。遊びや基本的生活習慣の訓練を通して自律性、自主性が発達する。	Ⅱ　幼児期初期 自律性 対 恥・疑惑 意志 Ⅲ　遊戯期 自主性 対 罪悪感 目的	2～4歳ごろ 前操作的段階—前概念的思考期：言葉を使ってふり遊びやまねをする。 4歳～7歳ごろ 前操作的段階—直観的思考：やや大人の思考に近づくが、外観に影響されやすく、直観的である。
	男子	79.6	10.3				
	女子	76.6	9.7				
	【3歳】						
	男子	95.6	13.8				
	女子	95.7	13.9				
	【5歳】						
	男子	110.5	18.2				
	女子	107.5	17.7				
児童期	【7歳】			安定して成長・発達しつづける。運動機能がさらに発達し、瞬発力や持久力が備わる。後半は第二次性徴が始まる。	感情のコントロールができるようになるとともに、言葉でも表現できるようになる。家庭での親との関係性から友人や教師との関係性に移行する。	Ⅳ　学童期 勤勉性 対 劣等感 適格	7歳～11歳ごろ 具体的操作的段階：目の前にある事象について論理的思考、具体的説明ができるようになる。
	男子	122.7	24.7				
	女子	121.1	21.8				
	【9歳】						
	男子	132.5	30.1				
	女子	133.1	30.4				
	【11歳】						
	男子	147.2	41.3				
	女子	144.0	36.5				
青年期前期	【13歳】			第二次性徴により、男性らしい・女性らしいからだつきになる。身体機能はほぼ成人期に近づく。	さまざまな感情が複雑にからみ合い、情緒的に不安定になりやすい。友人関係や異性関係のほうが大切になってくる。	Ⅴ　青年期 同一性 対 同一性混乱 忠誠	11歳ごろ～ 形式的操作段階：抽象的なものごとについて思考でき、思考内容と形式を区別して説明できるようになる。
	男子	156.5	44.7				
	女子	154.8	48.8				
	【15歳】						
	男子	169.3	59.2				
	女子	159.2	51.2				

＊ 出生時の身長および体重値および、幼児期1歳以降の身長および体重値は、「2023/2024 国民衛生の動向」より作成した。

● **発生・分化**　受精からおよそ40週で，身体の諸器官は発生・分化する。受胎❶後2か月までは，魚のような形態であるが，3か月ころには性別がはっきりし，人間らしい形態に変化する。その後，各臓器・器官が徐々に発達し，7か月ころには，聴覚が発達して外界の刺激を受けとり，四肢を動かして母体に刺激を送る。したがって，すでに外界との相互作用をしており，精神社会的発達の準備をしているといえる。

□NOTE
❶受精卵が子宮内膜に着床し，妊娠が成立したあと。

◆ 乳児期

　出生後から生後28日未満の児を新生児といい，その時期も含んで生後1年までの乳児の時期を乳児期という。

● **身体的発達**　出生直後は，男児の平均で身長が約49cm，体重が約3,000gであるが，生後1年ごろには，身長が約1.5倍，体重が約3倍までに成長する。

　呼吸・循環機能，体温調節機能，栄養・代謝機能，免疫機能などは，胎生期のうちに，出生後の生命維持に必要な成長・発達をしているものの未熟であり，外界からの影響を受けて変化しやすい。神経・感覚機能については，胎生期にすでに備わっているが，出生後に外界の刺激を受けてさらに発達する。

　運動機能の発達は目ざましく，おおむね生後4か月では「首がすわる」，6か月で「寝返りをうつ」，8か月で「おすわり」が，10か月で「つかまり立ち」が，1歳3か月では「ひとり歩き」が，できるようになる。

● **知的発達**　スイスの心理学者であるピアジェ J. Piaget（1896〜1980）が，この時期を**感覚運動的段階**とよんでいるように，感覚器を通して外界を認識し，さらに偶発的な行動から合目的的な行動へと拡大し，知能が発達する時期である。生後すぐは，生まれつきもっている行動様式にのっとって行動する。たとえば，乳首に触れると吸おうとする行動である。1歳のころには，合目的的行動がとれるようになり，たとえば，親の言う「おいで」「ちょうだい」のような簡単な言葉を聞いて，親の方向に向かってきて，物を手渡すことができるようになる。

● **精神社会的発達**　エリクソンの発達理論からすると，乳児期は「基本的信頼対基本的不信」の対立のなかから「希望」を獲得していく時期である。エリクソンの8つの発達段階の基礎となる段階であり，その後の発達段階にも大きく影響する。また，この時期は，特定の人（多くの場合は母親）との相互交渉による心のきずなを形成し，信頼をいだくことが重要といわれている。この心のきずなについて，イギリスの医師であるボウルビィ J. Bowlby（1907〜1990）は**愛着（アタッチメント）**と表現している。

　新生児は母親との結びつきを可能にするための愛着行動を本能的にもっており，それによって母性的な行動を触発し，母親は自然と子どもをかわいいと思い，世話をする。さらに母子が相互に作用しあうことによって，きずなは深まり，互いの成長・発達を促すものとされている。

◆ 幼児期

　生後1年から小学校に入学するまでの期間を幼児期という。

● **身体的発達**　乳児期と比べるとその速度は落ちるものの，身体的発達を続ける。4歳ごろには，出生時の身長の約2倍，体重では約5倍になっている。呼吸・循環機能や体温調節機能，栄養・代謝機能，免疫機能は，乳児期と比べて安定しているが，未熟性を残している。感覚機能はほぼ完成している。運動機能については，安定して姿勢を保持したり，歩行，階段昇降，スキップなどの動きができるようになる。幼児期前半では，腕や手掌全体が活発に動く程度であるものが，幼児期後半には，指先がこまやかになり簡単な絵が描けるようになる。

● **知的発達**　ピアジェによると，2歳ごろまでは，乳児期に続いて感覚運動的段階であり，合目的的行動をとり，ほかの人の模倣もしはじめる。2歳ごろからは**前操作的段階**に入り，言語機能の発達と合わせ，物体の象徴的な特徴を見て，それを言葉にすることができるようになる。自己中心的思考や記憶ができるようになることも，この時期の特徴である。

● **精神社会的発達**　愛情や喜び，怒り，恥などの感情は，5歳ごろまでに発達する。人間関係については，親との関係が中心ではあるが，3歳ごろからは子どもどうしの関係が始まり，そのなかで精神社会的発達をとげていく。

　エリクソンの発達段階によると，幼児期初期は「自律性対恥，疑惑」の対立において「意志」を獲得する時期である。遊びや基本的生活習慣の訓練を通して，自分からなにかをしようとすることや，自分で感情や行動をコントロールすることを学習する。また，幼児期の後期にあたる遊戯期は，「自主性対罪悪感」の対立において「目的」意識を獲得する時期である。子どもは積極的にものごとをやりとげようとするが，それができないと恥ずかしさをこえて自分に罪を感じてしまう。この葛藤をのりこえて，目的を意識して取り組む強さを得ていくのである。

◆ 児童期

　児童期とは，小学生の時期をさす。

● **身体的発達**　児童期前半は，身長・体重ともにゆるやかにのびて発達するが，後述する第二次性徴と重なる児童期の後半に，急速にのびることが多い。この時期の各身体機能は，成人に近づき安定する。運動機能もさらに発達し，複雑な動きや瞬発力，持久力が備わってくる。

● **知的発達**　ピアジェのいう**具体的操作段階**に入り，目の前に具体的な物があれば，そのことについて論理的な思考・説明ができるようになる。11歳ごろからは，形式的操作段階に入り，論理的な思考や抽象的な思考ができるようになる。また，記憶力・コミュニケーション能力・注意力が向上し，さまざまなものへの意欲も高まるので，学習を深めるのに適切な時期に入る。

● **精神社会的発達**　周囲との関係性が，これまでの家庭における親とのものから，学校での友人や教師のものに移行し，さらに精神社会的発達が進む。

エリクソンの発達段階によると，「勤勉性対劣等感」の対立のなかで「適格」性を獲得していく。つまり，熱心に学習に取り組み，しかも友人や教師に認められるなかで自信をもち，あるいは自信をなくし，その葛藤のなかで自分の適格性(等身大の有能感)を見いだしていく。

◆ 青年期前期

　青年期は前期・後期に分けられる。このうち青年期前期は，思春期ともよばれ，中学生の時期に該当する。

● **身体的発達**　すべての身体機能は，成人に近づいていく。身長・体重の発達は，児童期に続いてみられる。この時期に，特徴的なのが，**第二次性徴**とよばれる生殖器官の成長・発達である。性ホルモンの分泌量が急激に増加し，男子では陰茎・陰囊(いんのう)が成熟して生殖能力をもち，また筋肉が発達し，声がわりをし，ひげや恥毛がはえ，男性らしいからだつきになる。女子では，卵巣が成熟して月経が始まり，生殖能力をもつ。乳房が発育し，恥毛がはえ，女性らしいからだつきになる。

● **知的発達**　知的発達はほぼ完成し，論理的・抽象的な思考が可能になる。それに伴って，自分の内面に目を向けて深く考えるようになる。情緒的には，孤独感や罪悪感，劣等感，愛情，嫉妬，優越感などが複雑にからみ合い，必ずしも刺激に対して適切な反応を示さない。感情面でもコントロールができず，喜怒哀楽が激しく表出される。

● **精神社会的発達**　精神社会的には，友人関係や異性関係がさらに大切になってくる時期であり，また，具体的にとはいかないまでも，自分の将来について少しずつ考えはじめる時期である。

　エリクソンの発達段階によると，「同一性対同一性混乱」の対立において「忠誠」を獲得する時期である。同一性とは，一貫して自分は自分でよい，自分らしさを認めるということである。しかし，自分は自分でよいという感覚は，第二次性徴による身体の変化へのとまどいや情緒の不安定，友人関係や異性関係，自分の将来を考えることのなかで，大いに揺さぶられることになる。

---

column　少子化と核家族化の影響

　少子化と核家族化は，現代の子どもの生活環境や社会性の発達に大きく影響を及ぼしている。きょうだいが少なく親とのみ生活すること，そして地域での子どもが少ないために遊ぶ機会が少なくなることで，さまざまな人間との関係を築くことや，社会規範を学ぶ機会が少なくなっている。

　親にとっても子育ての相談相手や，一緒に育ててくれる存在がいないことで，不安になり，それが子どもの虐待につながることもある。

　社会全体で，子どもを安心して生み育てる環境づくりに力を注ぐ必要がある。

2　子どもの健康上のニーズ

　子どもは，まさに成長・発達する存在である。したがって，健康上のニーズは，成長・発達そのものであるか，それに関連することが多い。以下に，子どもの発達段階に応じた健康上のニーズと，ニーズを阻害する要因について述べる。

新生児・乳児の健康上のニーズ

● **基本的ニーズの充足**　身体機能が未熟であり，自分では充足できないため，空気，水，食物，睡眠，排泄，清潔，安全などの基本的ニードが充足されていないと，すぐに生命がおびやかされる。基本的ニーズの充足は，身体的・精神社会的発達を促し，健康を保つのに必要である。

● **親との基本的信頼関係の構築**　精神社会的発達において非常に重要であり，これが充足されていることで身体的な成長・発達が促されることにもなる。

　これらのニーズを阻害する要因として，①先天的な奇形や変形，障害がある，②感染症にかかりやすい，③親と一緒に生活ができない，④親が未熟で適切な世話ができない，⑤親自身が基本的信頼関係を築けない，などがあげられる。

幼児期の健康上のニーズ

● **基本的ニーズの充足と，自律性・自主性の発育**　幼児期は，いまだ発達途上であり，親が基本的ニーズを満たしていく必要がある。その一方で，自分からなにかをしたいというニードが出てくる時期でもあり，親が見まもるなか，食事や排泄，更衣などの基本的生活習慣の訓練を通して自律性や自主性をはぐくんでいく。

● **安全な環境での遊びを通しての発達**　遊びを通して，運動機能や言語機能，子どもどうしの人間関係を学び，発達が促される。ただし，危険回避の能力が未熟なので，幼児の行動範囲が広がるにしたがい，安全な環境の調整が必要である。

　これらのニーズを阻害する要因として，新生児期・乳児期と同じものに加え慢性疾患や環境における物理的な危険などがあげらる。

児童期の健康上のニーズ

● **基本的ニーズの充足の自立**　児童期は，親の保護は必要であるものの，基本的な生活習慣が身につき，自分で基本的ニーズを満たそうとし，実際に満たすことができるようになる。ただし，身体運動が活発であるものの，危険回避に必要な注意力や慎重さなどは十分に備わっていないため，安全のニーズの充足が課題となる。

● **学校生活への適応**　児童期は，生活の場の半分が学校になる。学校という環境に適応し，学習に励むとともに，同じ年齢の友人との仲間関係を築きたいという，ニーズが生じる。また，社会生活を送るうえで必要な規範や責任を学んでいくことが，精神社会的な発達にかかせない。

　これらのニーズを阻害する要因として，①親による過保護または放任，②

環境における物理的な危険, ③慢性疾患, 学校環境や友人関係の問題, など がある。

▌青年期前期の健康上のニーズ

● **第二次性徴と内的葛藤の受け入れ**　第二次性徴により身体的に変化し, 精神的な内的葛藤が生じて同一性が揺らぐ。このことを否定するのではなく 受け入れ, 内的葛藤の過程を経て, 自分は自分でよいのだという感覚をもつ ことが, 精神社会的に健康な成人へと進む道しるべとなる。

　このニーズの充足を阻害する要因として, 親の愛情・保護の不足, 学校環 境や友人関係の問題, 情緒的に不安定で自分をコントロールできない, など があげられる。

3　健康上のニーズをもつ子どもと家族の看護

◆ 小児看護の各期における役割

　小児看護の役割は, どのような健康レベルにあっても, 子どもは成長・発 達の途上にある存在であることを理解し, それぞれの時期の発達段階に応じ た健康上のニーズを充足できるように援助することである。

　一方, 親にとっても子どもの命や健康は, なにものにもかえられないほど 大切なことであり関心が高く, そのため, わずかなことでも不安をおぼえる。 したがって小児看護の対象は, 子どもだけではなく, 親も含めた家族である といえる。以下に各期の健康上のニーズに応じた看護の特徴を述べる。

▌新生児期・乳児期の看護

　新生児・乳児は, 身体的機能が未熟なために疾患にかかりやすい。それに 加え, 身体的な異常が生じても, それを言葉として訴えることができないた め, 病状が急激に悪化しやすい。

　看護にあたっては, こまやかな観察を行い, 治療・援助につなげていくよ うにする。また, 基本的ニーズの充足のために, 安全で快適な環境を整えら れるように援助する。この時期は, 親との基本的信頼関係が非常に重要であ り, 関係を築き, それが保たれるよう, 親への支援を行い, あわせて親自身 が基本的ニーズを充足できるように援助する。

---

column　インターネットの普及と子どもの生活

　2020(令和2)年の調査[1]によると, 小・中・高校 生の睡眠時間が短くなっている。中学生においては, 約25年前と比較して27分減っている。そのおもな 原因になっているのが, インターネットや携帯メール の使用である。小・中・高校生の18.5%が「イン ターネットにのめりこんで勉強に集中できなかったり, 睡眠不足になったりしたことがある」と回答している。

　子ども達の睡眠不足は, 成長・発達に影響を及ぼす とともに, 健康な生活習慣づくりにも悪影響を及ぼし かねない。インターネットや携帯電話の適切な使用方 法や時間について, 親を含めて子ども達に指導するこ とが必要である。

---

1)愛育研究所編：日本子ども資料年鑑2021. p.62, 308, 326, KTC中央出版, 2021.

▋ 幼児期の看護

　子どもの自律性を大切にしながら，基本的ニーズが充足できるように援助する。健康の障害があるなかでも，基本的生活習慣の習得や，遊びを通しての発達を促し，また，安全で快適な環境を整えるようにする。発達に応じた言葉や方法を用いて治療やケアに関する説明を行い，了解を得ていくことも大切である。

　また，親との信頼関係が保たれるよう，乳児期の場合と同様，親を支援し，親とともに援助を行う。

▋ 児童期の看護

　病気や健康障害があっても，自分で基本的ニーズを充足できるよう，できることを見きわめて援助する。また，病院に入院しても勉強が続けられるように環境を整え，病状を見ながら支援する。児童期の子どもにとって，友人との関係は大切であり，関係がとぎれないよう，親と相談し，携帯電話やインターネットの利用などの工夫をはかる。安全な環境への配慮を行うが，児童みずからも生活環境を整えられるように援助することが大切である。

▋ 青年期前期の看護

　青年期前期は，健康障害による外見上の変化や，今後の生活への不安が大きく，情緒的に不安定になりやすい。親も巻き込まれてしまい，激しく動揺することがある。この時期は，本人自身がさまざまなことについて納得がいくように説明をすることや，子どもと親の両方の不安や思いを受けとめ，よき相談相手になることが大切である。

3　成人の理解と看護

1　ライフサイクルからみた成人の特徴

　成人は，身体的にも精神社会的にも十分に発達・成熟し，自立した存在としてとらえられる。ライフサイクルにおいて成人期は，人生の前半の終わりから後半の半ばまでの長い期間を占める。身体的には，安定する時期から徐々に衰退する時期を過ごすことになる。精神社会的には，仕事をもち，家族を得て，なんらかの社会的役割を果たすなど，さまざまな人生のできごとを通して発達をとげる。成人期の健康上のニーズには，精神社会的側面が大きくかかわっており，家族や社会からの影響を大きく受ける。

　エリクソンは，一般に成人といわれる時期を，青年期，前成人期，成人期という発達段階で示した。また，レヴィンソン D. J. Levinson による生活構造の変化からみた発達段階では，成人期前期と成人期中期（中年期）に分けられ，それぞれの発達課題が示されている（◐図 1-4）。

　ここでは成人を青年期後期，壮年期，中年期に分け，各期の身体的・精神社会的発達の特徴を述べる。

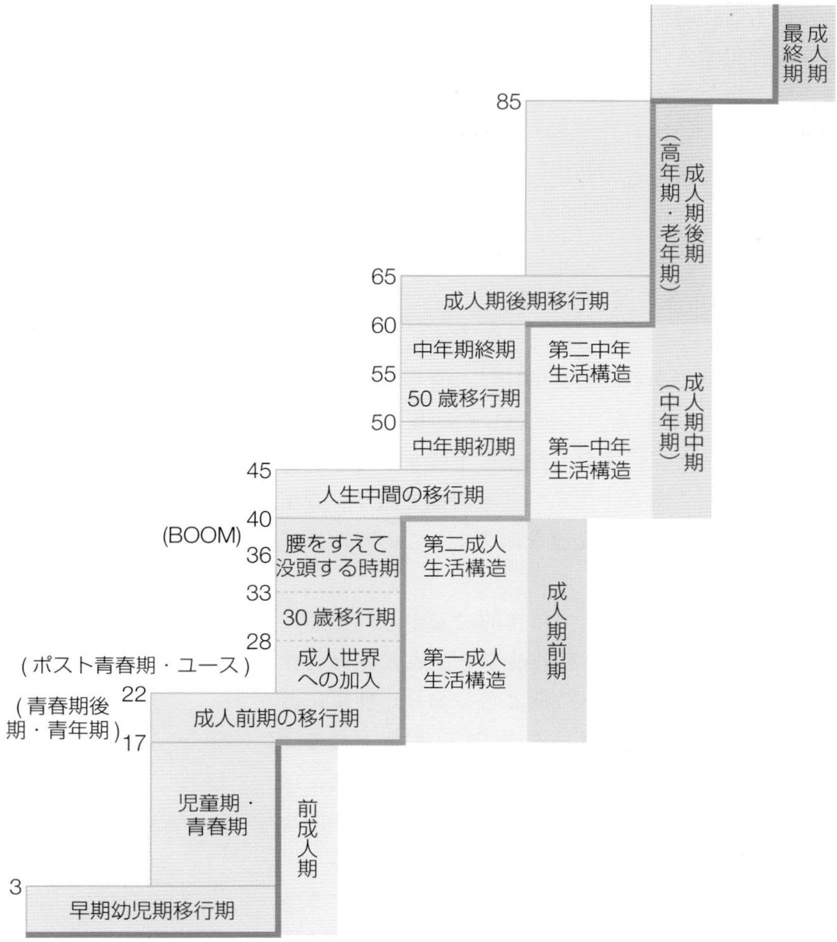

図1-4　レヴィンソンによる成人期（男性）の生活構造の変化からみた発達段階
（岡本裕子編著：成人発達臨床心理学ハンドブック．p.22，ナカニシヤ出版，2010による，一部改変）

◆ 青年期後期

青年期後期は，子どもから大人へと移行する時期であり，高校生，大学生，20歳代前半期が含まれる。

● **身体的発達**　青年期前期に迎えた第二次性徴が落ち着き，身体的発達のピークを迎え，身長は人生のうちで最も高くなり，体重・胸囲も健康的に増加し，男らしい・女らしいからだつきになる。呼吸・循環機能や，神経機能，運動機能，生殖機能は増強し，運動耐久力も十分に備わる。また，知的活動もより活発になる。

● **精神社会的発達**　一方，精神社会的には，高校や専修学校，大学などでの学校生活を過ごしたあとに職業を選択し，社会生活を始める時期である。

エリクソンの発達段階では，青年期後期は，青年期前期に続き，「同一性対同一性混乱」の対立の時期であり，自分は何者であるか，将来自分はどうしたいのかを悩み，葛藤する時期である。しかし，葛藤を通して自分らしさ

を認め，自分の将来を決めるのもこの時期であり，自分が選んだものに誠実に打ち込もうとする「忠誠」を獲得する。

　レヴィンソンによる発達段階では，この時期を精神的変化のおこりやすい成人前期の移行期と，成人期前期の安定期として成人世界への加入に分けて示されており，変化と安定の両方の特徴をもつ時期といえる。

◆ 壮年期

　壮年期とは，20歳代後半～40歳代前半の時期である。

● **身体的発達**　壮年期は，青年期後期に迎えた成長・発達のピークを過ぎ，安定および衰退に向かいはじめる時期である。外見的には，青年期後期よりも，より男らしい・女らしいからだつきになり，成熟した印象がある。呼吸・循環機能，神経機能，運動機能など，いずれも徐々に下降するものの予備力があるので，維持しているようにみえる。生殖機能も同様であり，青年期後期よりもやや低下するものの，精神社会的発達をふまえてこの時期に子どもを生み育てることが多い。

● **精神社会的発達**　精神社会的には，成人として精神的に安定し，熱心に仕事をする時期である。エリクソンは，この時期の前半を前成人期とし，「親密対孤立」の対立のなかで「愛」を獲得する時期としており，仕事においてよい仲間を得たり，結婚して人生のパートナーを得ていく段階となる。後半の成人期は，「生殖性対停滞」の対立の時期である。生殖性の概念には，子どもを生み育てるという意味だけでなく，仕事において創造的・生産的な成果を生み出すことも含んでいる。

　レヴィンソンによる発達段階では，30歳移行期と腰をすえて没頭する時期として，現実に即した生活構造を設計し，仕事や子育てに全力を注ぐ時期と示されており，まさに働き盛りが特徴といえるであろう。

◆ 中年期

　中年期は，ライフサイクルにおいて半分を過ぎた40歳代後半～60歳代前半の時期である。

● **身体的発達**　衰退的変化が見られはじめ，外見上も白髪や皮膚の弾性低下，シワ，シミが目だつようになり，いわゆる中年体型となる。身体機能は全般に低下し，とくに循環器系において，血管の弾性力の低下や，コレステロールなどの沈着などにより心拍出量・心拍数が減退するとともに，予備力が低下する。ただし，適切な有酸素運動を行うことにより，ある程度の呼吸・循環機能や運動機能の維持は可能である。また，視覚・聴覚などの感覚機能も顕著に低下し，それにより老いを自覚しはじめる。

● **精神社会的発達**　人格が安定・円熟し，責任のある仕事をしたり，子育てや老いた親の介護などといった社会的な役割が最も大きい時期である。壮年期に続き，エリクソンが示した「生殖性対停滞」の対立の時期であり，その葛藤において「世話」をする心理的な強さを獲得していく。

　また，レヴィンソンによる発達段階では，人生中間の移行期，中年期初期，

50歳移行期，中年期終期に分けられており，人生の重要な転換点，安定感の増大，現実の生活構造の修正，中年期の完結・目標の成就の時期と述べられている。なお，レヴィンソンは，成人期のなかでも中年期に着目し，安定期と見られがちのこの時期にも，若さと老い，破壊と創造などの対立による精神的変化が生じ，それを自分なりにふさわしいかたちで解決することが課題であると述べている。

2 成人の健康上のニーズ

　成人の身体的健康は，最も良好な状態からやや衰退する。精神社会的には，それぞれの時期に応じてさらに発達し，社会的役割や責任を担うようになる。健康上のニーズは，これらが相互に関連し合うが，とくに精神社会的なニーズが大きい。

■ 青年期後期の健康上のニーズ

● **同一性（アイデンティティ）の確立**　自己の視点と他者の視点を結びつけながら自分らしさを探求するとともに葛藤し，自分は自分でよいという同一性を獲得する過程は，青年期の必然的な発達課題である。そして将来に向けて職業を選択する重要な時期である。しかし，同一性に対立する同一性の混乱は，ほかの発達段階よりも強く，自信の喪失や衝動的行動，社会への反抗につながりかねない。

● **性的存在としての自己の自覚**　生殖機能が成熟し，性衝動や性反応が生じて性的ニーズが高まる。この場合の性的ニーズは，性的行為に及ぶのみではなく，性衝動をうまくコントロールすることや，人を愛すること・思いやることなどの人間関係の深まりを含む。男性あるいは女性としての自分の性を自覚し，異性とのきずなを深めたいと思う時期である。

　これらのニーズを阻害する要因として，交通事故などの不慮の事故や自殺，無理なダイエットあるいは過剰摂取などといった衝動性があげられる。また，自分に適した職業・仕事がみつからない，よき友人やよき助言者がいない，人間関係が不調和であるなどの精神社会的な要因もあげられる。

■ 壮年期の健康上のニーズ

● **身体的健康の維持**　身体的発達のピークを過ぎ，各身体機能は徐々に下降しはじめるものの，予備力のあるこの時期は，外見上の身体的健康は維持されている。しかし，仕事や子育てなどに没頭していることで，身体的健康の維持・増進への保健行動をせず，自分の身体的変化を見逃しやすい。

● **異性や同性との親密性の獲得と愛の形成**　この時期は，異性や同性との親密性を獲得し，結婚してパートナーを得たり，よい仲間を得ていく。しかし，今日では生活が便利になったことや価値観が多様化したことで，結婚せずにひとり暮らしや親と同居しつづける人が増えている。

● **仕事の成就と子育て**　生殖性の発達段階へと入りつつあるこの時期は，仕事を成就することや，仕事に自分の役割を見いだすことで，やりがいや充実感を得ていく。一方，親子関係を確立し，献身的に子どもを養育する時期でもある。もしもなんらかの理由でこれらの役割や責任を果たせないときに

は，本人のみならず職場や家族への影響は大きなものとなる。

　このニーズを阻害する要因には，他者を受け入れない排他的な性格や，人間関係の不調和，自分に適した職業・仕事がみつからずにさまようこと，または仕事中心による生活習慣の乱れ，健康への無関心，悪性新生物（がん）による身体的健康障害，長期の入院などがあげられる。

中年期の健康上のニーズ

● **身体的健康の維持**　中年期は，外見も身体機能も衰退をし，更年期❶障害もみられる。また，それまでの生活習慣を反映し，悪性新生物や心疾患，脳血管疾患などの生活習慣病（●89ページ）が急増する時期でもある。ただし，一定の身体運動を行うことで体力や健康の維持が可能であるとともに，青年期・壮年期において適切な生活習慣を獲得することで，生活習慣病を予防することは可能である。

● **生殖性の発揮**　中年期は，壮年期に続き生殖性を発揮する。仕事を充実して続けられ創造性を発揮する。また，学童期や思春期の子どものいる親では，教育や指導に力を注ぐ必要がある。そして，老いた親の介護が必要になってくる時期でもあり，このように多方面で他者の世話をし，それに伴って役割や責任が重くなってくる。

● **中年期の発達的危機の克服**　中年期は社会的役割や人間関係が広がりをもつ一方で，さまざまなストレスや葛藤に出会い，危機的状況に直面することが多い。仕事や子育てにおける役割が過大でストレスに感じることもあれば，仕事にいき詰まって停滞に陥ることや，子どもが独立して直接的な世話を必要としなくなったことでの孤独感，老いそのものへの不安などを感じることがある。これらは発達的危機であり，のりこえるべき課題ではあるが，ひとつ間違えるとうつ病や自殺へとつながりかねない。

　これらのニーズを阻害する要因として，かたよった栄養・食事や，運動不足，睡眠不足などといった不適切な生活習慣や，さまざまな疾病や身体的障害の発生とその治療などがあげられる。精神社会的には，仕事や子育てにかかわる役割や責任の重さが，過大なストレスになることや，会社の倒産やリストラなどがあげられる。

□ **NOTE**
❶更年期
　閉経前後の5年間とされる。加齢に伴い卵巣機能が低下し，安定するまでの移行期をさす。

---

column　**中年期の自殺の増加**

　自殺は，中年期の死因では，悪性新生物についで第2位である。青年期・壮年期では第1位であるが，総数でみると中年期男性の自殺者が多く，青年期・壮年期男性の自殺者の約1.4倍にのぼる。2020（令和2）年の「人口動態統計」では，男性は20歳代より自殺者数が増えつづけ，40歳代でピークになっている。

　自殺の原因には，健康問題，経済・生活問題，家庭問題があげられており，不況などの社会情勢の影響が推測される。また，中年期の発達的危機が注目されており，家庭や職場においての人間関係や身分・地位の変化・喪失からのストレスによりうつ病となり，自殺へと結びつく場合も多い。そのため，発達的危機に関する理解と対策の検討が望まれる。

3 健康上のニーズをもつ成人と家族の看護

◆ 成人看護の役割

　成人の健康上のニーズは，生活習慣の積み重ねに起因する身体的な問題によるものと，自我同一性や親密性，生殖性などの精神社会的発達の危機に関連して生じる。したがって，成人看護の役割は，成人が自立した存在であることを尊重し，成人みずからが健康をはぐくむことができるように指導・支援することである。また，成人にとって家族の存在は，パートナーとして，あるいは養い育てる過程のなかではぐくむ存在として，かけがえのないものである。成人と家族を1つの単位としてとらえる視点が看護には必要である。

▌自立を尊重した援助

　成人は，身体的に発達・成熟し，精神社会的にも他者や社会との相互作用を通して自我同一性を獲得し，さらには家族を養い保護し，社会のなかで役割を果たす存在である。たとえ，健康を害してみずからのケアができなくなったとしても，自立を尊重される成人であることにはかわりはない。しかも家族にとっては夫・妻であり，父親・母親であり，子どもである大切な存在である。したがって，成人がどのような健康状態にあったとしても，つねに自立した大人であることをふまえた援助を行い，成人みずからが行えることを大切にする必要がある。

▌みずから健康行動をはぐくむための援助

　個人の生活習慣は，子どものうちは親や学校教育の影響を受けて形成されていくが，成人ではさまざまな他者や社会環境の影響を受けて形成され，確固たるものになっていく。そしてそれはその人自身の責任である。よい生活習慣は，より健康的な身体や人格をつくり出すが，不規則でかたよった食事・排泄・運動・休息・衛生行動や仕事中心の生活習慣は，生活習慣病を発症する確率を高めることになる。生活習慣病が中年期に発症することが多いのは，その原因や誘因となっている生活習慣の青年期や壮年期からの集積といえる。

　しかし，確固たる生活習慣の変更は容易なことではない。したがって，成人が動機づけられ，健康生活の意義を見いだして生活習慣を変更することや，健康障害が生じた場合に健康回復のために健康行動をおこすことができるよう，成人を対象とした学習支援を行っていくことが必要である。

　成人の学習には，以下の特徴がある。

(1) 成人の価値観，意志が重視され，みずから学ぶ方向づけがなされる。
(2) 成人のそれまでの経験がいかされ，重要な学習資源として用いられる。
(3) 成人の社会的な役割におけるニードが，学習の動機や目標におかれる。
(4) 成人の学習の方向づけは，応用的で即時的なものが求められる。
(5) 成人の学習には内発的動機づけが重要である。

　これらの特徴をふまえて，成人みずからが健康行動をはぐくんでいくことができるように援助を行う。また家族が支援者となれるよう，家族にも教育

的なはたらきかけをすることが大切である。

■ **カウンセリング機能をいかした援助**

　青年後期，壮年期，中年期によって程度に違いはあるものの，それぞれの人が家族や社会でなんらかの役割を担っている。健康障害が生じ，治療を受ける場合には，その役割への責任を感じ，ときに患者としての役割との間に葛藤が生じることもある。そのような家族内の，または社会的な役割の調整は，本人と家族で調整するよりほかない。しかし，成人と家族と看護師が真剣に話し合うことで，成人自身が，なにが大切であるかに気づき，なんらかの対処方法をみつけられるものである。また，精神社会的な悩みや不安を言葉として表現するだけでも，気持ちが落ち着く場合が多い。したがって，信頼関係を基盤として，成人とその家族，看護師が話し合うという看護のカウンセリング機能をいかし，支援することが大切である。

4 高齢者の理解と看護

1 ライフサイクルからみた高齢者の特徴

　ライフサイクルの最終段階，および次世代への交代の時期が老年期である。外見的に老いの特徴がみられはじめるのは，中年期ころからであるが，60歳を過ぎると高齢者の特徴が顕著になりはじめ，企業で働いていた者の多くは，定年退職を迎える。

　わが国の行政・保険制度上においては，65歳から高齢者として区分され，生産年齢人口から除外される。厚生労働省の「令和2年簡易生命表」によると，わが国の65歳時の平均余命は男性20.05年，女性24.91年である。つまり約20年の間，高齢者として人生を過ごし，そして人生の終末を迎えることになる。

　このように高齢者の特徴は，老いと人生の終末に向かうことであるが，それまでに形成された価値観や生活習慣の積み重ねによって，個人差が大きいことも特徴である。

● **身体的特徴**　加齢により老化現象がゆるやかに進み，すべての身体的機能が低下に向かう。外見的には，中年期に続いてさらに毛髪が減少し，白髪や，皮膚のシワ，シミ，たるみが増加する。また，脊柱の萎縮と筋肉の減弱により，前かがみ姿勢や，膝の軽度屈曲がみられるようになる。

　身長は，壮年期・中年期よりも低くなり，体重も男女の違いはあるものの，中年期よりも減ることが多い。視力や聴力などの感覚機能は，さらに低下し，老眼鏡や補聴器を装着することが多くなる。

　このような加齢による変化は，日常生活へ影響を及ぼす（◐表1-2）。また，これらの変化によりホメオスタシスを維持する機構が減退する。すなわち，予備力・適応力・防御力・回復力が低下し，少しの刺激や外力によって健康が障害されたり，回復が遅れたりすることで，生命の危機につながりやすい。

● **精神社会的特徴**　高齢者の人格や性格は，成人期に完成したものにさら

○表1-2　高齢者の加齢に伴う身体的変化

機能	おもな身体的構造・機能の変化
呼吸・循環	肺の萎縮と弾性の低下，胸郭運動の低下，線毛運動の低下，心肥大，心筋の線維化，血管の弾性低下，脈拍数の変化，血圧の変化
消化・吸収	咀嚼・嚥下機能の低下，消化液の分泌低下，腸の蠕動運動の低下
排泄	糸球体数の減少，膀胱の萎縮，内・外尿道括約筋の弛緩，男性では前立腺肥大
運動	脊柱の萎縮・筋肉の減弱による前かがみ姿勢，膝の軽度屈曲姿勢，筋力・平衡性・持久力・柔軟性の低下，協調運動の低下
脳・神経	神経細胞の脱落，代謝の低下，神経伝達速度の低下
感覚・知覚	視力・明暗順応の低下，視野の狭窄，水晶体混濁，高音域の聴力低下，音の弁別能の低下
内分泌	閉経後の女性ホルモン分泌の減少，メラトニン分泌の減少
生体防御	皮膚の脆弱化，体温調節機能低下，免疫細胞の産生低下による免疫機能の低下

に経験を重ねて円熟化したもの，または先鋭化したもの，あるいは脳・神経機能の異常に伴って変化したものとしてあらわれる。一般的によくみられる性格の変化としては，かどがとれて穏健になる（円熟化），短気だった人がますます怒りっぽくなる・がんこになる（先鋭化），それまでの性格と逆の傾向を示す（反転），などがみられる。

　高齢者は，自分の外見の変化や身体機能の衰退を自覚して，さびしさや喪失感を感じやすい。さらに，社会的には定年退職の時期を迎え，また子どもが独立して別の家庭をもつようになる時期であり，仕事や子育てを達成した充実感を感じる一方で，役割を喪失したとも感じる。健康障害がある場合には，より死が身近に感じられ，死への恐怖心や自分の人生をふり返って虚無感を感じることもある。このように高齢者の精神社会的な特徴は，加齢とともに多くの喪失を経験することである。

　エリクソンの発達段階では，老年期はライフサイクルの最終段階であり，「統合対絶望，嫌悪」の対立において「英知」を獲得する時期とされている。統合とは，いくつもの喪失経験による絶望感に打ち勝ち，それまでの発達段階をのりこえ，心理的強さを獲得してきた自分としての一貫性と，全体によって統合された者としての感覚をもつことである。したがって，喪失を受け入れ，前向きに自分らしく生きることが，高齢者の発達課題といえる。

●**個人差の大きさ**　先述したように，高齢者は個人差が大きい。それは，身体的にも精神社会的においてもである。

　身体的には，小児期や成人期から良好な生活習慣をもっている人は，若々しく健康的であり，高い運動機能を維持していることが多い。逆に，小児期や成人期より不規則でかたよった生活習慣を続けた人は，老年期に入る前に生活習慣病を発症し，それに伴って身体機能が低下し，年齢よりも老いた風貌や行動をとってしまう。

　また，精神社会的には，死を迎える直前まで仕事を続ける人や，定年退職後に新たに自分の仕事・役割を見いだし没頭する人もいる一方で，役割を喪失して，活動が著しく低下する人もいる。このように，それまでの人生経験の積み重ねが個人差を大きくし，加齢による変化をゆるやかにしたり，早めたりする。したがって，高齢者をひとくくりにして老いの特徴のみからとらえるべきではない。

2　高齢者の健康上のニーズ

　高齢者の健康上のニーズは，身体的健康にかかわるものが大きくなる。また，家族のなかでの役割関係がかわることや，退職や子育ての終了に伴う精神社会的健康のニーズも生じてくる。

▍健康の維持，健康障害からの回復

●**良好な健康状態の維持**　加齢とともに身体的機能の低下・衰退が進み，ホメオスタシスの維持機構が減退するために，健康への関心は人生で最も高まり，健康でいたいと願う。また，退職して子育てを終え，時間的ゆとりがあるため，健康維持や増進のために体操教室などの活動に参加しやすい時期である。

　このニードを阻害する要因には，すでに健康障害をかかえている，健康状態への無関心，経済的自立の困難，などがあげられる。

●**健康障害からの回復と健康障害への対応**　65歳以上の高齢者の約7割が医療施設へ通院している。健康障害から回復したいと誰もが願うことであるが，高齢者の完全な健康回復はむずかしいことが多い。その場合には，健康障害とうまくつきあい，痛みや制限がありながらも，生活していくことになる。

▍生活・経済

●**住み慣れた環境での生活**　年齢を重ねるなかで自分の住む家・場所を見いだし，自分と家族が暮らしやすい生活環境を整えていく。高齢者は新しい環境に適応しにくくなるため，住み慣れた環境で暮らしつづけることを希望する。しかし，高齢者だけや高齢者のひとり暮らしの世帯では，住み慣れた環境であっても，安全で快適に暮らすことが困難な場合がある。このニードを阻害する要因として，経済的自立の困難や健康障害による入院，身のまわりの世話の必要性と介護者の不足などがあげられる。

●**経済的な問題**　退職して収入がなくなることや，医療費が増えることで，経済面に不安が生じやすい。貯蓄がなく，また年金が支給されない場合は，経済的な不安が大きく，受診を控える場合もある。

●**身のまわりのことの対処**　高齢になって徐々に身体が動きにくくなっても，自分のことは自分でしたい，身のまわりのことは自分でしたいという自立のニードは引きつづきもっている。また，自分1人で身のまわりのことができなくなっても，夫や妻，子どもなど，世話をしてくれる人がいるならば，安心して頼ることができる。このニードを阻害する要因には，認知障害や筋肉・骨格・神経系の障害，動機づけの減退，介護者の不足などがあげられる。

● **介護者の負担**　高齢者は，認知症を発症したり，虚弱で寝たきりとなるなどで，誰かの世話・介護が必要になる場合が多い。その場合，介護者の生活は制限され，大きな負担にもなりかねない。2015年に策定された認知症施策推進総合戦略によると，わが国における認知症高齢者は2012（平成24）年で約460万人であったものが，2025年には700万人と予測されている。それだけ認知症高齢者と介護者が増えることは，家族だけの問題ではなく，介護者が職を失うことによる経済的な影響も大きく，高齢者・介護者を社会で支えていく必要がある。

▌生きがい

　高齢になると子どもは独立し，伴侶と死に別れ，1人になりやすい。さらに気力や体力の低下により，出歩くことがおっくうになり，家に引きこもりがちになって孤独な状態に陥ってしまう。一方で，楽しみや生きがいをもち，積極的に老後を過ごしたいとも願っている。

　身体的，精神社会的な健康を獲得するためにも，仕事を続ける，家族とともに暮らし孫の世話をする，地域の場に出て仲間をつくり趣味やスポーツを楽しむ，学習の機会を得る，ボランティア活動にいそしむなど，個々人の価値観にあった生きがいを見いだすことが大切である。

▌人生最期の迎え方

　高齢になり病気体験を繰り返すなかで，より死を身近に感じるようになる。そして誰もが自分のやり残したことがなく，おだやかに死を迎えたいと願う。しかし，身体機能が衰退し，まさに死を目前にしてから，自分のやり残したことをするのでは遅く，健康で自分が活動できるうちに死を意識し，自分のやりたいことはなにかを考え，その実現に向けて精一杯生きることが大切である。また，認知症を発症して自分のおかれている状況がわからなくなったとしても，最後までその人らしさを大切にすることで，おだやかな死を迎えることができるであろう。

3 健康上のニーズをもつ高齢者と家族の看護

◆ 高齢者看護の役割

　高齢者看護（老年看護）の役割は，加齢・老化による身体的・精神社会的変化を理解し，高齢者と家族がもつ個人差・個性を尊重し，その人らしい生き方・死に方ができるよう援助することである。

　老化により身体的機能は，ほとんどが低下・衰退し，さまざまな疾病・障害が生じ，回復が遅れるものの，長年，統合しながら生きてきた存在であり，まだ十分に機能を発揮する能力があるはずである。また，個人差・個性が大いに発揮される存在でもある。このような側面を認め，高齢者と家族が，安寧に健康生活が送れるように，そしておだやかな死が迎えられるように援助していく。

▌高齢者の特徴を理解した，自立に向けた援助

　高齢者は，予備力・適応力・防御力・回復力が減退しており，身体面にお

いても生活面にしても，つねにバランスをくずしやすい状態にある。さらに感覚機能も低下しているため，症状の訴えが顕著ではなく，発見が遅れて重篤化しやすい。したがって，高齢者がふだんと違うことで示す小さなサインを見逃さないようにする。また，高齢者は自力でできないことが増えるものの，ちょっとした意欲をもつことで，またはタイミングがよいときにできる行動もある。高齢者の意欲や状況をそのつど観察しながら，できるところを認め，自立に向けた援助を行う。

高齢者の個人差・個性を認めた援助

高齢者は個人差が大きく，またそれまでの人生経験でつちかわれた価値観は多様で，人によっては先鋭化している。したがって，高齢者特有の特徴はあるものの，その視点からのみで理解することはせず，つねに個人としてとらえ，それぞれの価値観や能力を重んじた援助を行う。

人生の先輩，経験者として敬意をもった援助

高齢者は，加齢により身体的機能が低下し，ADL においてもできないことが増える。さらに，認知症により意思の疎通がむずかしくなることも多い。すると，看護者や介護者のなかには，このような高齢者に対して子どもと接するかのように話したり，なにかできないことに対して高齢者をなじる，さらには暴言を吐くような者がいる。しかし高齢者は，長い人生のなかでさまざまな経験を重ね，葛藤や苦難をのりこえてきた存在であり，人生の先輩である。患者としての権利を擁護するのはもちろんのこと，人生の先輩として敬意をもって接するべきである。

家族への支援

高齢者は適応力が減退し，入院となった場合には，新しい環境に慣れることや，さらには入院中に新たな健康行動を学習することは容易なことではなく，時間がかかる。そのため，在院日数が短くなっている現在，高齢者本人だけに教育・指導をするという支援だけでは，その効果が限定的なものとなる。したがって，家族による支援を促すために，家族を含めた教育・指導を行っていく。その際，高齢者の学習の場に，家族も同席してもらうことを依頼し，家族で行っている方法など情報を得ながら指導を行う。場合によっては，家族を中心に指導を行う場合があるが，高齢者本人をないがしろにしてはならない。

療養生活の場に応じた，多職種協働の援助

高齢者の療養の場は，これまでは自宅および病院が中心であった。しかし現在，高齢者の疾患や障害の状態や，介護の必要性とその度合い，また家族などの介護者の有無などに応じ，療養の場は多様化している。そこでは，家族とともに，看護師・医師・介護福祉士・社会福祉士・理学療法士・作業療法士・言語聴覚士といった専門職やヘルパーなどが協働し，保健・医療・福祉が連携して高齢者の療養を支えている。多職種との協働のためには，高齢者の生活の場を把握し，そこでの療養を支える専門職などと情報を共有し，それぞれの役割と機能に基づいて連携した援助が必要である。

おだやかに死を迎えられることへの援助

　高齢者本人にとっても家族にとっても，おだやかに死を迎えられるような援助が必要である。そのためには，ある程度死期がわかり，そのための準備ができることが大切である。高齢者にとって死は身近なものであり，けっしてタブー(禁忌)ではないが，家族はタブーととらえていることがある。本人と家族が話し合い，死の迎え方を確認するためには，看護師が仲介することも必要となる。その際，看護師は，前面に出すぎることがないよう心がけ，傾聴の姿勢をもって接するようにする。患者の身体的痛みを緩和し，孤独を感じさせず，ふだんどおりの生活を続けられるよう援助することが大切である。

5 親になる人の理解と看護

1 ライフサイクルからみた親になる人の特徴

　親になるということは，次の世代を生み，生命をつなげることであり，まさにこのことがサイクルという考え方である。異なる性をもつ男女がひかれ，結婚し，子どもを生むことは，ライフサイクルのなかで多くの人が経験することではある。しかし，それは重大なできごとであり，それに伴って葛藤や危機が生じ，それをのりこえて人としての強さが獲得される。

　ここでは，男女の性差に着目した特徴および親になる人の特徴について述べる。

● **親になる人の身体的特徴**　男性は，青年期前期に陰茎・陰嚢が成熟し，生殖能力をもつ。生殖能力は，70歳ぐらいまで維持されるといわれている。

　女性は，子どもを生み育てるための身体的特徴の変化が大きく，男性よりやや早く第二次性徴がはじまる。乳房が大きくなり，身体は丸みをおびて女性らしいからだつきになり，卵巣が成熟して月経が始まり生殖能力をもつ。青年期前期では，まだ，生殖機能が未熟であるが，青年期後期になると成熟し，妊娠を継続する準備が整う。

● **妊娠・分娩・産褥**　女性の排卵時に男性の精子とタイミングよく出会い，受精することで妊娠が成立する。受精卵は，分裂・成長しながら子宮へと移動し，子宮内膜に着床する。そこに胎盤が形成され，妊娠4週ごろにはヒト絨毛性ゴナドトロピン human chorionic gonadotropin(hCG)が分泌され，それがさらに妊娠継続に必要なホルモンの分泌を刺激することで，約10か月の間，胎児の成長のための母体の環境が維持される。そのために母体は，生殖器以外にもさまざまな変化をとげる(●表1-3)。

　胎児が子宮外に出ても生命維持が可能な状態までに育つと，母体は分娩への準備を始める。分娩は，子宮口の開大により始まり，胎児が産道を通過するのに伴い，陣痛が強くなる。分娩は，初産婦で12〜24時間，経産婦で8〜12時間程度を要する。

　分娩後，胎児がいなくなった子宮は徐々に収縮し，2週間程度で妊娠前の大きさに戻る。また，母体のオキシトシンの分泌が促進され，分娩直後より

○**表1-3　妊娠に伴う母体のおもな身体的変化**

体重	・胎児および胎盤，子宮の増大，乳房の増大，母体の循環血液量や体液量の増加，皮下脂肪の貯蔵量の増加により，10 kg 前後体重が増加する。
生殖器	・子宮体が肥大し，長さ 30 cm 以上，重量 1 kg ほどになる。子宮峡部・子宮頸部は，胎児を保護，通過しやすいように変化する。 ・卵巣・卵管・腟・外陰部は充血し，やわらかくなる。 ・乳房は増大し，乳頭・乳輪が着色し，モントゴメリー腺を形成する。
代謝	・基礎代謝率が 8〜15% 亢進する。糖質・タンパク質・脂質の代謝の亢進および貯蔵が生じる。
呼吸・循環	・横隔膜が挙上し，また胎児のために必要となる酸素量が増加するために呼吸数が増える。 ・循環血液量が増加する。正常な妊娠経過では血圧はほぼ変化しない。
消化	・プロゲステロンの影響により腸の蠕動運動が低下する。 ・ホルモンの影響や子宮増大による圧迫により，つわりや，胸やけが生じる。
排泄	・子宮増大や胎児頭部による膀胱の圧迫で頻尿になる。尿管が拡張して尿滞留および尿が，逆流しやすくなるため感染をおこしやすい。
内分泌	・胎盤からヒト絨毛性ゴナドトロピン，ヒト胎盤性ラクトーゲン，プロゲステロン，エストロン，エストラジオールが分泌される。 ・プロラクチンの分泌が増加する。 ・副腎皮質刺激ホルモン，コルチゾル，アルドステロンの分泌が増加する。 ・甲状腺刺激ホルモン，甲状腺ホルモンの分泌が増加する。

初乳が，3 日目より成乳が出はじめる。

● **親になる人の精神社会的特徴**　エリクソンの発達段階では，親になる時期は，前成人期および成人期に相当する。これらの発達段階では，人を愛して結婚する，子どもを生み，育てるというできごとを通して葛藤し，それをのりこえていくことになる。

　この発達段階には，職業を得てよい仕事をすること，よい人間関係をつくることも含んでおり，とくに男性は，子育てよりも仕事に伴う葛藤の経験が多いであろう。一方，女性は，子どもを生み育てることに伴って職業人としての活動を休止し，子育てに専念することが少なくない。このため，子育てによる葛藤や悩みの経験が多くなる。

　ただし，これらの経験は時代背景や社会文化的な価値観からの影響が大きい。今日では，女性の社会進出が進み，1 人の女性が職業的なアイデンティティと妻や母としてのアイデンティティをあわせもつなど，複数の遂行すべき役割と発達課題をもつようになっている。このことについて，職業役割と家庭役割の葛藤的関係が生じるというマイナス面と，逆にそれぞれの役割達成に伴う満足感により精神的健康が高まるというプラス面の両面が指摘されている[1]。

● **母性・父性の発達**　母性とは，子どもをかわいい，庇護したいと思う母親らしい性質を示すものである。母性は，以前は女性が生得的にもっている性質と考えられてきた。しかし，自分が生んだ子どもをかわいいと思えない母親も存在することから，近年は精神社会的な影響や，子どもとの相互作用を通して発達し，獲得する後天的なものと考えられるようになった。

1）岡本祐子編著：成人発達臨床心理学ハンドブック．pp.167-169，ナカニシヤ出版，2010.

　父性も，母性と同様に子どもをかわいい，庇護したいと思う父親らしい性質である。それは，男性は妊娠に伴う身体的変化が生じないため，子が生まれたことの実感がなく，父性の発達は，母性よりもさらに後天的であると考えられている。新生児が生まれたあとの，新生児の愛着行動への反応や新生児との相互作用によって父性は発達するのであり，この時期にできるだけかかわりをもつことが大切である。

● **親性，家族の発達**　核家族化や女性の社会進出，共働き家庭の増加により，母性・父性というように分けてとらえるのでなく，ともに協力して子どもを育てる親という一体のものととらえる親性（おやせい）という考え方が浸透しつつある。親性もまた，妊娠・出産・育児の過程を経験するなかで発達・成熟するものである。

　家族のあり方は，今日ではさまざまである。健康的な家族機能について，渡辺は，「父母連合」「世代境界」「性差境界」の3つの要素が満たされていることをあげている[1]。すなわち，父母がよいパートナーシップを発揮し一体化すること，親子が干渉しすぎず明確なけじめをもつこと，男女は自己の性を肯定し，同性の親子は親密に，異性の親子は距離をとることとしている。

　このような親子関係・家族を形成できるならば，母性あるいは父性であっても，親性中心であっても，健全な発達が促されるであろう。

2　親になる人の健康上のニーズ

　親になる人の健康上のニーズは，妊娠・分娩・産褥（さんじょく），そして育児というできごとを通して，健康な状態を維持して，親としてその役割を果たしたいと願うことに関連している。また，これらのできごとと同じ時期に職業的役割もうまく果たしていきたいという願望とも関連している。

■ 親になるための心身の準備

　青年期前期は，身体的には，未熟さは残っているものの，女性は妊娠が可能となり，男性も生殖機能は完成している。しかし，精神社会的には，エリクソンの発達段階では同一性対同一性混乱の時期であり，前成人期の親密対孤立のなかで確立される愛の発達段階まで進んでいない。そのため，発達段階からとらえたときには，青年期前期で親となることには困難が多い。したがって，いいかえるなら，青年期後期あるいは壮年期までの期間は，精神社会的に成長・発達し，親になるための準備をする期間であるといえる。親になるための準備のニードを阻害する要因には，月経異常や，性に関する知識不足，無理なダイエット，誤った健康観，性感染症，性暴力，望まない妊娠などがある。

■ 健康的な妊娠・出産

　妊娠を望む女性は，健康的に妊娠・出産を迎えることを願う。身体的には20歳代の妊娠・出産が，母児ともにリスクが少ないといえるが，女性の高学歴化と社会進出に伴い，現在最も出生率❶が高いのは30〜34歳となって

□ NOTE
❶出生率
　人口千人に対する出生数を意味する。

1）渡辺久子：子どもの社会性の発達. 母子保健情報 46：80-84，2002.

いる。35歳を過ぎてくると，不妊症が生じる率が高くなり，また，高齢での妊娠は，流産・早産，児の染色体異常をおこすリスクが高い。35歳以上ではなくても，栄養・食塩の過剰摂取や，喫煙，性感染症，過度の運動やストレスは，流産・早産をはじめとする妊娠の異常のリスクを高める要因となる。

▌親としてともに行う育児

　生まれたばかりの子どもを新しい環境に適応させ，生命を維持するために世話をすることはたいへんなことである。それを母親ひとりで行うことは容易なことではなく，母親はたすけ合いながらの育児を父親に求めることが多い。今日では父親も育児を積極的に行うようになってきたが，両親がともに子育てに取り組めるように，さらなる社会的な支援が必要である。

▌育児役割と職業的役割

　今日では，妊娠・出産・育児中であっても，自分の職業を継続し，職業的役割を果たしたいと考える女性が多い。社会全体の意識としても，女性が子育てと仕事を両立することが受け入れられるようになってきている。ただし，育児を支える施設や制度は依然として不足している。企業での育児支援も，男女ともに十分とはいえない。引きつづき，社会全体において育児と就業継続の支援が必要であろう。

3　健康上のニーズをもつ親になる人と家族の看護

◆ 母性看護とリプロダクティブヘルスケアの役割

　母性看護には，女性をおもな対象とする視点と，親あるいは家族としての単位を対象とする視点がある。いずれも次の世代を生み育てるというライフサイクルにおける重要なイベントを健康的にのりこえていけるように，健康の維持・増進，健康障害からの回復を援助するものである。

　今日，性と生殖にかかわる健康について，リプロダクティブヘルス/ライツが重視されている。リプロダクティブヘルスは，1990年にWHOが提唱した概念で，そののち国際産科婦人科連合により，①妊娠できる可能性の調整，②安全な妊娠と出産，③新生児の健全性，④性感染症からの解放が，その構成要素として示された。これらは誰にでもある権利であることから，リ

---

column　親の就業と子育て

　育児休業などの制度および保育所の整備に伴い，母親の就業は，この10年で増加傾向にあり，出産前に常勤の人が，子どもが1歳6か月になった時点で常勤である割合は，約59％になった[1]。

　ただし，常勤の人が出産で無職になる割合も約30％と高く，引きつづきの体制づくりが必要である。一方，父親の育児休業取得割合は，0.56％（2004年）から7.48％（2019年）と，わずかに上昇しているがいまだ低い。この点も企業を含めた社会全体の取り組みが必要である。

1）愛育研究所編：日本子ども資料年鑑2021. pp.62, 76-77, KTC中央出版, 2021.

プロダクティブヘルス/ライツ reproductive health/rights と表現されることが
多くなっている。

　そして，この権利を保障するために関連する諸問題を予防または解決する
一連の方法・技術・サービスの総体がリプロダクティブヘルスケアである。
女性および親になる人々への援助にあたっては，これらの概念を基盤とする
必要がある。

■ エンパワメントの促進

　妊娠・出産・育児をみずから保健行動を獲得し，その過程で生じる葛藤や
課題をのりこえていけるよう，エンパワメント❶を促進することが看護の役
割である。エンパワメントの促進には，健康教育が有効であり，状況に応じ
てさまざまな方法が用いられている。

■ 親になるための心身の準備への支援

　健康的な妊娠・出産・育児を行うためには，身体的にも精神社会的にも青
年期前期のころからの準備が必要である。自己の身体や性に関心を向けるこ
とや，適度な栄養・運動・睡眠をとることで健康的な身体をつくること，男
女の性の違い，性交渉，避妊についての理解が深まるように，健康教育・性
教育を行う。そして，生命の誕生，次世代を育てることの大切さについて，
さらには，これらをおびやかすリスクについての教育を行い，子どもを生み
育てることへの準備を支援する。また，月経困難症や性感染症などの疾患の
早期発見を促し，受診・受療行動につながるように知識を提供する。

■ 健康的な妊娠・出産への援助

　妊娠・分娩は生理的現象ではあるが，内的・外的影響を受けやすく，異常
が生じるリスクは高い。したがって健康的な妊娠・分娩・産褥の経過となる
ためには，親になるという自覚をもち，エンパワメントを高めていけるよう
に健康教育を行う。

　とくに妊娠中は，栄養とくに食塩の摂取の制限や，ストレスの回避，適切
な睡眠時間，適度の運動が必要となることへの理解を促し，みずから保健行
動がとれるように支援していく必要がある。流産・早産のリスクの高い妊婦
の場合には，さらに厳しい行動制限が必要となるため，妊婦への教育は重要
である。

　また，出産にはさまざまなリスクがあり，母児ともに継続的なモニタリン

□ NOTE
❶ **エンパワメント**
　まだ一般化された定義は
ないが，みずからの潜在能
力を信頼し，主体的に意思
決定や行動をコントロール
できるようになる過程，な
どとされている。近年，教
育やビジネスの分野などで
も使用されるが，それぞれ
意味していることが異なっ
ていることもあり，注意す
る必要がある。

---

column　ひとり親と未婚の子世帯の増加

　子どものいる世帯が減少しているにもかかわらず，
「ひとり親と未婚の子のみの世帯」の割合は上昇して
いる。「国民生活基礎調査」によると，1998（平成
10）年には5.3％であったものが，20年後の2018
（平成30）年には7.2％に上昇している。

　ひとり親の場合，子育てのために就業が制限される

ため，貧困家庭となることも少なくない。また，相談
相手もなく，親は孤独な状況に陥りやすい。厚生労働
省はひとり親家庭に対する支援事業を進めているが，
1人ひとりの子どもを社会全体で支援できるよう，さ
らなる体制の整備が必要である。

グが行われる。そのため，身体的な援助は重要となるが，あわせて出産は命の誕生という神秘的な体験でもあり，親と子のきずなを結ぶ大切なときであり，家族で出産の時間を共有できるように援助することも大切である。

■子育てへの支援

　子育てにおいてもエンパワメントの促進が大切である。子どもの発達に応じてそのときに必要な世話の方法を具体的に指導していく。子育て中の親には，いま行っている子育てを承認し，少し考え方をかえたり，工夫を取り入れることで，よりよい子育てができるという立場から支援していく。

　今日では，育児は両親で行うことという考え方が徐々に浸透してきた。そして父親の，両親学級への参加や，育児休業制度の取得が推進されている。父親が仕事などで育児に積極的に参加できない場合でも，少しの時間をみつけて育児について話し合い，互いを大切に思うことで，母親は育児不安に陥ることなく育児を行えるようになる。また，子育ては，社会全体の責任であることをふまえて，保育所や育児相談の場など，保育サービスの充実を社会にはたらきかけていくことも看護の役割である。

B 家族の機能からとらえた対象者と家族の健康上のニーズ

1 家族形態の変遷

　家族は，人がこの世に生まれてはじめて出会う，地域社会を構成する最も小さな集団である。家族という集団のなかで，さまざまな社会の規範や生活習慣を学び，また価値観や信念，健康観などが養われていく。また，家族の個々の成員は，年齢に応じて，学校や職場，趣味のサークル，地域の活動などといった，より大きな社会集団からも影響を受け，それらがまた，家族の価値観や信念，健康観などに影響を与える。

　看護は，「看護職の倫理綱領」の前文（●2ページ）にあるようにさまざまな対象を支援する。したがって，健康上の問題をかかえた対象への看護を考えるときは，個人という視点だけでなく，個人にさまざまな影響を与える，または影響を受ける家族という集団も対象であるという視点をもつことが大切である。

◆ 家族のとらえ方

　一般に家族は，「夫婦の配偶家族関係や親子・兄弟などの血縁関係によって結ばれた関係を基礎にして，成立した小集団。社会構成の基本単位」[1]な

1）新村出編：広辞苑，第7版. p.560, 岩波書店, 2018.

どと説明される。つまり，家族は，婚姻や血縁関係にある人々のことをさしていることが多い。一方，家族看護学者のフリードマン M. M. Friedman によると，「家族とは，絆を共有し，情緒的な親密さによって互いに結びついた，しかも，家族であると自覚している，2 人以上の成員である」[1]とされている。

この 2 つの定義の違いは，家族を婚姻・血縁関係からとらえるか，精神的に結びついた生活の共同者としてとらえるかである。今日，家族の形態は非常に多様化しており，前者のような家族形態のみでとらえるのは限界がある。後者のとらえ方も含めて，さまざまな家族の形態に応じた看護を考える必要がある。

◆ 直系制家族から夫婦制家族，多様な家族形態へ

わが国の家族のかたちは，1898（明治 31）年に施行された「旧民法」の家制度が原形になっている。この制度における家の定義は，家督相続によって引き継がれてゆく戸主権をもつ戸主によって統率される家族集団である。戸主である父親が，おもに財産管理や家族の存続・統制に絶大な権力をもっており，そしてそれらは，戸主夫婦の長男を通じて受け継がれていった。

しかし，1947（昭和 22）年の現行憲法の制定に伴い家制度は廃止され，権威的な上下関係の家族から相互の協力により，夫婦同等の権利を有することが基本となった。このような制度上の変化だけでなく，家族を取り巻く社会変化などにより，直系制家族から夫婦制家族になっていった。

ただし今日でも，伝統的な家父長制や長男優遇の考えに価値をもっている世代がいるのが現状である。さらに今日では，価値観の多様化に伴ってひとり親などの家族や，婚姻関係を伴わないパートナーとの同居，親の再婚によって形成される家族など，さまざまな家族の形態が生じ，そしてこの割合は上昇している。大切なことは，その家族が自分たちのつながりをどのようにとらえているのか，そしてどのようなニーズをもっているのかを，真摯に理解しようとする姿勢をもつことである。

◆ 家族の小規模化と高齢者夫婦・単独世帯の増加

わが国の家族の平均世帯人員は，減少傾向にあり，1990（平成 2）年に 2.99 人であったが，2022（令和 4）年には 2.25 人になった。家族類型のうち，夫婦と子からなる世帯は 1990 年には 37.3％を占めていたが，2020 年には単独世帯が 38.1％と最も多くなっている（●図 1-5）。2040 年には平均世帯人員は 2.08 人にまで縮小し，家族類型では単独世帯が今後も増加する見込みである。

2022（令和 4）年の 65 歳以上の者のいる世帯は，全世帯の 50.6％であり，2747 万 4 千世帯となっている。世帯構造をみると，夫婦のみの世帯が 882 万 1 千世帯（65 歳以上の者のいる世帯の 32.1％）で最も多く，ついで単独世帯が 873 万世帯（同 31.8％），親と未婚の子のみの世帯が 551 万 4 千世帯（同 20.1％）となっている。

1）鈴木和子ほか：家族看護学——理論と実践．第 5 版．p.29，日本看護協会出版会，2019．

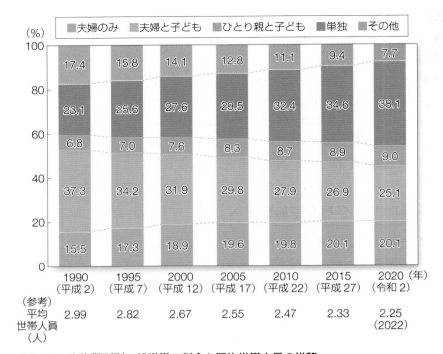

▶図 1-5　家族類型別一般世帯の割合と平均世帯人員の推移
（総務省統計局「国勢調査」による）

　これらの調査からわかることは，わが国の家族形態は小規模化し，さらには 65 歳以上の単独世帯もしくは夫婦のみの世帯が増加していることである。このような家族構造の変化は，家族のなかで誰かに健康問題が生じたときに，家族で対処することが困難になり，家族の誰もが危機的状況に陥りやすくなる。したがって，今日の家族形態をとらえ，家族がもつ役割行動がとれるように支援する必要がある。

2　家族システムの機能・役割

1　ユニットとしての家族

● **家族の機能**　人間は，家族を形成して生活を営み，子どもを生み育て，その子どもが成人して新たな家族を形成していく。したがって一般的に家族は，①生活保持機能，②生産・労働機能，③養育・教育機能，④扶助機能，⑤精神的機能を有しているといえる

　ただし，社会の変化とともに家族の機能は変化するという考え方もある。社会学者のパーソンズ T. Parsons は社会の変化に伴い，社会が代替する機能が増えることで，最終的な機能は子どもの社会化と成人のパーソナリティーの安定化だけであると主張した。また，社会学者のオグバーン W. E. Ogburn は，最後の家族機能は愛情的な機能のみが残され，家族結合の責を負うと述べている。

○ 表1-4　システムとしての家族の特性

特性	特性の概要	具体例
全体性	家族成員の変化は必ず家族全体の変化となってあらわれる。	子どもが入院した場合に両親は，仕事や家事をやり繰りしながら子どもの入院に対処しようとする，など。
非累積性	全体の機能は家族成員の機能の総和以上のものになる。	両親の介護が必要になった際，兄弟姉妹で参加できる日にち・内容などを話し合い，介護体制を整えることで，1人で介護するよりも質の高い介護を提供できる，など。
恒常性	家族システムは内外の変化に対応して安定状態を取り戻そうとする。	小学生の子どもがゲームを欲しいといった際，ゲームでの遊び方や使用時間などのルールをともに考え，いまの生活スタイルが維持できるようにする，など。
循環的因果関係	ある家族成員の行動は家族内に次々と反応をよびおこす。	子どもが不登校になり，そのことで母親が悩み精神的に不安定になり，そして父親も妻と子どものことが気がかりで仕事に集中できなくなる，など。
組織性	家族には階層性と役割期待がある。	子どもは親からのしつけを受け，まもり，親は子どもを養育するという役割がある，など。

(鈴木和子ほか：家族看護学——理論と実践，第5版．p.53，日本看護協会出版会，2019をもとに作成)

● **家族システム**　家族の役割を考えるとき，家族は，成員どうしが相互作用しながら存在する1つの**ユニット❶**であり，システムとしてとらえることが必要となる。これは，ベルタランフィ L. Y. Bertalanffy によって提言された**一般システム理論**を活用したものである。この家族をシステムとしてとらえる考え方は，家族の全体性や機能を理解するのに重要である。

　一般システム理論におけるシステムとは，ある目的に向かって，いくつかの部分が組み合わさって1つのセット，つまりユニットになり，各部分が相互に依存しながら全体として機能する統一体である。したがって，システムとしての家族(**家族システム**)とは，1人ひとりが単独で存在しているのではなく，相互に影響し合いながら家族ユニットとして成長・発達をとげ，目的に向かって全体として機能していくととらえるものである。

　そして，この全体性とともに，非累積性・恒常性・循環的因果関係・組織性という特性をもつことも家族の特徴といえる(○表1-4)。

　システムである家族が健康であるためには，家族成員のそれぞれが機能を果たし，身体的にも精神的にも社会的にも良好な状態を維持する必要がある。また，家族成員に健康問題が生じたとしても，家族としてその問題に向き合い，それぞれの役割を遂行し，安定した状態を取り戻そうとしているのなら，システムとして健康であるといえる。

　あわせて，家族は地域社会という大きなシステムのなかに含まれる1つのユニットであり，地域社会のなかで担っているさまざまな機能に目を向けることも，家族を理解するためには重要である。

NOTE
❶ユニットとは，全体を構成する1つひとつの要素を意味する。

2 家族への役割期待の変化

　内閣府の「家族と地域における子育てに関する意識調査報告書」(2014〔平成26〕年)によると，家族の役割として重要だと思うものは，「生活面でお互いに協力し助け合う」が51.0％と最も多く，ついで「夫または妻との愛情を

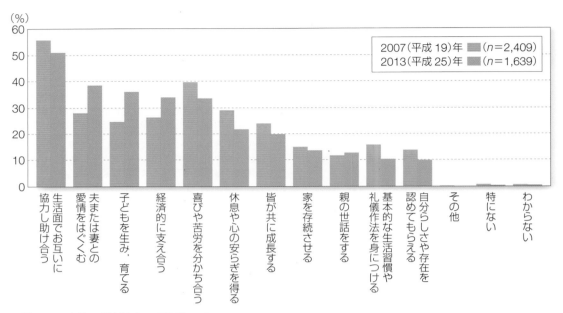

(%)

◎図 1-6　家族の役割として重要なこと

(内閣府：平成 18 年度少子化対策と家族・地域のきずなに関する調査結果．2007，内閣府：平成 25 年度「家族と地域における子育てに関する意識調査」報告書．2014 による，一部改変)

　はぐくむ」の 38.4％，「子どもを生み，育てる」の 36.0％，「経済的に支えあう」の 33.9％，「喜びや苦労を分かち合う」の 33.5％の順になっている（◎図 1-6）。

　なお，内閣府の「平成 18 年度少子化対策と家族・地域のきずなに関する意識調査」（2007〔平成 19〕年）をみると，「生活面でお互いに協力し助け合う」が同様に 55.8％で最も高くなっている。また，「夫または妻との愛情をはぐくむ」「子どもを生み育てる」「経済的に支えあう」は，いずれも 20％台であった。それが 2013 年には 30％台後半にあげられている。このように，精神的機能と経済的機能に，より期待がおかれていることがわかる。

　一方，「親の世話をする」「基本的な生活習慣や礼儀作法を身につける」などといった，歴史的・伝統的に有していた家族内教育や介護・扶養などの役割に対しての意識が低くなっていた。

　従来の農村社会においては，家族は生活共同体であるとともに生産共同体でもあった。しかし，工業化が進み人々は職を求めて農村から都市に流れ，家族の形態も，核家族❶へと変容し，生活の場である家庭と生産や労働の場である職場が分離した。そのため夫は「外で働き」，妻は「家事を担う」という男女の役割分担が確立していった。

　しかし近年は，女性の社会進出の増加にともない，伝統的な男女の役割および価値観が変化し，子育てや扶養は女性だけの役割ではなく，夫婦や家族，そして社会で担っていくものとなっている。

　家族は時代とともに形態をかえ，役割機能も変化することをふまえたうえで，その家族がどのような形態であり，機能を有しているかを把握すること

NOTE

❶核家族
　夫婦のみ，夫婦と子ども，ひとり親と子どもの世帯の総称をいう。

が看護職には必要である。

3　家族の発達段階と発達課題

　個人がライフサイクルの発達課題をのりこえて成長・発達するのと同様に，家族もまた家族のサイクルにおける発達課題をのりこえて成長・発達する。家族の成員それぞれに独自の発達段階があるのと同時に，家族にも共通した普遍的な発達段階があり，それは時間経過のなかで連続的に進んでいく。

　デュバル E. M. Duvall が提唱した家族周期モデルによると，家族には第1段階から第8段階までの発達段階があり，それぞれに固有の基本的発達課題がある（●表1-5）。これらの発達課題を達成し，解決することで，家族は集

●表1-5　家族の周期段階と発達課題

家族周期段階	基本的発達課題
第1段階：家族の誕生 （結婚の段階）	・互いに満足できる結婚生活を確立する。 ・調和のとれた親族ネットワークを築く。 ・家族計画をたてる。
第2段階：出産家族 （年長児が生後30か月になるまで）	・子ども，母親，父親それぞれの異なる発達ニードを満たす ・家族メンバーが新しい役割（たとえば，父親・母親役割）を学習し，役割行動を習得する ・家族で役割の調整を行い，家族機能や家族関係を拡大する ・家族計画をたてる
第3段階：学齢前期の子どもをもつ家族 （年長児が2歳6か月から5歳になるまで）	・子どもが役割を取得できるように育てる ・子どもの事故や健康障害を予防する ・第1子のニードを満たしながら第2子のニードを満たす ・親役割と夫婦の役割を調整する ・親子関係を調整する（親の子離れ，子どもの親離れ）
第4段階：学童期の子どもをもつ家族 （年長児が6～13歳になるまで）	・子どもの社会化，子どもが学業に励むように配慮する ・円満な夫婦関係を維持する ・子どもが親からの分離ができるように促す
第5段階：10代の子どもをもつ家族	・子どもの自由や責任を認める ・子どもを巣だたせる準備をする ・家族の統合を徐々にゆるめ子どもを解放していく ・両親と子どもとの間に開放的なコミュニケーションを確立する
第6段階：新たな出発の時期にある家族 （第1子が家庭を巣だってから末子が巣だつまで）	・第1子の巣だちを援助する ・その他の子どもには巣だたせる準備をする ・子どもの結婚により，新しい家族員を迎え，家族を拡張する ・子ども夫婦のライフスタイルや価値観を認める ・夫婦の役割を調整し再確立する
第7段階：中年家族 （空の巣から退職まで）	・成長した子どもとの関係を再定義しながら子どもから独立することに取り組む ・健康的な環境を整える ・年老いた両親や孫と有意義な関係を維持する ・夫婦関係を強固なものにする
第8段階：退職後の高齢者家族 （配偶者の退職から死まで）	・満足できる生活状態を維持する ・減少した収入で生活に適応していく ・夫婦関係を維持する ・配偶者の喪失に適応する ・家族のきずなを統合させたものとして維持する

（野嶋佐由美監修：家族エンパワーメントをもたらす看護実践．p.105，へるす出版，2005による，一部改変）

団として成長発達しながら次の段階に移行していく。

　では，個人の発達課題をのりこえることが困難な家族成員がいたとき，家族はどのような役割を果たすのだろうか。システムとしての家族が機能しているときには，支え協力し合うことで，個人の発達課題をのりこえることができるだろう。しかし，システムとして十分に機能していないときには，成員の発達段階の危機は，家族の危機へとつながりやすい

　看護職には，家族成員の危機をのりこえることが，家族の発達課題の達成につながることを，個々の成員が自覚し，システムとして機能するように支援することが求められる。家族形態がさまざまな現在，家族周期モデルの発達課題がすべての家族にそのままあてはまるわけではないが，個人の背景にある家族の発達段階と発達課題に目を向けることは，個人の健康問題を考えるときに必要な視点である。

4　対象者と家族の健康上のニーズと看護

　前述したように，家族には生活保持機能があり，家族成員の健康をまもり，健康的な生活を維持する役割を果たしている。ここでは，家族と健康のニーズの把握，そしてニーズに応じた看護について述べる。

1　家族の健康と健康上のニーズ

　家族の健康とは，家族成員の1人ひとりが心身ともに健やかで満たされている状態である。また，健やかで満たされていないとしても，個々の家族成員が，互いの健康状態に関心をもち，健康の維持・増進，回復に向けて協力し合える状態もまた健康であるといえる。

　家族の成員に病気などの健康問題が生じると，その影響は家族全体の生活に及ぶようになる（◯表1-6）。この家族のニーズは，成員の健康問題の程度や経過によって，さらには家族の成員の発達段階や，病気となった成員の家

◯表1-6　病気になった対象者の家族がもつニーズ

1	患者の役にたちたいというニーズ
2	現状についての情報に対するニーズ
3	対応策についてのニーズ
4	希望に対するニーズ
5	気づかわれるニーズ
6	肯定的なフィードバックのニーズ
7	入院中の家族の居場所のニーズ
8	身体的ケアにかかわるニーズまたは参加するニーズ
9	感情を表出したいというニーズ
10	経済的ニーズ

（中野綾美・瓜生浩子編著：家族看護学——家族のエンパワーメントを支えるケア．p.47，メディカ出版，2020をもとに作成）

族内での役割などによっても左右されることになる。さらに，健康問題だけでなく，さまざまな個人ならびに家族の発達課題が同時に複数生じていることもあり，健康問題以外のニードへの対応が必要となることもある。

2 家族の健康上のニーズに応じた看護

家族の健康上のニーズに応じた看護を，事例から考えてみよう。

> **事例**
>
> 　40歳代後半のCさんは，妻と2人の子ども（14歳，10歳）の4人暮らし。ある朝，トイレに行こうと起き上がると右上下肢が動かせず転倒した。妻は驚き，すぐに救急車を呼び，Cさんは病院に搬送された。救急外来でCT検査を受けた結果，左視床の脳出血と診断され，入院となった。
> 　入院後，治療・療養が順調に進み回復に向かっていたが，右上下肢の麻痺が残り，リハビリテーションを続けながらの退院となった。

◆ 家族との情報共有と支援

Cさんの看護と同時に，Cさんの家族にも関心を向け，情報共有し，必要な援助を行っていくことが必要となる。

入院当初は，キーパーソンであるCさんの妻が，なにに困惑しているか，どのようなことを知りたいのをかよく聞き，必要な説明を十分に行う。

入院生活中盤では，Cさんの治療・療養の様子や，入院前の生活の様子，退院後の生活の希望などの情報を共有する。その一方で，日々の生活を維持しながら家族が面会に来ていることをねぎらい，家族の健康のことも含めて心配事はないかを聞き，適宜，説明や対処方法を伝える。

退院のめどがたってきたらCさんと妻を含めて退院支援を行い，その家族が大切にしている暮らしにそうかたちでCさんが退院できるよう，具体的な退院指導を行っていく。

◆ 家族のセルケア能力を高める

これまで述べてきたように，家族は1つのユニットでシステムとして機能するととらえることができる。したがって，家族に生じた健康問題を成員みずからが取り組み，互いのセルフケア能力を活用して健康の保持・増進，回復ができるように支援していく。

看護にあたっては，このような家族のセルフケア能力を高める視点をもちつつ，家族の不安な気持ちを受けとめるようにする。そのうえで意思決定を促し，さまざま社会資源を提供するなどの支援を行っていくことが大切である。

Cさんの事例で考えると，麻痺の後遺症が残ったCさんは，退院後もリハビリテーションを続け，まずはできる生活行動を取り戻していくことになる。このとき，妻や2人の子どもは，自分の生活と家族内の役割を大切にしながら，できる範囲でCさんの生活行動を支えられるように援助していく。

それぞれに思いやりと精神的サポートがあれば，C さんのリハビリテーションは進み，生活は安定し，さまざまな困難や危機が生じても家族でのりこえる工夫を学ぶことになる。看護職にはそれを支援することが求められる。

C 人々の暮らしからとらえた健康上のニーズとケアサービスの拠点

1 人々の暮らしの理解

　ICN 看護の定義において，看護の対象者は「あらゆる場であらゆる年代の個人および家族，集団，コミュニティ」[1]とされている。この「あらゆる場」とは地域であり，つまり地域に暮らしている人も看護の対象ということになる。

　ここでは，地域で暮らすということ，そして地域で治療・療養しながら暮らす人のニードについて述べる。

1 地域とそこでの暮らし

●**地域**　地域とは，乳幼児から高齢者までのあらゆる発達段階の人々が，ともに支えあいながら生活を営む場である。また，学校や企業，行政機関などの社会・経済活動の基盤があり，多様な社会資源が存在している場である。

●**暮らし**　人々は地域のなかで暮らしている。一般に暮らすとは「日が暮れるまで時間を過ごす。日々を送る。生活する。1 日中その事をし続ける」[2]ことであり，生活とは「生きていること。人が世の中で暮らしていくこと」[3]である。

　地域で暮らすということは，あらゆる人々がつくり上げてきた生活を続け，安心してその人らしく生きていくことである。そのためには，孤立せずに世代・世帯をこえて地域で支えあうことが大切になる。

2 地域における治療・療養しながらの暮らし

　地域で暮らす人々の健康状態は，疾患・障害をかかえていたり，妊婦であったりなど多様である。人々は健康であれば，自分なりの生活習慣をもち，地域のなかで日常生活を送ることが可能である。しかし，罹患すると，いままでと同じ生活をすることがむずかしくなる場合があり，疾患によっては，住み慣れた家を離れて入院し，一時的または将来にわたって生活の変更を余

1 ）日本看護協会：ICN 基本文書．（https://www.nurse.or.jp/nursing/international/icn/document/definition/index.html）（参照 2022-01-14）．
2 ）新村出編：広辞苑．第 7 版．p.860，岩波書店，2018．
3 ）松村明編：大辞林．第 2 版．p.1373，三省堂，2002．

儀なくされることもある。また，疾患だけでなく，加齢や老化を理由に生活
の変更をしなければならないこともある。

　生活の変更は，身体的な側面以上に，心理的・社会的側面に変化をもたら
す。いままでのような生活ができなくなる人々は，不安や心細さ，社会から
の孤立などを感じることが多くなる。このような心理状態で，治療・療養し
ながら新しい環境に適応することは容易でなく，多くの人々は疾患をかかえ
ても，また加齢・老化によって身体に不自由が生じたとしても，住み慣れた
地域，そして自宅で暮らしつづけたいと願っている。

2 地域形態の変化と地域共生社会の実現に向けて

1 地域の人口変化と少子高齢化

　1960〜1970年代の高度経済成長期以降の社会の大きな変化として，都市
部への人口集中と地方の過疎化があげられる。そのため，地域といっても，
人口の流入した都市部と，過疎が進む地方では大きく様相が異なり，ひとく
くりにして扱うことはむずかしい。地域により，それぞれ特徴があることを
理解しておく必要がある。

　さらに，わが国はすでに超高齢社会❶となっており，高齢者の割合は年々
増えている（●図1-7）。今後も高齢化率は上昇すると推計されており，地域
で暮らす単身高齢者や高齢者のみの家族が，さらに増えると考えられている。

2 地域における人間関係・つながりの意識の変化

　内閣府の「社会意識に関する世論調査」（2021〔令和3〕年度）によると，現
在の地域での付き合いの程度について，「付き合っている」とする者の割合

NOTE
❶超高齢社会
　65歳以上の高齢者人口の割合が全人口の21％以上をこえた社会をさす。

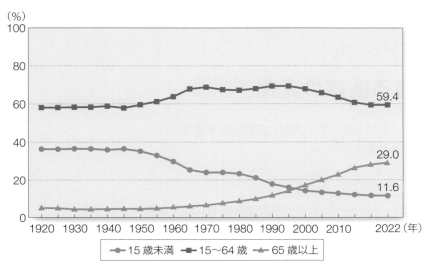

●図1-7　年齢別人口の割合の推移
（総務省統計局「国勢調査」「人口推計」による）

は 55.1% であり，「付き合っていない」とする者の割合は 43.4% であった。2002（平成 14）年度の調査では，それぞれ 69.5% と 30.1% であり，全体的には「付き合っている」の割合が減少し，「付き合っていない」が増加している傾向にある。

　また，望ましい地域での付き合いの程度については，「地域の行事や会合に参加したり，困ったときに助け合う」と答えた者の割合が 29.5% であるのに対し，「挨拶をする程度の付き合い」が 18.5%，「地域での付き合いは必要ない」は 1.5% であった。また，「地域の行事や会合に参加したり，困ったときに助け合う」と答えた者は，大都市より小都市や町村で割合が高い結果であった。

　現在の付き合いの程度および望ましい地域での付き合いの程度は，どちらも世代間でばらつきがみられ，若年層のほうが付き合いが希薄という結果となっている。

　このように，地域での人間関係やつながりに対する意識は，少しずつ希薄になっているものの，地域や年代によって差があることに留意する必要がある。

3　地域共生社会の実現

　近年の，少子高齢化も含めた地域の人口の変化や，人間関係の希薄化，個人・家族の生活スタイルや価値観の変化に対応するため，厚生労働省は，2017（平成 29）年に地域共生社会の実現が急務であると提案した。

● **地域共生社会**　厚生労働省によると，地域共生社会とは，従来のさまざまな制度・分野ごとの「縦割り」や「支え手・受け手」という課題をこえて，地域住民や地域の多様な主体者が「我が事」として参画し，人と人，人と資源が世代や分野をこえて「丸ごと」つながることで，住民 1 人ひとりの暮らしと，生きがいや地域をつくっていく社会を目ざすものである。この考えに基づき，①地域課題の解決力の強化，②地域丸ごとのつながりの強化，③地域を基盤とする包括的支援の強化，④専門人材の機能強化・最大活用を骨格とし，さまざまな事業が着手されている。

3　地域における医療の変化

　人々が暮らす地域の変化と，地域共生社会の実現に向けた政策を受けて，医療環境やその体制も刻々と変化している。

1　医療環境の変遷

　わが国における医療体制は，1948（昭和 23）年に医療提供体制に関する基本法として「医療法」が制定され，その後の改正を経て整備されてきた。

　1985（昭和 60）年の第一次改正では，各都道府県に地域医療計画策定をたてることを義務づけ，1992（平成 4）年の第二次改正では，特定機能病院と療養型病床群が制度化された。1997（平成 9）年の第三次改正では，長期療養の

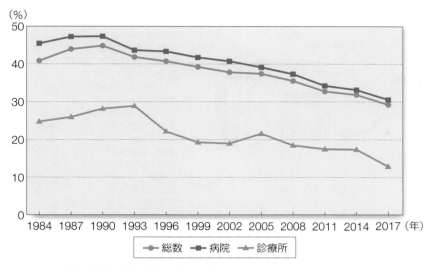

◉**図 1-8　退院患者の平均在院日数の変化**
(「平成 29 年患者調査」による)

患者を対象に療養型病床群の設置が認められ，地域の医療の中心となる施設として地域医療支援病院が新設された。さらに 2000(平成 12)年には，患者の病態に応じて病院の療養病床と一般病床に区分された。

● **病院在院日数の変化**　入院患者の病院の平均在院日数は，1984(昭和 59)年では 45.5 日であり，その後 1990(平成 2)年までのびていたが，2017(平成 29)年は 30.6 日となっており，年々短縮している❶(◉図 1-8)。

● **医療ニーズの変化**　慢性疾患の増加により，病気と共存しながら，生活の質(QOL)の維持・向上をはかっていくという医療ニーズが高まっている。また，療養にあたっては，病院ではなく，さまざまサービスを受けながら，自宅などの地域で過ごしたいというニーズが高まっている。その実現のために現在，急性期から回復期，慢性期，在宅および施設へと，切れ目のない地域連携医療への移行が進んでいる。

● **介護と医療の連携**　介護ニーズは，人口の高齢化に伴い高まっている。また，重度の要介護者や認知症高齢者が慢性疾患などをあわせもっていることも多くなっており，介護に加え医療ニーズも増加している。そのため，医療と介護の連携がますます重要になっている。これに対応するために，2011(平成 23)年の「介護保険法」の改正では，地域包括ケアシステムの推進が盛り込まれ，団塊の世代❷が後期高齢者(75 歳以上)となる 2025 年を目標に地域包括ケアシステムの構築を進めている。

2　切れ目のない医療と介護の提供体制の構築

　地域包括ケアシステムとは，重度な要介護状態となっても住み慣れた地域で暮らしつづけることができるよう，住まい，医療，介護，生活支援・介護予防のサービスが，地域で一体的に提供される体制のことである(◉図 1-9)。とくに在宅医療と介護連携の推進に力が注がれており，切れ目のない医療・

□ **NOTE**
❶なお，2020(令和 2)年は，33.3 日とのびている。

□ **NOTE**
❷**団塊の世代**
　1947〜49 年に生まれた人々をさす。

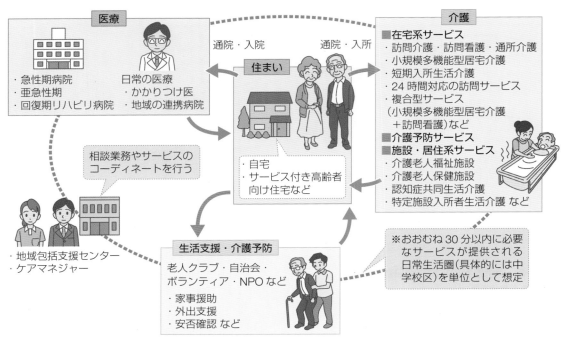

 図1-9　地域包括ケアシステム

介護・福祉の提供体制が目ざされている。また，地域包括ケアシステムは，
市町村が中心となり，関係する医療・介護・福祉などの多職種連携のもと，
地域の特性にあわせた構築が進められている。

　このように現在，病気や障害の有無にかかわらず，高齢になっても地域で
最後まで暮らせるよう，「治す医療」から「治し支える医療」への転換がは
かられている。

4　地域における施設の機能と看護

　包括的かつ継続的に医療・介護・福祉を提供するために，地域には病院・
診療所などの医療施設や，介護施設，福祉施設などが存在している。これら
の施設がそれぞれ役割を分担し，地域で暮らしている人々の健康の保持・増
進や治療・療養にかかわっている。

1　医療施設

　「医療法」において医療提供施設として定義されているのは，病院，診療
所❶，助産所，介護老人保健施設，介護医療院である。さらに病院は，特定
機能病院と地域支援医療病院に分類❷されている。

　また「医療法」において，病院の病床は，その目的により，一般病床・療
養病床・精神病床・感染症病床・結核病床の5つに区分されている。

● **病院と地域のかかわり**　病院には，地域のほかの病院や診療所，介護保

NOTE

❶**病院と診療所**
　病院とは20床以上の，
診療所とは0〜19床の病
床を有するものをいう。

❷急性期病院や慢性期病院
という表現も一般にされる
が，法的なものではない。
かつては総合病院という種
別もあったが廃止されてい
る。

険施設などと連携をはかり，入院患者の転院や退院に向けた支援を行うために，**地域連携室❶**が設置されていることが多い。地域連携室には，医師や看護師のほかに，医療ソーシャルワーカー medical social worker（MSW）などが配属されていることが多い。

NOTE
❶地域連携室
　患者支援室や患者連携センター，地域医療連携室などと呼称している施設もあり，名称はさまざまである。
❷2023年度までの経過措置として，介護療養型医療施設も併存している。

2　介護保険施設・社会福祉施設など

● **介護保険施設**　介護保険施設は「介護保険法」で定められており，介護老人福祉施設（特別養護老人ホーム），介護老人保健施設，介護医療院❷がある。病院から退院したあとの高齢者が自宅に戻れない場合の受け皿となることが多い。

　□1□**介護老人福祉施設（特別養護老人ホーム）**　常時の介護を必要とし，在宅での療養が困難な要介護者に対し，日常生活や療養の世話を行う施設である。

　□2□**介護老人保健施設**　病状が安定している要介護者に対し，必要な医療やリハビリテーションを提供しながら，在宅復帰を目ざす施設である。

　□3□**介護医療院**　2018（平成30）年に創設され，今後増加が見込まれる慢性期の医療・介護ニーズに対応し，生活の場の機能と日常的な医療ケアを提供する施設である。

● **居宅サービスを行う施設**　居宅サービスを行うおもな施設として，訪問看護事業所や訪問介護事業所などがある。

　□1□**訪問看護事業所**　訪問看護とは，利用者の居宅を訪問して，療養上の世話や診療の補助などのサービスを提供するものである。訪問看護を提供する事業所には，おもに訪問看護ステーションと，保健医療機関によるもの，などがある。

　□2□**訪問介護事業所**　利用者の居宅を訪問して，身体の介護や，生活援助などのサービスを提供する施設である。

● **社会福祉施設**　社会福祉施設は社会福祉関係のさまざまな法によって定められており，老人福祉施設・障害者支援施設・保護施設・婦人保護施設・児童福祉施設などがある。高齢者や子ども，心身障害者などの援護・育成・更生を行い，福祉の増進をはかることを目的としている。

● **企業**　前記の医療施設や介護施設などに加え，各企業においても従業員の安全と健康を確保のために産業保健活動が行われており，産業看護師や産業保健師，産業医などがかかわっている。産業看護師は，従業員の健康相談に応じたり，健康診断に基づく保健指導などの役割を受けもったりすることが多い。

5　地域の施設に応じた看護

　患者の在院日数が短くなる傾向にあり，また退院したのちに介護保険施設などを利用する者も増えている。そのため，病院から施設への移行の際の連携，あるいは施設から病院への移行の際の連携が重要となっており，それを

考慮した看護が求められている。

1　病院での看護

　入院している患者がつぎつぎに入れかわる状況にあり，それに対応するために病院における看護は変化してきている。

◆ 入院時の看護

　入院した患者は，いままで暮らしていた家庭とは異なる病院の環境に不安をおぼえながら治療を受け，療養生活を送ることになる。そのため看護師は，制約のある入院生活に患者ができるだけ早く慣れ，安心して治療を受けられるように援助していくことが大切である。

●患者が入院してからの流れ　入院時，患者はまず病棟でオリエンテーションを受け，1日のスケジュールや，トイレ・洗面所・処置室などの病棟施設の場所と使用方法などの説明を受ける。そして看護師から入院までの経過や既往歴・生活歴・家族歴などの情報を聴取され，一般状態の観察を受ける。

　その後，医師から治療方針や治療計画を説明され，看護師からは，看護方針や看護計画を説明される。現在では，これらの内容をまとめて標準化したクリティカルパス（クリニカルパス）❶で説明されることも多い。また，これらの説明を外来で事前に受けてから入院する場合もある。

◆ 入院中の看護

　入院中の患者は，環境の変化や検査・治療・処置に伴い，緊張や不安が高まっている。看護師は，コミュニケーションをとり患者の不安を緩和し，患者が検査・治療を安全・安心に受けられるようにする。また，患者の状態を観察して，安心して療養生活が送れるように療養環境を整え，検査・治療が安全に行えるように十分な説明を行う。

　刻々と変化する患者の身体的状態や心理・社会的状況にあわせ，看護過程にそって看護を行うことが基本となる。しかし，入院中の患者の看護をすべて看護過程にあわせることは困難であり，クリティカルパスに患者の個別の状況を組み込みながら展開されることが多い。また，今日では，看護師の臨床判断（○305ページ）を取り入れたケアが求められている。

　後述するように，地域で療養生活を送るためには，入院時からの準備が重要となる。病棟に勤務する看護師は，目の前にいる患者の身体的ならびに心理的な状況に合わせた援助にのみ集中しやすいが，同時に退院後を視野に入れた看護を展開しなければならない。

◆ 退院時の看護

　退院指導にあたっては，まずは患者・家族の退院後の生活の希望を確認する。とくに，医療の継続が必要な患者・家族に対しては，退院後の心配や不安などを聞き，活用できる社会資源を紹介するとともに，生活しながら療養

<hr />

□NOTE

❶クリティカルパス（クリニカルパス）
　入院から退院までの治療・処置・看護の内容などを，時系列に一覧にした計画書のこと。

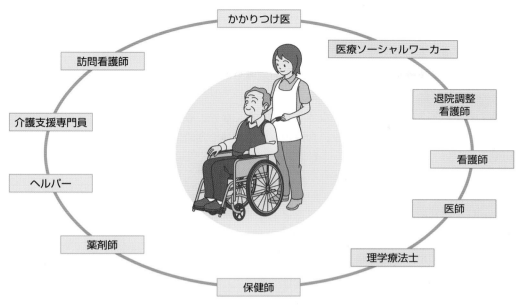

○**図1-10　合同カンファレンスの参加者**

ができるように退院指導を行っていく。患者・家族だけでは，退院後の生活
と療養の維持がむずかしいと考えられる場合には，退院前にあらかじめ地域
連携室に連絡し，地域の各専門職と連携をはかって切れ目なく援助が受けら
れるようにかかわる。

● **合同カンファレンス**　退院後にかかわる専門職との調整のために，退院
前に患者・家族同席のもと合同カンファレンスを行うとよい（◎図1-10）。カ
ンファレンスでの看護師の役割は，参加者全員が話しやすい環境をつくるこ
とである。とくに，患者・家族は慣れない環境に緊張して意見が表明しにく
いため，患者・家族の代弁者になることが必要である。また，医療者側の説
明が専門用語ばかりになってしまい，患者・家族はもちろんのこと，その他
の職種者にも伝わらないということにならないよう，参加者全員が了解して
いるかを確認する必要がある。

　入院前から患者が居宅サービスなどを利用していた場合には，患者・家族
に許可を得たうえで担当のケアマネジャーなどにこれまでの利用状況を確認
し，合同カンファレンスにおいて退院後のサービスのあり方を検討すること
も必要である。

2 介護保険施設・社会福祉施設での看護

　退院後，自宅ではなく，介護保険施設などを利用する者が増えている。施
設での看護は，①状態の維持・悪化の予防，②異常の早期発見，③感染予防，
④医療機関との連携，⑤多職種への医療的ケア・技術の助言・指導，などが
中心となる。

　また，施設の看護においては，医療・看護・福祉の連携が重要なカギとな

る。施設には，介護福祉士や社会福祉士，ホームヘルパー(訪問介護員)など
さまざまな職種が働いており，それぞれの役割を担っている。これらの看護
職以外の職種との連携にあたっては，コミュニケーションに注意が必要とな
る。特定の職種でしか通じない用語は使用せず，どの職種であっても理解で
きる言葉を用いてコミュニケーションをはかるようにする。

　また，提供するサービスの優先順位が異なることも少なくない。各職種の
専門領域を理解したうえで，互いを尊重し，合意のうえで物事を進めていく
ことが大切である。

◆ 介護保険施設での看護

　介護保険施設に入所している者の多くは高齢者であり，その健康状態はさ
まざまである。高齢者の症状は非典型的なことも多く，入念な観察とアセス
メントが必要である。また，介護保険施設でのサービスの提供は，ホームヘ
ルパーによることが少なくない。看護にあたっては，ホームヘルパーの力を
必要とすることが多く，協働をはかるようにする。

◆ 社会福祉施設での看護

　社会福祉施設の種類によっては，看護師の配置が義務づけられている。施
設はあくまで生活の場であるが，対象者のなかには，継続的に医療を受ける
必要がある人もいる。看護師は，それぞれの施設で求められる看護を理解す
る必要がある。

6 地域のなかで健康上のニーズを満たして暮らしつづけること

　ここでは，地域のなかで健康上のニーズを満たし，生活するための看護の
あり方を，事例を通してみていく。

事例❶ 健康診断で糖尿病と高血圧を指摘されたAさん

　54歳の男性，Aさんは，大手広告会社の営業職である。家族は，妻と高
校生と大学生の子どもの4人暮らしである。仕事が忙しく，食事は不規則
で，帰宅時間も遅い生活が続いている。

　ある日，Aさんは会社の健康診断で，糖尿病と高血圧の疑いを指摘され，
会社の産業医から医療機関で診察を受けるように指導された。Aさんは仕事
の合間に，自宅近くの診療所を受診したところ，精密検査の必要性を指摘さ
れ，Y病院を紹介された。Y病院では，検査・治療のため入院が必要と診断
された。Aさんは，入院しなければならないことを会社の上司に伝え，現在
かかわっている仕事を整理して休暇をとることにした。

　Y病院に入院すると，すぐに検査が行われ，糖尿病と高血圧の治療ととも
に，病状の悪化を防ぐための生活指導が行われた。退院後，食事療法・薬物
療法を続けながら仕事に復帰した。退院後，Y病院の外来を受診した際に，
今後は自宅近くの診療所を受診して経過をみるように説明された。

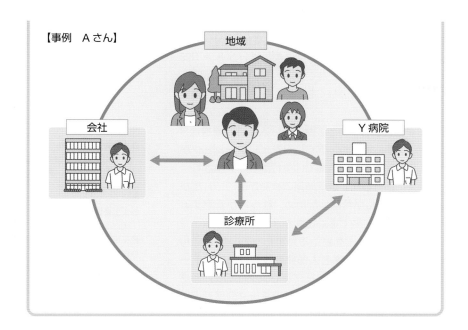

【事例　Aさん】
地域
会社
Y病院
診療所

　Aさんには，入院時と退院後に以下のような支援が必要であった。
● **入院時**　Aさんは，糖尿病と高血圧の初期段階での入院であった。そこでY病院の看護師は，Aさんの生活状況や生活習慣，家族構成とサポートの状況，疾患の理解度とともに，価値観や信念を確認した。そして，疑問や不安・心配事などについてよく聞くようにした。また，退院後も血糖や血圧のコントロールができるように，薬物療法・食事療法と運動が継続できるAさんに適した方法や，受診の目安などについて，退院指導を行った。また，妻に対しても，自宅で実践できる食事療法を指導した。あわせて，Aさんの自宅の地域の薬剤師や栄養士などとの連携のための調整を行い，地域での生活を多職種で支えられるようにはかった。
● **退院後**　診療所の看護師は，退院後の療養生活の状況や病状を確認した。仕事と療養生活の両立などに関する不安を聞き，支援の必要性を検討した。また，家族にも困りごとや不安を確認し，支援を行った。会社では，産業看護師が，Aさんの健康状態の把握と，状態に合わせた指導を行い，必要があれば産業医をはじめとした多職種連携のもとで支援できるように準備を行った。
　このような支援を受けたAさんは，仕事を続けながら定期的に診療所に通い，ときには産業看護師にも相談し，健康状態を維持している。週末には，運動がてら家族と散歩に出かけたり，趣味である絵画鑑賞をしたりと，余暇を楽しみながら生活を送ることができている。また，食事療法についても，診療所の看護師が地域で開催されている栄養教室を妻に紹介するなどにより，無理なく続けることができている。

事例❷ 転倒して手術を受け，リハビリテーションを続けるBさん

　76歳の女性，Bさんは，高血圧と骨粗鬆症があり，また歩行が多少不安定であるが，80歳の夫と昔から住み慣れたY市で生活していた。ある日，Bさんは家で段差につまずき，転倒して動けなくなった。Bさんは救急車でS病院に搬送された。

　Bさんは，S病院で右大腿骨近位部骨折❶と診断され，人工骨頭置換術❷を受けることになった。手術は無事に終了し，すぐにリハビリテーションが開始された。立位ができるようになるまで平行棒での歩行訓練が実施され，その後は歩行器，杖歩行と順調に移行した。退院時期の検討が進められたが，退院後も自宅で生活することをBさんが希望したため，杖歩行が安定するまで，もう少しリハビリテーションが必要であると判断された。

　退院後の生活を，毎日，歩行訓練の様子を廊下で見まもっていたBさんの夫とともに検討したところ，Bさんは介護老人保健施設でリハビリテーションを続けることを希望した。そこで，地域包括支援センターで要介護認定を申請したところ，Bさんは要介護2❸と認定され，退院後は介護老人保健施設でリハビリテーションに取り組むことになった。

　2か月後，Bさんのリハビリテーションは順調に進み，介護老人保健施設の退所のめどがついたため，自宅で生活が送れるように準備を進めた。介護老人保健施設の看護師は，介護支援専門員（ケアマネジャー）に退所後の介護サービス計画（ケアプラン）作成に必要なBさんの情報（訪問看護，訪問介護，住宅改修などに必要な内容）を伝えた。その後，杖歩行が安定したBさんは，改修が終わった自宅に戻ることができた。

　自宅に戻ってからは，月に一度は近隣の診療所で診察を受けるとともに，訪問看護師に血圧測定やリハビリテーションを行ってもらっている。また，訪問介護では，ホームヘルパーの掃除や調理などのサービスを受け，ときには掃除や調理を一緒に行っている。

▢ NOTE

❶大腿骨近位部骨折

　おもに大腿骨の頸部と転子部の骨折をいう。高齢者はとくに転子部の発生率が高い。

❷人工骨頭置換術

　大腿骨頭を切除し，人工骨に置きかえる手術をいう。

❸要介護2

　要介護認定は，要支援1・2と要介護1〜5の7段階に分かれる。介護度が高くなるほど支援が必要となる。

【事例　Bさん】

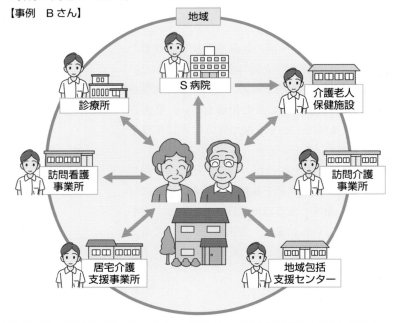

　Bさんには，S病院の入院時と介護老人保健施設に入所時，そして退院後の自宅での生活において，以下のような支援が必要であった。

●**S病院入院時**　自宅では，Bさんと夫という高齢者2人だけの生活になる。そのため，S病院の看護師は，退院後の生活を見すえて，①身体的な状態，②家族構成や状況，③本人とその家族の意向，④経済状況，⑤住居の状況，⑥退院後に利用可能な医療・福祉サービスなどについて情報を収集した。それらの情報をもとに，院内の地域連携室の専門職をはじめとした多職種と連携し，必要な支援を考えた。そして，リハビリテーションの継続のために介護老人保健施設への入所となったため，介護老人保健施設の職員と情報の共有と，退院に向けての調整を行った。

●**介護老人保健施設入所時**　S病院からの情報を共有した介護老人保健施設の看護師は，医療面も含めた退院後の生活を検討し，さらに情報を収集した。そして，住宅の改修や，介護保険を利用してのサービスが受けられるように調整をはかった。

●**自宅**　地域でのさまざまなサービスを利用することでBさんは自宅での生活を送れるようになった。その一方で，もともと歩行が不安定であったBさんが再入院となる可能性もある。再入院となった際には，地域連携室が窓口となり，スムーズに対応できるように体制を整備した。

　Bさんは，病院から介護老人保健施設へと療養の場を移すことになった。この過程で大切にしなければならないのは，Bさんと家族の気持ちを確認し

---

plus　今日の臨床看護とは

　本章では「健康上のニーズをもつ対象者と家族への看護」として，ライフサイクルや，家族の機能，人々と暮らしからとらえた対象者と家族の健康上のニーズについて学んだ。これらの知識を基盤として，次章以降では「健康状態の経過に基づく看護」「主要な症状を示す対象者への看護」「治療・処置を受ける対象者への看護」「事例による看護実践の展開」「医療機器とその実際」を学ぶ。これらの内容は，病院での臨床看護の実践には欠くことのできない要素である。

　ところで，国語辞典では臨床は，病床にのぞみ，患者に接して診察・治療を行うこと，の意味となっており，臨床看護は，病床にいる患者に療養の世話をし，診療の補助を行うということになる。したがって臨床看護という言葉から，病床がある病院での看護実践を想起することは誤りではない。

　しかし，本章で述べたように，病院での臨床看護を学ぶだけでは，実践の場では不十分な状況にある。少子高齢化や家族の形態・機能の変化，地域での暮らしの変化と社会共生の実現を目ざすことなどをふまえると，臨床看護という言葉には地域での暮らしを支える

という意味も含まれていると考えられる。

　地域で暮らし，仕事を続けながら治療・療養する人々が増えている。また，少子高齢化に伴い高齢者が高齢者を介護している家族も多くなり，介護をしている高齢者自身が体調をくずして急に入院することもめずらしくなくなっている。これらの人々に対する看護も，臨床看護といえるだろう。さらには，新型コロナウイルス感染症（COVID-19）への感染対策や，大規模災害などによる救援活動など，臨床看護の場は拡大している。そのため看護師は，どのような状況，場所でも支援ができる知識・技術・連携する力を身につける必要がある。

　したがって，今日の臨床看護は，病院での看護に限定せず，人々が暮らす場もまた病床であるととらえて看護を行うことであるといえる。また，病院での看護の実践においても，入院してきた人のそれ以前の生活および退院後の生活を考え，一貫性または連続性をもって看護を行うことが大切である。この視点をもって次章からの学習を進めてもらいたい。

て寄り添いながら，退院後の生活のイメージを共有することである。B さんと夫は，今後の生活を決定するにあたり，サービスの内容や自宅の改修の方法などといった多くの決定をしなければならない。その過程でさまざまな葛藤が生じるのは当然である。だからこそ，最も患者の身近にいる看護師が，B さんと夫が納得のいく選択ができるように支援していくことが重要になる。

参考文献
1. 青木やよひ編：母性とは何か. 金子書房, 1986.
2. 岡本祐子編著：成人発達臨床心理学ハンドブック. ナカニシヤ出版, 2010.
3. 厚生統計協会編：国民衛生の動向・厚生の指標増刊 2021/2021. 68(9), 2021.
4. 櫻井茂男編：たのしく学べる最新発達心理学——乳幼児から中学生までの心と体の育ち. 図書文化社, 2010.
5. 鈴木和子ほか：家族看護学——理論と実践第 5 版. 日本看護協会出版会, 2019.
6. 全国訪問看護事業協会監修：ナースのための退院調整——院内チームと地域連携のシステムづくり. 日本看護協会出版会, 2007.
7. 内閣府：令和 3 年版高齢社会白書. 2021.
8. 永井徹監修, 田中信市・下川昭夫編：中年期・老年期の臨床心理学, ライフサイクルの臨床心理学シリーズ 3. 培風館, 2009.
9. 西平直：エリクソンの人間学. 東京大学出版会, 1993.
10. 波多野完治：ピアジェ入門. 国土社, 1986.
11. 平木典子・中釜洋子：家族の心理——家族への理解を深めるために. サイエンス社, 2006.
12. E. H. エリクソン・J. M. エリクソン著, 村瀬孝雄・近藤邦夫訳：ライフサイクル, その完結, 増補版. みすず書房, 2001.
13. E. H. エリクソン著, 小此木啓吾訳編：自我同一性——アイデンティティとライフ・サイクル. 誠信書房, 1973.
14. M. デーヴィドソン著, 鞠子英雄・酒井孝正訳：越境する巨人ベルタランフィ——一般システム論入門. 海鳴社, 2000.

第 2 章

健康状態の経過に基づく看護

A 健康状態と看護

1 健康とは

　健康は，世界保健機関（WHO）憲章の前文で，「健康とは，病気でないとか，弱っていないということではなく，肉体的にも，精神的にも，そして社会的にも，すべてが満たされた状態にあること」（日本 WHO 協会訳）と定義されている。

　この WHO 憲章の定義により，健康は，病気と相対するものとしてとらえるのでなく，身体・精神・社会という多様な側面について当人が満たされたと主観的評価をする状態像として示されることとなった。つまり，疾病や病気のある～ないという連続体と，自己の身体的・精神的・社会的存在に対する満足度が高い～低いという連続体の線上での流動的な状態として健康状態があり，人はこの連続体のどこかに位置し，さらにその位置は時間とともに移動するととらえることができる。

　このような健康という概念と看護との関連性について，日本看護協会と国際看護師協会（ICN）はそれぞれ以下のように説明している。

(1) 日本看護協会（看護職の倫理綱領前文，2021）：「看護は，あらゆる年代の個人，家族，集団，地域社会を対象としている。さらに，**健康の保持増進，疾病の予防，健康の回復，苦痛の緩和**を行い，生涯を通して最期まで，その人らしく生を全うできるようその人のもつ力に働きかけながら支援することを目的としている」（太字は著者による）。

(2) 国際看護師協会（ICN 看護の定義，2014）：「看護とは，あらゆる場であらゆる年代の個人および家族，集団，コミュニティを対象に，対象が**どのような健康状態**であっても，独自にまたは他と協働して行われるケアの総体である。看護には，**健康増進および疾病予防，病気や障害を有する人々あるいは死に臨む人々のケア**が含まれる」（太字は著者による）。

　この2つの定義にあるように，健康状態は看護職がかかわる人々の状態像であり，またその健康状態からなにを目ざすのかといった目的ともなりうる現象である。

2 健康状態の理解と看護

　看護において，人々の健康状態については疾病の罹患や病態の安定性，治療などの特徴から，次のような期に分類することができる。

(1) なんらかの疾病の発症もなく，健康的な生活を営み**健康を維持・増進する**，あるいは**疾病を予防しようとする時期**

(2) 病態が不安定であり短期間で激しい症状を呈し，その急激な変化に生体が適応するためさまざまな反応を示して早急な治療を要する**急性期**

（3）急性期をのりこえ，合併症のリスクはありながらも，生体の機能の回復
や以前の生活に戻るためのリハビリテーションを行う**回復期**

（4）治療により病態がある程度安定しているが，症状が固定化して経過が長
く，病気とともに生活をしていくことが必要となる**慢性期**

（5）疾病の治癒が望めず病態が終末像を示し，死までの最期の生きる時間を
示す**終末期**

　これらの時期には，個々の疾病に関係なく，その時期に共通する特徴的な
身体的・精神的・社会的な状態（すなわち健康状態）がある。そして，その時
期の健康状態から生じる人々の多様なニーズがあり，それらのニーズ充足に
向けた看護の目的と援助についての特徴が導きだされる。

　これらの特徴は，個々人への看護を具体的に展開する際，その人はどのよ
うな健康状態なのか，つまり身体的・精神的・社会的側面でどのような状態
で，どのようなニーズがあり，なにを目的とし，看護援助を必要としている
のかを理解するために役にたつ。また，健康状態の視点から，看護としてア
プローチするための基盤となる知識でもある。

B 健康の維持・増進を目ざす時期の看護

1 健康の維持・増進を目ざす時期の看護の特徴

1 あらゆる健康レベルの人々が対象

　看護職は健康を増進し，発病を予防する**一次予防**，早期発見・早期治療を
目的とする**二次予防**，リハビリテーションなどによる社会復帰を目的とした
三次予防にかかわる看護を提供している。健康の維持・増進を目ざす看護は，
このなかの一次予防と二次予防にかかわる。その対象は，疾患・障害をもつ
人から健康に不安を感じている人，健康上問題のない人までという，あらゆ
る健康レベルにある人すべてである。

　一般に看護の対象者は，治療や療養，ケアを必要としている人，診療所や
病院，施設，在宅療養の場などで出会う患者・家族が想定されるであろう。
人々は体調がわるい，けがをした，リハビリテーションを受けたいなど，な
んらかの健康ニーズをもち，受診行動をとり，看護が提供される場につなが
る。このような治療や療養を行う場において，看護職は対象者の回復ととも
に，より健康な状態を目ざし，幅広い看護を提供している。

　しかし，健康の維持・増進を目ざす看護の対象は，不調を感じて自分から
病院を受診する患者のように，健康ニーズを解決するために行動をとる人だ
けではない。健康問題を自覚しても受診しない人や，近い将来に健康問題の
発生が予測されるが，適切な対処行動をとらない人も対象に含まれる。

　たとえば，職場の健康診断で毎年高血圧を指摘されているが，受診や生活

習慣の改善につながらない会社員もいる。この会社員は，脳血管疾患や心疾患のリスクが高くなる。ほかにも，健康診断では異常を指摘されていなくても，１日 40 本以上の喫煙を 20 年以上している成人男性は，将来の肺がんリスクや，慢性閉塞性肺疾患(COPD)にかかるリスクが高くなる。

　看護職は，健康問題が顕在化していない人や，自分の健康問題を認識していない人にも，疾患の早期発見・予防の観点からはたらきかけ，看護を提供している。そのため，健康の維持・増進を目ざす看護では，対象者の健康レベルや，健康への意識・知識・行動を見きわめ，支援の方法を工夫する必要がある。

２ 健康の維持・増進を目ざす時期の看護の実際

　病院や施設のなかで疾患や障害をもつ患者に対して，より健康な生活に向けて行う**生活指導**は，健康の維持・増進を目ざす看護の１つである。また助産院で，助産師が妊産婦に対して行う生活指導や出産後の育児指導なども同様である。このようなかたちで健康の維持・増進を目ざす看護は，病院や施設の場でも行われている。

　では，健康ニーズはあるが受診に結びついていない人や，近い将来の健康障害が予測される人，また健康な人々に対して，看護職はどのような場・方法で看護を提供しているのであろうか。

　学校保健(小中高等学校・専門学校・大学など)や，産業保健(企業)，公衆衛生看護(都道府県，市区町村)の場では，おもに保健師や養護教諭が健康の維持・増進，疾病予防に関する援助および活動を行っている。ここでは保健師をはじめとする看護職の，健康の維持・増進にかかわる援助・介入の方法について，その一端を生活習慣病対策から紹介する。

▋地域における生活習慣病対策

　生活習慣病とは，食事や運動，飲酒，ストレスなどの生活習慣が深く関与し，引きおこされる疾患の総称である。いいかえれば，生活習慣を改善することにより発症・重症化予防がある程度可能な疾患といえる。

　生活習慣病による死亡の現状をみると，わが国では１年間の約 137 万の死亡数のうち，悪性新生物，心疾患，脳血管疾患，糖尿病による死亡が，約６割を占めている。また生活習慣病は，一度かかると完治させることがむずかしく，介護が必要となる原因になる場合もある。生活習慣病の発症予防，重症化予防をすることは，健康に過ごせる期間を延伸し，幸せな生活の基盤となる。これらの対策は，国レベルにおいても，個人レベルにおいても重要な健康課題である。

　わが国では 2008(平成 20)年４月より，生活習慣病対策としてメタボリックシンドローム(内臓脂肪症候群)の概念が導入され，**特定健康診査・特定保健指導**が実施されている(◉表2-1)。特定健康診査・特定保健指導は，医療保険者(国民健康保険組合，企業の健康保険組合など)が実施している。血圧・血糖・脂質などに関する特定健康診査の結果から，生活習慣病の発症リスクが高く，生活習慣の改善による生活習慣病の予防効果が多く期待できる

◖表 2-1　特定健康診査・特定保健指導の概要

特定健康診査	特定健康診査は，メタボリックシンドローム（内臓脂肪症候群）に着目した健診で，以下の項目を実施する。	
	基本的な項目	・質問票（服薬歴，喫煙歴など），身体計測（身長，体重，BMI，腹囲），血圧測定，理学的検査（身体診察），検尿（尿糖，尿タンパク質） ・血液検査：脂質検査（中性脂肪，HDL コレステロール，LDL コレステロール），血糖検査（空腹時血糖または HbA1c），肝機能検査（AST，ALT，γ-GT〔γ-GTP〕）〉
	詳細な検診の項目	一定の基準のもと，医師が必要とみとめた場合に実施する。 ・心電図，眼底検査，貧血検査（赤血球，血色素量，ヘマトクリット値）
特定保健指導	特定健康検査の結果から，生活習慣病の発病リスクが高く，生活習慣の改善による生活習慣病の予防効果が多く期待できる者に対して，生活習慣を見直すためのサポートをする。 　特定保健指導には，リスクの程度に応じて，動機付け支援と積極的支援がある（よりリスクが高い者が積極的支援）。	

ステップ1（内臓脂肪蓄積に着目してリスクを判定）

・腹囲：
　　　男≧85 cm，女≧90 cm…（1）

・腹囲：
　　　男＜85 cm，女＜90 cm
　　　かつ　BMI≧25…（2）

ステップ2（検査結果・質問票より追加リスクをカウント）

①血圧　a：収縮期血圧　　　　　130 mmHg 以上　または
　　　　b：拡張期血圧　　　　　85 mmHg 以上

②脂質　a：中性脂肪　　　　　　150 mg/dL 以上　または
　　　　b：HDL コレステロール　40 mg/dL 未満　または
　　　　c：薬剤治療を受けている場合

③血糖　a：空腹時血糖（やむを得ない場合は随時血糖）　100 mg/dL 以上　または
　　　　b：HbA1c（NGSP）の場合　　5.6% 以上

④質問票　喫煙歴あり（①から③のリスクが1つ以上ある場合のみカウント）

⑤質問票　①，②または③の治療にかかる薬剤を服用している

ステップ4

・服薬中の者については，医療保険者による特定保険指導の対象としない。
・前期高齢者（65 歳以上 75 歳未満）については，積極的支援の対象となった場合でも動機付け支援とする。

ステップ3（ステップ1，2から保健指導対象者をグループ分け）

ステップ1の（1）の場合
　①〜④のリスクのうち追加リスクが
　　　2以上の対象者…積極的支援レベル
　　　1の対象者…動機付け支援レベル
　　　0の対象者…情報提供レベル

ステップ1の（2）の場合
　①〜④のリスクのうち追加リスクが
　　　3以上の対象者…積極的支援レベル
　　　1または2の対象者…動機付け支援レベル
　　　0の対象者…情報提供レベル

◖図 2-1　保健指導対象者の選定と階層化

　対象者を選定し，専門スタッフ（保健師，看護師，管理栄養士など）が生活習慣を見直すサポートを行う（◖図2-1）。
　ここでは，特定健康診査の結果「積極的支援」と判定され，看護師から特定保健指導を受けることになった49歳の男性会社員の事例を紹介する。

事例　**生活習慣の改善が必要な49歳の男性会社員**

対象者の概要

　Aさんは，49歳の男性で，大手警備会社で管理職として働いている。Aさんの昨年と今年の特定健康診査の結果は○表2-2のとおりであった。

初回面接前の情報

　昨年Aさんは動機付け支援と判定された。会社の健康管理部門の看護師が何度か保健指導を受けるよう連絡を入れたが，忙しいという理由で受けなかった。今年は積極的支援と判定され，看護師との個別面接を予約した。

　看護師が初回面接時に聞きとったAさんの家族状況と，特定保健指導を受けた動機，生活状況は以下のとおりである。

家族状況

　家族構成は，妻48歳（専業主婦），長女18歳（大学生），長男14歳（中学生）の4人暮らしである。Aさんの父親は胃がんで10年前に死亡している。母親は他県でひとり暮らしをしている。長女が生まれたことをきっかけに禁煙し，禁煙歴は18年である。

特定保健指導を受けた動機

　これまで大きな病気をしたことはなく，健康には自信をもっていた。昨年の健康診断の結果がよくなかったので，休日には家の近くの公園で軽くランニングし，からだを動かす時間をとっていた。お酒は好きで一日の仕事の疲れをいやすものであり，減らしたくない。昨年は飲酒を控えるよう言われたくなくて，保健指導を受けなかった。自分のやり方で改善したかったが，この1年で体重が5kg以上増加し，健康診断の結果もわるくなっている。こ

○表2-2　Aさんの特定健康診査の結果

分類	検査項目	昨年の結果	今年の結果
身体測定値	身長	170.1 cm	170.0 cm
	体重	77.2 kg	83.0 kg
	BMI	26.7	28.7
	腹囲	89.9 cm	96.2 cm
	体脂肪率	27.9%	33.4%
血糖	空腹時血糖	92 mg/dL	96 mg/dL
	HbA1c	5.0%	5.2%
脂質	総コレステロール	228 mg/dL	240 mg/dL
	HDLコレステロール	60 mg/dL	57 mg/dL
	LDLコレステロール	106 mg/dL	132 mg/dL
	中性脂肪	150 mg/dL	178 mg/dL
血圧	収縮期血圧	128 mmHg	138 mmHg
	拡張期血圧	82 mmHg	90 mmHg
質問票	喫煙歴	過去に吸っていた	過去に吸っていた
	薬剤治療の有無	治療中の疾患なし	治療中の疾患なし
特定保健指導判定		動機付け支援	積極的支援

のまま悪化するのは心配で，なんとかしたいと思っている。

生活状況

　出勤する日は，朝6時30分ころに起床して軽い朝食をとる。7時30分には家を出て，自宅近くのバス停から最寄りの駅まで7～8分，そこから電車で40分と，会社までは約1時間の通勤時間である。昼食は会社の社員食堂で，揚げ物やラーメンを頼むことが多い。仕事は管理職でデスクワークが中心だが，トラブルやクレームへの対応で仕事が長引き残業することが多い。平均的な帰宅時間は20～21時である。仕事が遅くなっても帰宅後に，妻がつくった夕食を食べている。妻はAさんの健康を気にかけてくれているが，食べ盛りの長男のために揚げ物や肉料理が週に2～3回は並ぶ。夕食時に缶ビール2本と，入浴後に1本毎日飲んでいる。休日前は日本酒を飲むこともある。入眠時間は12時ころである。休日は家で過ごすことが多い。長女と長男はそれぞれ学校や部活動で忙しくしていて，家族で一緒に出かけることは少なくなったが，家族仲はよい。

初回面接における看護師の援助内容

　看護師は面接全般にわたり，Aさんの話や，お酒を減らしたくないという気持ちを受容的に受けとめ，以下のかかわりをした。

（1）昨年の健康診査の結果を受けて，Aさんなりに生活改善の工夫や努力を続けてきたこと，禁煙を18年もの期間続けていることを称賛した。

（2）特定健康診査の検査データを一緒にみながら，いまの体重増加・高血圧・脂質代謝異常の状態が続くと，心臓病や脳卒中になるリスクが高まることを説明し，理解してもらった。

（3）生活改善の取り組みに成果があらわれない原因をAさんに考えてもらった。

（4）Aさんの健康に関する自分の願いを言葉にしてもらった。

（5）Aさんと一緒に生活改善の具体案を考え，6か月後の目標と行動計画を立案した。

（6）生活改善を続けて困ったときは，担当看護師に連絡を入れるように伝えた。

初回面接時のAさんの反応

（1）生活習慣改善の成果がでておらず，がんばってきたプロセスを自分で評価できていなかった。こうして評価されると素直に嬉しいと思う。

（2）昨年と比較して体重と体脂肪率の増加，およびLDLコレステロールと中性脂肪の増加などについて認識した。これらの悪化には生活習慣が深くかかわっていること，そしてこれらの悪化により重大な病気の危険性が上がることが理解できた。

（3）体重増加の原因として，飲酒量が多いこと，運動を始めて安心してこのくらいならいいだろうとつい食べすぎていることをあげた。

（4）健康に関する願いについてAさんは，「自分が一家の大黒柱であり，中学生の子どももいてまだまだ学費もかかるので，これからも元気で働きたい。離れて住む母親になにかあれば面倒をみたい」と話した。

（5）目標を体重を1か月で1kg，半年で6kg減量するとした。食生活の改善と，適正飲酒，運動について，日々の具体的な行動計画を看護師と一緒に立案した。食生活の改善には妻に協力を頼んだ。揚げ物を減

らし，野菜を多めにとることを心がけてもらう。飲酒については，「できればお酒は減らしたくないけれど，週に1回，休肝日として禁酒することから始めます」と話した。体重・運動時間・血圧値を毎日記録しセルフモニタリングしながら進めることになった。

3か月後・6か月後の面接

　Aさんの体重は，3か月で2.5 kg，6か月で5.5 kg減少していた。

　Aさんは生活習慣の改善の様子について次のように語った。

　妻はAさんの健康を心配しており，いままで以上にカロリーとバランスを考えて食事を用意してくれるようになった。Aさん自身も野菜を多くとるよう心がけ，夕食の揚げ物の量を控えるようにしている。行動計画は8割くらい実践できている。セルフモニタリングしていると徐々に体重が減ることがわかり，効果がみえて励みになった。週1回の休肝日をまもれない週もあったが，ちょうど2か月たったころ，長女から「お父さん最近やせたね。かっこよくなった」と言われ，がんばろうという気持ちになった。1日の飲酒量もビール2本までにした。妻は飲酒量が減ったことを喜んでくれている。家庭で食生活をヘルシーなものにかえたことで，家族全体の食生活が以前より健康的になったと思う。成果が出ているので，行動計画は修正せずにこのまま続けていきたい。

看護師のかかわり

（1）行動計画がほぼ実践できていること，記録をきちんととっていること，目標どおり体重が減っていることを高く評価した。

（2）Aさんに生活習慣の改善を継続する意思があると判断し，今後は必要時に電話や社内のメールで相談対応する。必要時に面接することを伝えた。

2　健康の維持・増進を目ざす時期の人々のニーズ

1　健康の維持・増進の援助を通して生活の質（QOL）の向上を目ざすこと

　誰しもが，「健康でありたい」「病気にかかりたくない」「元気で長生きしたい」などと願い生活を送っている。人々が考える健康の姿は，「病気や痛みがなく身体の調子がよい」「前向きな気持ちでいられる」「快食・快眠・快便」などとさまざまである。看護職は健康の維持・増進を目ざす対象者のパートナーとして，健康意識・健康な生活習慣の構築，あるいは再構築に向けた援助を行っている。

　しかしその際に看護職は，健康そのものを援助のゴールにしないよう留意する必要がある。次項で述べるWHOの提唱するヘルスプロモーションのなかで，健康は生きる目的ではなく生活の資源であることが強調されているように，健康であることは，人々のより質の高い人生，つまりwell-beingを実現する資源である。

● **事例から考える**　事例の A さんは，このまま生活習慣を改善しなければ将来，生活習慣病を発症し，脳血管疾患や心疾患になるリスクが高かった。しかし看護職とのかかわりで，A さんはみずからの生活をふり返る機会をもっただけではなく，元気に仕事に取り組み一家の大黒柱として家族をまもっていきたい，母親の面倒をみたい，という自分の生活上の望みを再認識した。

　看護職は，対象者が自身の健康をどのように考え，どのような生活を送ることを望んでいるかについて，さまざまな情報からアセスメントし，援助を行うことが望ましい。これにより，健康の維持・増進に向けた援助を，対象者の生活の質 quality of life（QOL）の保証に結びつけることができるのである。

2 ヘルスプロモーション

　生活習慣病には，日々の食事・運動・休養といった生活習慣が深くかかわっており，1 人ひとりの生活習慣の改善は，健康の維持・増進の実現に重要である。しかし，看護職をはじめとする専門職が，個々人に対して生活習慣の改善を促すだけで，健康は実現されるであろうか。健康な生活・社会は，個人の努力に依存するだけでは達成できないことを新たな健康戦略として示したのが，1986 年にカナダのオタワにおいて採択された WHO の「ヘルスプロモーションに関するオタワ憲章」（以下，「オタワ憲章」）である。

　ヘルスプロモーションは，1986 年の「オタワ憲章」で「人々がみずからの健康をコントロールし，改善することができるようにするプロセス」であると定義が示された。その後 2005 年の第 6 回ヘルスプロモーション国際会議で採択されたバンコク憲章で「人々がみずからの健康とその決定要因をコントロールし，改善できるようにするプロセスである」とされ，新たに生活習慣やヘルスサービス，環境などを意味する「決定要因」が追加された定義となった。

　ヘルスプロモーションの活動方法には①健康的な公共政策づくり，②健康を支援する環境づくり，③地域活動の強化，④個人技術の開発，⑤ヘルスサービスの方向転換の 5 つが位置づけられている（◎図 2-2）。◎図 2-2 で，1 人の人が大きなボールを押している。このボールは健康というボールで，この人は真の自由と幸福を目ざして坂道でボールを押している。

　この人を事例の A さんとする。A さんが少しでもらくにボールを押し上げるためには，まず A さん自身に筋力や体力（個人のパワー）が必要である。看護職から健康になるための知識や技術について指導を受けることは，A さんが生活習慣を改善するための能力（個人のパワー）を高めることになる。しかし，この坂道の勾配が急だと，いくら A さんのパワーが高くなっても実践できずに効果をあげることはできない。

　たとえば，いくら A さんが生活習慣の改善を望んでも，会社の近くに健康に配慮した食事を食べられる店がない，通勤時に歩く道の交通量が多く空気がよごれている，労働環境が厳しく残業が続いている，などの状況であれば，坂道は急勾配となり実践を阻害する。逆にカロリーや塩分が表示されて

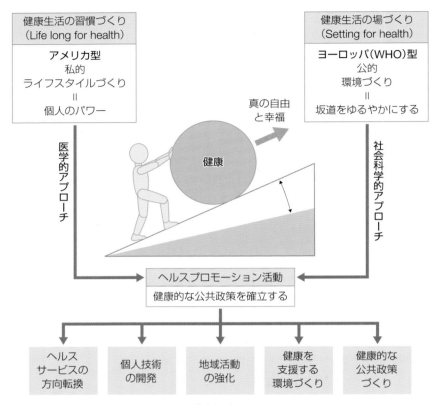

● 図2-2　ヘルスプロモーション活動の概念
（島内憲夫 1987／島内憲夫・鈴木美奈子 2011，改編）

いる外食店がある，空気のよい通勤路，仕事を切り上げやすい職場の雰囲気
が醸成されている，という状況であればAさんの行動は促進される。また
Aさんの体重が減少したとき，「最近やせた。かっこよくなった」と娘から
声をかけられると，Aさんはがんばろうという気持ちになっていた。食事
の改善に向けた妻の協力など，このような家族からのポジティブなサポート
も，坂道の勾配を下げることになる。

　ヘルスプロモーションでは，個人のパワーを高めることとともに，坂道の
勾配をゆるやかにすること，つまり健康的な環境づくりが重要視されている。
ヘルスプロモーションの究極目標は，すべての人びとがあらゆる生活舞台
（労働・学習・余暇そして愛の場）で健康を享受することができる公正な社会
の創造にあり，5つの活動方法の有機的連携により健康的な公共政策を確立
することである。

　看護職は，対象者への知識・技術を提供することで，生活習慣の改善を促
し個人のパワーを高め，また，対象者の健康を促進する環境はなにか，阻害
する環境はなにかにまで目を向けて，よりよい環境づくりにも関与する必要
がある。

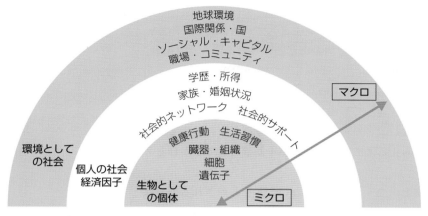

地球環境
国際関係・国
ソーシャル・キャピタル
職場・コミュニティ

学歴・所得
家族・婚姻状況

社会的ネットワーク　社会的サポート

健康行動　生活習慣
臓器・組織
細胞
遺伝子

生物としての個体

環境としての社会

個人の社会経済因子

マクロ

ミクロ

▶**図 2-3　健康に影響する因子の階層構造**
（近藤克則：健康格差社会への処方箋．p.104，医学書院，2017 による）

3　健康の社会的決定要因

　健康は個人の生物学的要因（遺伝子）や，食事や運動，喫煙などの生活習慣だけでは決まるものではない。個人を取り巻くネットワークや社会的サポート，経済的状況のほか，職場，地域，国の制度，政策，環境などのさまざまな要因も健康に関与している。このような健康に影響する政治的，経済的，社会的要因は，健康の社会的決定要因 social determinants of health（SDH）とよばれ，2000 年ごろから国内外で注目されてきた❶。

　健康に影響する因子は階層的に示すことができる（▶図 2-3）。健康の維持・増進にかかわる看護を行う際，▶図 2-3 の中心部分の生物としての個体にかかわる要因のほか，個人の社会経済因子，環境としての社会が対象者の健康に与える影響を，マクロな視点をもってとらえることが大切である。

📖NOTE

❶わが国でも，高齢者約 3 万 3 千人を対象とした研究により，社会経済的地位が高い層より低い層で，うつや主観的健康観などの健康指標がわるいことなどが明らかになっており，社会経済状況の健康への影響が報告されている[1]。

3　健康の維持・増進を目ざす時期の人々への看護援助

1　健康増進・疾病予防を目ざす看護

　健康増進・疾病予防を目ざす看護では，対象となる人々がみずからの生活をふり返り，健康課題に気づき，健康的な生活習慣を実践・継続できるように援助を行う。

　前述したように，看護はあらゆる健康レベルの人を対象としており，実践の場も病院・学校・地域など多様である。そのため，はたらきかけには，個別保健指導のほか，集団を対象とした健康教育や，セルフヘルプグループなど，場と対象に応じた方法が選択される。

1）近藤克則：健康格差社会への処方箋．pp.1-6，医学書院，2017.

▌看護のポイント

　さまざまな場と方法に共通する看護のポイントとして，次のものがある。なお，ここでは個人および健康教育の参加者などといった集団も「対象者」と表記している。

●**対象者との信頼関係の構築**　人は健康のために生活習慣をかえなければと考えていても，長年の生活を通して形成された生活習慣の変容は容易にできるものではない。看護職は対象者から，この人の言うことなら信頼できる，実践してみようと思ってもらえるように，信頼関係を基盤としてかかわる必要がある。

　対象者ははじめて看護職と出会うとき，できないことを非難されるのではないかと無意識に構えていたり，緊張していることが多い。看護職は，あいさつや笑顔でリラックスできる雰囲気づくりを行い，緊張をとくようにする。さらに，対象者がこれまでやってきたことを批判をしたり，価値観を押しつけることは避けなければならない。看護職自身が自分の価値観を押しつけず，対象者を理解しようとする誠実な姿勢をもってコミュニケーションを深めることが大切である。

　事例では，Aさんとの面接全般にわたり，看護師はAさんの話を受容的に受けとめている。しかし，飲酒習慣の情報から，少し飲みすぎで，アルコール依存症の可能性があるかもしれないと考え，「お酒を控えたほうがいいですよ」と言いたくなってしまうかもしれない。もし，信頼関係を築く前に，毎日お酒を飲むのはよくない，やめたほうがよい，と看護職が指導をすると，もともとお酒を控えるように言われたくないと考えて昨年の保健指導を受けなかったAさんは「批判されている」と受けとめるかもしれない。改善すべき健康課題については客観的にアセスメントしながら，Aさんのお酒をやめたくない，やめるように言われたくないという気持ちを受けとめ，話を聞くことが信頼関係形成の第一歩となる。

●**対象者の健康意識・価値観・生活背景を把握したアセスメント**　健康の維持・増進を目ざす看護では，対象者が健康的な生活習慣を身につけてもらえるよう支援するため，健康意識・価値観・生活背景などの情報から対象者の全体像を把握し，適切なアセスメントを行うことが不可欠である。情報は，対象者の話から聞きとるものだけでなく，話し方・態度・表情など非言語的な情報からも把握し，アセスメントを行う。

●**対象者のみずから取り組む気持ちを引き出す支援**　事例のAさんは，看護師の援助を受けて，生活習慣の改善に向けた健康課題を認識し，目標と行動計画を立案した。自分の健康状態に不安を感じながら，できればお酒を控えたくないという気持ちで面接にのぞんでいたAさんに，行動変容を促したかかわりのポイントとして，次の3つがある。

(1)Aさんの理解力，知識レベルにあわせて特定健康診査の検査データと健康状態を関連づけ，わかりやすく説明したことである。Aさんは，自分の健康状態と将来のリスクを知識レベルで理解し，生活習慣の改善が必要な理由を納得できた。

（2）健康に関する自分の願いを言語化してもらったことと，実行可能な目標と行動を A さん自身が考え，自己決定できるように援助したことである。看護師は A さんの生活状況のアセスメント後，生活習慣の改善の具体案をいくつか提示したが，指導を前面に押し出して指示する援助は行っていない。A さんと話し合いながら具体的な解決案を自己決定してもらった。

（3）A さんの強みをアセスメントし，A さんが自分なりに取り組んできた生活習慣の改善の工夫と努力をフィードバックしたことである。A さん自身が自覚してこなかった意思の強さと実行力を認識してもらうことが，新たな生活改善に取り組む自信につながった。

　このように対象者の知識や認識にはたらきかけ，自己決定できるかかわりが大切である。

● **関係者，関係機関との連携をとる**　対象者の支援にあたり，家族や主治医といった関係者と連携をとる必要が生じることもある。その場合は，対象者の同意を得たうえでその情報を関係者と共有し，援助方針の検討などを行っていくことになる。たとえば，事例の A さんの食生活の改善のために妻への情報や知識の提供が必要であれば，妻と面談するなどにより家族への支援も行う。このように，周囲の協力を得ながら対象者の健康な生活が形成されるように支援していく。

2 健康行動の変容を説明するモデル

　ここでは行動変容❶について説明する代表的なモデルである「変容のステージ」「保健信念モデル」を紹介する。これらのモデルを通じて行動変容のしくみを理解することにより，対象者の行動変容を促す看護援助の方法を検討し，活用することができるようになる。

　1 変容のステージ　変容のステージとは，心理学者のプロチャスカ J. O. Prochaska が提唱したモデルで，①無関心期，②関心期，③準備期，④実行期，⑤維持期の 5 つのステージからなるモデルである（●表 2-3）。

　このモデルを活用することで，5 つのステージに応じた支援方法を選択することができる。たとえば，①無関心期にある対象者は，行動変容の支援を受け入れられる状態ではないことが多く，関心をもってもらうためのかかわりが必要になる。対して，④実行期にある対象者には，行動変容の努力を評価するなどして行動が継続できるように支援するとよい。

NOTE
❶行動変容
　患者の行動を変化させること。

●**表 2-3　行動変容の 5 つのステージ**

①無関心期	6 か月以内に行動をおこそうという気がない
②関心期	6 か月以内に行動をおこそうという意図をもっている
③準備期	30 日以内に行動をおこそうという意図をもっている
④実行期	行動変容が観察されてから 6 か月未満である
⑤維持期	行動変容が観察されてから 6 か月以上たっている

　人の行動変容は，5 つのステージを一方向に直線的に進むものではなく，各ステージを進んだり戻ったりするものであることへの留意が必要である。

　②ヘルス-ビリーフ-モデル（保健信念モデル）　ヘルス-ビリーフ-モデル（保健信念モデル）は，50 年以上にわたり，健康行動における理論的枠組みとして最も広く使われてきたモデルの 1 つである。1950 年代にアメリカの公衆衛生局にいた社会心理学者のグループが病気を予防し，早期発見するプログラムに人々が参加しない理由を解明しようとして開発したのがはじまりである。その後，症状に対してどのように人々は反応するのか，診断のついた病気にどのように反応するのかなどといった問題に応用され，改定を重ね発展してきた（◉図 2-4）。

　このモデルは，行動をおこす要因として，個人要因と，さらにそれに影響を与える年齢や性別といった修飾要因とをあげている。個人要因とされているものには，認知された脆弱性と，認知された重大性があり，これらは認知された脅威とされる。そのほかに，認知された利益，認知された障害，認知された自己効力感（◉73 ページ）あげられている。

　このモデルの修飾要因と個人要因ならびに行動を，事例の A さんにあてはめると次のようになる。

●**認知された脅威**　A さんは自分がこのままの生活を続けると高血圧や糖尿病にかかりやすい状態にあり，病気になれば元気に働くことができないなどの重大な結果を引きおこしかねないと考えた。

●**認知された利益**　生活習慣の改善のための行動計画を実施すれば，病気にかかることもなく仕事ができなくなることも避けられることを自覚した。

●**認知された障害**　好きなお酒を控えなければならないが，週に 1 回の休肝日を設けることは大きな障害にはならないと感じた。

●**きっかけ**　看護師との面接により，健康状態をふり返り，生活習慣の改善をしようと考えた。

●**認知された自己効力感**　看護師との数度の面接において，生活習慣の改

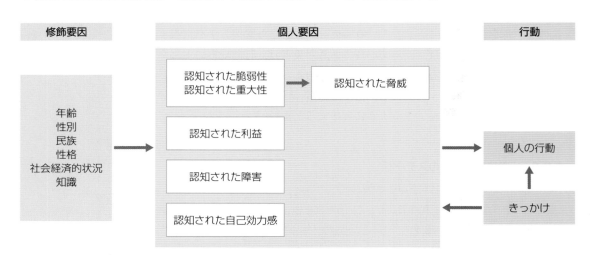

◉**図 2-4　保健信念モデルの要素と関係**
（一般社団法人日本健康教育学会編：健康行動理論による研究と実践．p.38，医学書院，2019 による）

善に向けたこれまでの努力をほめられ，目標も行動計画も自分でたてた。うまくいくだろうという自信をもてた。

- ● **個人の行動**　健康状態をよくしていくための行動をとった。
- ● **修飾要因**　働き盛りという年代や，健康への知識・理解力が背景にあった。

　健康の維持・増進を目ざす看護のかかわりで，対象者に望ましい保健行動をとってもらいたいとき，このモデルにあてはめて考えることで，どの要因にアプローチすると効果的かがわかりやすくなる。

3　健康の維持・増進を目ざす時期の看護に必要な視点

　健康の維持・増進を目ざす時期の看護は，保健指導や健康教育の場面だけで行われるものではない。病院や施設，在宅療養の場でも退院後の生活に向けた生活指導や，入院した子どもに付き添う母親への精神的支援，在宅療養者を介護する介護者の健康障害の予防など，あらゆる場面・対象に看護は行われている。対象者の健康レベルがどの段階にあろうと，看護職は最適な状態の維持・増進を考えることが必要である。

　また，病院に入院している対象者とかかわるとき，対象者には入院前の生活と退院後の生活があり，入院している姿がすべてではないことをあらためて認識する視点が必要である。対象者の健康な側面にも目を向けることは，健康の維持・増進を目ざしてどのような看護が望ましいか見いだすことにつながるであろう。

C　急性期における看護

1　急性期

1　急性期の特徴

　突然の事故や病気の発症，持病の急激な悪化，手術などにより，心身に急激な変化がおこる時期を**急性期**という。急性期の患者は病状の進行が速く，急激な身体状態の変化をおこす。また，患者本人はもちろんのこと，家族などの周囲の人々の不安や緊張も高まる時期である。

　急性心筋梗塞をおこし，冠状動脈の血管再建術を受けることになった事例をもとに，急性期の特徴と看護について述べる。

> **事例**　**急性心筋梗塞により冠状動脈の血管再建術を受けたＢさん**
> ● **対象者の概要**
> 　氏名：Ｂさん，55 歳，男性。身長 170 cm，体重 80 kg
> 　診断名：急性心筋梗塞
> 　職業：建築会社経営。妻と長男も会社を手伝っている。

家族構成：妻と長男夫婦，孫との５人暮らし。

性格：明るく社交的。

経過

　Bさんは10年前に，健康診断で高血圧と脂質異常症を指摘され，内服治療を受けていた。かかりつけの病院で，減塩食・低脂肪食などの食事療法や運動療法に関する指導を受けていたが，仕事が忙しく不規則な生活で，食事は外食が多く，接待で飲酒する機会も多かった。運動の機会もほとんどなく，少しずつ体重は増加していた。

　ある日，仕事中に突然の激しい胸痛と圧迫感を自覚し，妻が救急車を要請した。病院に到着後，バイタルサインの測定や身体診察，酸素投与，鎮痛薬の投与などが行われた。また，緊急で心臓カテーテル検査が実施され，複数の冠状動脈の 狭 窄をみとめる急性心筋梗塞と診断された。

　Bさんと妻は医師より，「詰まった冠状動脈の先に迂回路をつくる手術が必要です」と説明され，手術を受けることに同意した。Bさんは「まさかこんなことになるなんて。手術をすればよくなるのでしょうか。仕事もありますし，家族のためにまだ元気でなくてはいけません」と病気や仕事，家族に対する思いを口にした。手術に向けた準備はあわただしく進み，手術室に入るBさんに妻は「お父さん，がんばってね」と声をかけるのが精一杯だった。

　同日17時より全身麻酔下で冠状動脈の血管再建術を受けた。手術は無事に終了し，22時に集中治療室 intensive care unit(ICU)に入室した。Bさんの身体状態を継続的に観察するために心電図モニター，パルスオキシメーター，動脈ラインが使用された。また，点滴ライン・胃管・ドレーン・膀胱留置カテーテルがからだに挿入された状態であった(●表2-4)。

　Bさんは手術が終わり，麻酔から目をさますと，見たこともない医療機器とチューブ類に囲まれ，自分がどのような状態なのかわからず，パニックになっていた。気管にはチューブが入っていて，声を出すこともできない。手術は無事に終わったのかなど，さまざまな疑問と不安が押し寄せていた。

　手術の間，妻は待合室で手術が終わるのを待っていた。看護師が「なにか気がかりなことはありますか？」と声をかけると妻は「夫は本当にだいじょうぶなのでしょうか。あの人になにかあったら……」と涙を流した。その後，ICUでBさんに面会した妻は，人工呼吸器がつながれて鎮静中のBさんの手をしばらく握り，そばに静かに付き添ったのち，看護師に「また明日来ます」と伝えて帰宅した。

　術後１日目の朝に人工呼吸器が外され，気管チューブが抜管された。その後は酸素吸入で経皮的動脈血酸素飽和度(Spo₂)は96〜99％にある。しかし，不整脈がみられるなど循環動態が不安定なため，ベッド上で安静の指示が出ている。

その後，Bさんから「胸のあたりが痛い」と心配そうに訴えがあったが創部痛であると判断され，鎮痛薬が使用された。

　鎮痛薬を使用して創部痛が緩和したタイミングで，看護師はベッド上での全身清拭を実施した。気管チューブの抜去後，痰がすっきり出せずにいたBさんだったが，看護師が背中にあたたかいタオルをあてると「ふー，気持ちいいね」と自然と深い呼吸になり，痰が喀 出された。

　Bさんは，２日目にICUから一般病棟に移動した。

○表2-4　Bさんに使用されている医療機器・チューブ類

項目	名称	目的
モニタリング	心電図モニター	循環器合併症のリスクがある患者に使用され，心拍数，不整脈などを観察する。
	パルスオキシメーター	経皮的動脈血酸素飽和度(SpO_2)を測定し，呼吸状態を評価する。
	動脈ライン	持続的に動脈圧を測定する。動脈血の採血によるガス分析も可能である。
酸素補助	人工呼吸器	換気量の維持と，酸素化の改善などを行う。
投与経路	点滴ライン	薬剤，輸血が投与される。投与経路には，末梢静脈と中心静脈がある。
排出経路	胃管	麻酔薬の使用などによる嘔吐を予防する。
	ドレーン	体内の血液，滲出液などを体外に排出する。
	膀胱留置カテーテル	尿量を把握し，循環動態を評価する。
その他	フットポンプ，弾性ストッキング	深部静脈血栓を予防する。

○表2-5　急性期治療の対象

①外因性の疾患	交通事故や災害などによる外傷・熱傷，薬物中毒など
②重篤な急性疾患	虚血性心疾患，脳血管疾患，肺炎，食道静脈瘤の破裂，急性肝不全など
③慢性疾患の急性増悪	気管支喘息患者の重積発作，糖尿病患者の糖尿病性昏睡など
④侵襲の大きな手術	心臓や大血管に対する開胸術，脳腫瘍や脳動脈瘤に対する開頭術，消化器疾患に対する開腹術，肺や心臓の移植手術など

2　急性期治療の特徴

◆ 患者の特徴

▮ 急性期治療・看護の対象となる患者

　急性期にある患者は，①外因性の疾患，②重篤な急性疾患，③慢性疾患の急性増悪，④侵襲の大きな手術など，さまざまな原因により健康状態がおびやかされる(○表2-5)。そのため，生命を維持するための治療・看護を必要としている。

　ICUに入室するには，Bさんのように自宅や会社などから救急車で病院に搬送される場合と，入院中に状態が急変して救命処置・集中治療が必要になる場合がある。また，予定されていた日時に手術を受け，術後に集中治療が必要になる場合もある。

▮ 侵襲に対する生体反応

　侵襲とは，ホメオスタシスの維持を妨げる刺激のことであり，外傷・手術などの外的刺激と，悪性腫瘍・炎症性疾患などの内的刺激がある。この侵襲

に対して，生体は内部環境を変化させる生体反応をおこしてホメオスタシスを維持しようとする。

　生体反応には神経系と内分泌系の反応（◎250ページ，図4-21），およびサイトカインの誘導がある（◎図2-5）。生体への刺激は，感覚器によって受容されて末梢神経を経由するルートや，損傷した細胞・組織から漏出した生理活性物質がその受容体に結合するルートを介して中枢神経系に伝わる。すると，交感神経の賦活化を中心とした神経活動の変化や，視床下部-下垂体前葉-副腎皮質系の活性化を中心とした内分泌系の変化によって全身の臓器や代謝系のはたらきに変化をもたらす。

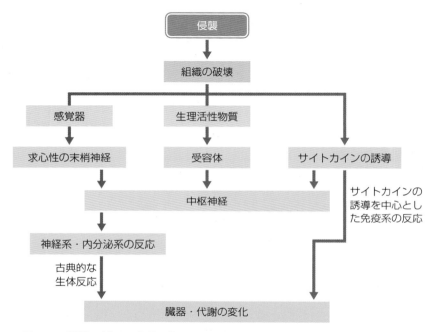

◎**図2-5　侵襲に対する生体反応**

---

plus	**手術侵襲に対する生体反応——ムーアの分類**

　手術侵襲に対する生体反応の経過を考えるときに，ムーアの分類がよく知られている。ムーアは手術後の患者の回復過程を4相に分類した。この分類は，手術以外の侵襲に対する生体反応にも適用することができる。

①第Ⅰ相（傷害期）は侵襲を受けた直後から約48〜72時間の時期で，神経系と内分泌系の機能が著しく亢進する。血管透過性の亢進により血管内の細胞外液が非機能的細胞外液として間質に移動するため，循環血液量の不足や，尿量の低下，精神機能の低下などが観察される。

②第Ⅱ相（転換期）は傷害期に続く48〜72時間から1週間程度の時期で，神経系と内分泌系の機能の亢進が徐々に消退する。間質の非機能的細胞外液が血管内に戻ることにより利尿が高まり，急性期から脱し，精神機能も安定してくる。

③第Ⅲ相（同化期・筋力回復期）は侵襲を受けてから2〜5週間程度の時期に相当し，患者の筋肉量・活動性・食欲も徐々に回復する。

④第Ⅳ相（脂肪蓄積期）は患者に脂肪が蓄積され，体力もほぼ正常まで回復する。

　また，組織が損傷を受けると，好中球やマクロファージなどの白血球が活性化し，情報伝達物質であるサイトカインを産生する。サイトカインは損傷組織の局所に炎症反応を引きおこすとともに，中枢神経系を介して神経系と内分泌系の反応を調節している。

　看護師には，侵襲に対する生体反応をふまえたうえで，患者の変化を予測し，必要な看護ケアを行う役割がある。侵襲に対する生体反応は，侵襲からの回復の程度をアセスメントする際の指標として用いることができる（●256ページ，表4-12）。

◆ 急性期医療と看護の場

　急性期医療・看護は，救命救急センター，集中治療室（ICU）などのユニットだけでなく，内科病棟や外科病棟，場合によっては在宅医療の場でも提供される。

▌救命救急センター

　わが国の救急医療体制は，入院の必要がない軽症患者を対象にした一次救急，手術や入院を伴う中等症患者を対象にした二次救急，一次救急や二次救急では対応できない重症患者を対象にした三次救急に分類され，各医療機関の連携のもと医療が提供されている。救命救急センターは三次救急を担う医療機関であり，とくに高度な診療機能を有するものとして高度救命救急センターがある。

▌集中治療室（ICU）

　ICU は，生命の危機にある重症患者を，24 時間の濃密な観察のもとに，先進医療技術を駆使して集中的に治療・看護する部門である。ICU には，総合集中治療室 general intensive care unit（GICU），冠状動脈疾患集中治療室 coronary care unit（CCU），新生児集中治療室 neonatal intensive care unit（NICU）などのさまざまな種類があり，各医療機関の規模や特性によって設置数や，管理・運用方法，機能が異なる。

2　急性期の患者のニーズ

　急性期にある患者は，生命の危機におびやかされ，非日常な治療環境のなかで，不快な身体症状に加え，今後どうなるのだろうという不安をかかえている。このような患者に必要な看護を提供するにあたって，その人のもつニーズを身体的・心理的・社会的側面から理解することが重要である。

　また，患者の状況を聞いた家族や知人は，患者同様に，ときにはそれ以上に動揺する。家族の不安は患者にも直接影響するため，患者を取り巻く周囲の人々のニーズを理解することも欠かせない。

1　身体的ニーズ

◆ 生命の維持

　前述のように，急性期にある患者は，疾病や外傷，治療や処置などさまざまな侵襲に対し，ホメオスタシスを維持しようとする。たとえば，前述の事例のBさんのように手術侵襲を受けた患者は，血圧上昇と頻脈，尿量の減少，発熱などの症状と，高血糖・低栄養・電解質異常などの検査データの変化がみられる。これらは侵襲に対する神経系・内分泌系・免疫系の生体反応であり，これにより身体は不安定な状態となる。また，呼吸・循環機能，脳・神経機能，栄養・代謝機能などをつかさどる臓器にもさまざまな病態が引きおこされ，生命がおびやかされた状態になる。

　とくに，呼吸器系・循環器系・中枢神経系は生命維持にとって重要である。私たちは，エネルギー産生に不可欠な酸素を外界から取り込み，身体のすみずみに供給することで生命を維持している。呼吸は，横隔膜と外肋間筋の呼吸運動によってなされる換気と，肺胞とその周囲の毛細血管との間の酸素と二酸化炭素のガス交換で行われている。呼吸運動は，延髄にある呼吸中枢で調節されている。ポンプである心臓が血液に流れを与え，血液はその通り道である血管を通って，酸素や二酸化炭素，栄養素や老廃物を目的とするところまで送り届ける。

　これらのいずれかが障害されると生命維持が困難となり，ただちにこの連鎖をたてなおすための治療・処置が必要となる。

◆ 苦痛の緩和

　急性期にある患者は，手術や事故などによって生じる創傷や神経障害による痛みを経験することが多い。加えて，呼吸困難感や全身倦怠感，気管チューブやカテーテルによる拘束感や不快感，気管内吸引などの処置に伴う苦痛，安静をしいられることで生じる腰痛などといったさまざまな苦痛に悩まされる。

　苦痛の代表的なものである痛みは，危険から身をまもるための警告信号であり，緊急性の高い疾患の罹患を示す重要な症状でもある。しかし，痛みにより交感神経活動が亢進し，アドレナリンや副腎皮質ホルモンなどのホルモンが分泌されることで，血圧や心拍数の上昇，呼吸数の増加，異化亢進などのさまざまな反応が生じる。

　また，身体的苦痛は心理面にも影響を及ぼし，不安や睡眠障害などを引きおこす。

2　心理的・社会的ニーズ

　突然の発病や事故に対する衝撃，死を身近なものとして感じること，痛みや呼吸困難感などの身体的苦痛は，不安や恐怖などの精神的苦痛の要因となる。また，生命の危機的状況におかれ，身体的苦痛があるなかで，それまで

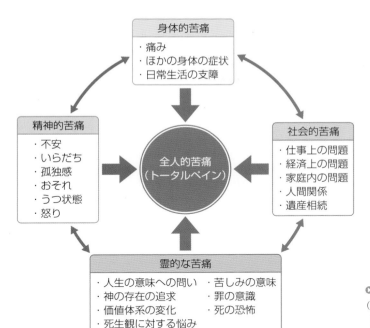

身体的苦痛
- 痛み
- ほかの身体の症状
- 日常生活の支障

精神的苦痛
- 不安
- いらだち
- 孤独感
- おそれ
- うつ状態
- 怒り

全人的苦痛
（トータルペイン）

社会的苦痛
- 仕事上の問題
- 経済上の問題
- 家庭内の問題
- 人間関係
- 遺産相続

霊的な苦痛
- 人生の意味への問い　・苦しみの意味
- 神の存在の追求　　　・罪の意識
- 価値体系の変化　　　・死の恐怖
- 死生観に対する悩み

○図 2-6　全人的苦痛
（淀川キリスト教病院編：緩和ケアマニュアル，第 5 版. p.39, 最新医学社, 2007 による，一部改変）

あたり前にできていたことができないこと，思うように身体を動かせないことなどに，いらだちや無力感をおぼえることもある。

　患者は，社会活動を停止する必要に迫られ，いままでの社会的な役割を果たせなくなる。それは，経済的な問題や，自分の存在の意味を見いだせなくなるなど，社会的苦痛，霊的な苦痛（スピリチュアルペイン）をもたらすものとなる。また，病院という新しい環境に加え，病人という新しい役割への適応に困難を示すこともある。

　患者が体験する苦痛は，身体的苦痛，精神的苦痛，社会的苦痛，霊的な苦痛が複雑に関連した全人的苦痛（トータルペイン）である（○図 2-6）。このことを理解し，苦痛緩和の糸口を見つけていくことが重要である。

3　家族のニーズ

　家族の誰かが健康上の問題をきたした場合は，家族全体に衝撃をもたらす。生命の危機的状況となれば，その衝撃はさらに大きくなる。また，医療費の負担や，入院による収入の減少などは，家庭に大きな経済的負担となる。それに加え，面会時間を確保するために生活パターンや家庭内での役割を変更することを余儀なくされる。さらに，意識障害であったり鎮静薬が使用されているといったときには，患者自身が治療や延命処置などの重要事項を自己決定できず，かわりに家族などの重要他者が意思決定の役割を担うこととなる。このように，家族は複数のストレス要因を同時にかかえるため，心理的に不安定な状況におかれる。

3　急性期にある患者への看護援助

　急性期には，救命処置・集中治療とともに，患者の心身の安定をはかり，順調な回復過程をたどって侵襲を受ける前の状態に戻ることを目ざして看護が行われる。

1　全身状態の観察

● 事例から考える　事例（●65ページ）のBさんがICU入室後，看護師は声をかけ，意識に変化はないか，苦痛があるかを確認した。また，呼吸はできているか，全身に必要な血液は流れているかなど，Bさんの全身状態を系統的に観察し，異常をきたしていないか，手術に伴う合併症の危険性はないかをアセスメントした。

● 観察に基づく判断　患者の疾患，病態，解剖生理などの知識をふまえた看護師の観察は，急性期にある患者に対する重要な看護である。問診により得られる主観的情報や，フィジカルイグザミネーション，医療機器によるモニタリング，検査結果などから得られる客観的情報をもとに，看護師は刻一刻と変化する病状をとらえ，異常が生じていないかを判断する。そして，危険な症状が見られた場合は，迅速かつ適切な医療が提供されるよう，医師などの他職種と協働しながら対応にあたる。

　計測は，自動血圧計やパルスオキシメーター，心電図モニターなどの医療機器によるものであっても，観察しているのは看護師であることを忘れてはならない。患者に必要な観察を，適切な方法とタイミングで実施し，得られた結果から妥当な解釈を導けるか，異常な所見・症状が出てくる前の患者の微妙な変化や違和感に気づけるかは，看護師の能力が大いにかかわる。

2　苦痛の緩和と安楽な時間の提供

● 事例から考える　術後1日目，Bさんから「胸のあたりが痛い」と訴えがあった。看護師は，痛みの部位や性状，バイタルサインや心電図モニターなどを観察し，全身状態の変化がなく，心筋梗塞の再発を疑う所見もないことから，創部痛であると判断した。Bさんは鎮痛薬が使用されその後，「痛みがらくになりました」と話し，笑顔がみられた。

● 苦痛の緩和　急性期は，急な発症や外傷，手術などの侵襲によって，痛み・呼吸困難などのさまざまな苦痛を経験し，患者の心理面にも強く影響する。そのため，苦痛を緩和し，安楽に過ごす時間をつくることは，看護師の大切な役割である。

　症状緩和にあたっては，患者の状態を適切にアセスメントし，苦痛の原因に対し，適切な対応を選択することが重要である。たとえば，手術による創部痛など，組織傷害により発生する痛みであれば，鎮痛薬を積極的に使用して緩和をはかることが効果的である。痛みが増強してからではコントロールがむずかしいため，予防的に適正な疼痛コントロールを実施しなければなら

ない。

　また，同一体位による苦痛であれば，体位変換やポジショニングを行い，点滴ルートの圧迫による苦痛であれば固定方法を変更するなど，原因を取り除くことで苦痛の緩和をはかる必要がある。持続点滴や喀痰吸引などの処置による苦痛に対しては，患者にその必要性，いつまで処置が続くのかの見通しを伝え，患者の理解を促すことで，苦痛の軽減および不安の緩和をはかる。

　急性期においては，患者が自身の苦痛をいつも適切に表現できるとは限らない。言語的コミュニケーションがむずかしい患者の場合は，患者が返答しやすいような質問をしたり，筆談を活用したりして，患者が苦痛を表現できるような工夫をすることが大切である。また，意識レベルが低下している場合には，表情やバイタルサインの変化などから苦痛を推測して対応する必要がある。

3 生活行動の支援と回復の促進

● **事例から考える**　術後1日目，鎮痛薬を使用して創部痛が緩和したタイミングで，看護師はベッド上での全身清拭を実施した。自分につながっているチューブ類が抜けることを心配し，手術後から身体を動かすことを控えていたBさんは，看護師の介助のもと身体の向きをかえたり，手足を動かしたりして，全身の緊張がとけるのを感じた。また，気管チューブの抜去後，痰がすっきり出せずにいたが，看護師が背中にあたたかいタオルをあてると「ふー，気持ちいいね」と自然と深い呼吸になり，痰が喀出された。

● **生活行動の支援**　急性期にある患者は，治療上の制約と，心身の苦痛や不快から，食事・清潔・排泄など，それまでできていた日常生活のさまざまなことができなくなり，その多くを他者の手にゆだねなければならない状況におかれる。生命維持・治療が優先される急性期において，患者の生活行動を支援し，生活を患者の病状や希望，それまでの習慣に基づいて整えることは，看護師の重要な役割である。

　たとえば，清潔保持のために行われる全身清拭は，皮膚・粘膜の清潔を保持するとともに，患者の体動を促すことで，安静臥床に伴う廃用症候群(◉74ページ)を予防することにつながる。また，あたたかいタオルによる温熱刺激は，痛みなどでこわばった全身の筋の緊張をほぐし，深呼吸が促されることで酸素化が改善する。このように，生活行動の支援は，患者のホメオスタシスを維持し，患者が本来もつ自然治癒力や闘病意欲を引き出し，高めることにつながる。

　呼吸・循環動態が不安定な患者の生活援助は，患者の全身状態を十分にアセスメントしながら，安全・安楽に実施することが求められる。また，自分のことが自分でできないもどかしさは，ときに患者に無力感をもたらす。現在は生活行動の一部を看護師にゆだねなければならい状況であることを説明するとともに，可能な範囲で患者のセルフケアを促し，自己効力感❶を高めていくようなかかわりも重要である。

NOTE
❶自己効力感
　自分がそのことをできそうだという確信のこと。

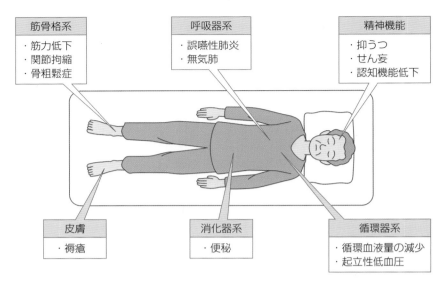

筋骨格系
・筋力低下
・関節拘縮
・骨粗鬆症

呼吸器系
・誤嚥性肺炎
・無気肺

精神機能
・抑うつ
・せん妄
・認知機能低下

皮膚
・褥瘡

消化器系
・便秘

循環器系
・循環血液量の減少
・起立性低血圧

◐図2-7　廃用症候群のおもな症状

4　早期からのリハビリテーション

　過度の安静や日常生活の不活発に伴って生じる諸症状の総称を**廃用症候群**といい，筋骨格系，循環・呼吸器系，精神機能など，その症状・病態は多岐にわたる（◐図2-7）。急性期にある患者は，治療や疾病による障害のために安静臥床の時間が多くなりがちである。さらに，そこに廃用症候群による活動の低下が加わると，ますます体力が低下し，さらに廃用が進むという悪循環に陥り，そこからの回復は容易ではない。そのため，回復後の療養生活を意識し，早期からリハビリテーションの視点をもってかかわることが必要である。

　患者の24時間の療養生活をたえまなく支援するという看護師の特徴をいかし，食事や清潔，排泄，移動，趣味活動などの生活行動の機会に，積極的に活動を促していくことが重要である。

　リハビリテーションを効果的に進めるためには，適切な栄養管理と苦痛緩和が前提となる。さらに，患者が前向きにリハビリテーションに参加できるように，心理面の支援を行うとともに，医師やリハビリテーション専門職などの他職種と連携し進めていくことが重要である。

5　苦難をのりこえる過程への支援

● **事例から考える**　Bさんは，術後にいろいろなチューブ類が入った状態になることは術前の説明でなんとなく理解したつもりだった。しかし，手術が終わりICUで目を開けると，見たこともない医療機器とチューブ類に囲まれ，自分がどのような状態なのかわからなくてパニックになった。また，気管にはチューブが入っていて，声を出すこともできない。手術は無事に終わったのか，身体を動かしていいのかなど，さまざまな疑問と不安が押し寄

せてきた。

● **混乱する患者を支える**　突然の外傷などで意識がない状態で病院に運ばれ，治療後に覚醒した患者は，身体にさまざまな医療機器やチューブ類が装着され，見たこともない場所に寝かされている状況を理解できずに混乱する。このようなとき，看護師は疾患や治療，入院生活などに関する情報をわかりやすい言葉で説明し，患者が現状を理解できるようにすることが大切である。

　心身ともにつらい状況のなかで，否認や怒りなどの反応が見られることもある。看護師は，そのような反応を否定せずに受けとめ，共感を言葉と態度で示しながら見まもる。そして，いまの状況に患者が納得してがんばろうと思えるように，患者の力を信じ，励ますことが，看護師に求められる役割である。

6　家族への支援

● **事例から考える**　救急車で搬送されると，Bさんはただちに初療室で処置，検査などを受け，その間，妻は廊下で待ちつづけた。看護師は手術がはじまり待合室で待つ妻に，「なにか気がかりなことはありますか？」と声をかけた。すると妻は「夫は本当にだいじょうぶなのでしょうか。あの人になにかあったら……。私がもっと夫の健康に気を配っていれば……」と涙を流した。

● **動揺する家族を支える**　急性期における患者の看護において，家族への支援はとりわけ重要である。急病の発症や事故など，家族もまた予期しない突然のできごとに強い不安や恐怖をいだく。また，疾患による身体的な苦痛や，侵襲のある処置や検査に伴う苦痛，医療機器の装着による苦痛など，家

---

plus　危機モデル

　人は，困難なできごとに直面したとき，心のバランスを維持する力によって，それを自分自身で解決することができる。しかし，病気や外傷によって死にいたるかもしれない状況や重大な喪失など，問題が大きくこれまでの問題解決方法では対処ができないときに危機状態に陥り，強い不安や緊張・混乱を伴う。

　このような危機にある人が，それをのりこえ，受け入れていくプロセスを記述した危機モデルが，さまざまな理論家によって提唱されている。なかでも，フィンク S. L. Fink の危機モデルは，わが国で最も有名なモデルとして知られ，急性期領域はもちろんのこと，そのほかの多くの看護場面で活用されている。

　フィンクは危機のプロセスを4つの段階であらわしている。

①衝撃の段階：自分の存在がおびやかされる時期である。自分におきている脅威を自覚し，パニックや不

安，無力状態を示す。
②防御的退行の段階：現実逃避，否認，抑圧などの防御機制を用いて自分をまもろうとする時期である。
③承認の段階：危機の現実に直面し，再び強いストレスにさらされる時期である。強い不安と抑うつを示し，自殺を企てることもある。
④適応の段階：建設的な方法で，積極的に対処する時期である。新たな自己像と価値観を築き，不安や抑うつは減少する。

　これら4つの段階は，危機に対して望ましい適応をするための連続的な局面である。衝撃の段階と防御的退行の段階では，あたたかい誠実な態度で患者に寄り添い，心身の安全を確保する。承認の段階では，患者との信頼関係を基盤に，適切な情報の提供および支持と励ましによって，患者が適応に向かえるように支援することが有効であるとされている。

族は患者のさまざまな苦痛を前に，患者と同じような痛みを体験する。さらに，患者の病気の原因が家族にないにもかかわらず，家族はさまざまな罪の意識にとらわれ，責任や後悔を感じることもある。

　このような家族の特徴を理解したうえで，看護師は，家族が感情を表出することを促し，共感を言葉と態度で示すことや，家族が求める情報や知識をわかりやすく伝えることが必要である。また，患者になにかしてあげたいと思う家族の気持ちを大切にして，家族が患者とともに過ごせる時間をつくったり，患者のケアに参加することを促したりすることも，患者と家族への看護となる。

　家族は，自身の日常生活を維持しながら，患者が果たせなくなった家庭内での役割や，患者をケアする役割といった新たな役割を担うことになる。また，医療費の負担や，入院による収入の減少などは大きな経済的負担となる。看護師には，病院での家族の状況だけでなく，自宅での生活や家族役割・関係性の変化，経済的状況などを把握し，適宜，医療ソーシャルワーカー medical social worker（MSW）などの専門職者を紹介する役割もある。

　家族が本来もつ力を発揮し，苦難をのりこえていけるよう，家族を見まもり，情報を提供し，たすけになることを繰り返し家族に伝えることが，家族を支援する看護師のかかわりの基本となる。

---

plus　せん妄とケア

　急性期ではせん妄をよく経験する。せん妄とは，注意，認知，および意識レベルが急性かつ一過性に障害される病態である。病院にいることを認識できず「家に帰る」と言って安静が保てなかったり，天井に虫がみえるなどの幻覚がみえたりする。また，点滴ラインなどが挿入されている理由がわからずチューブ類を抜いてしまうこともある。その症状には日内変動があり，日中は平穏であっても，夕方〜夜間に症状があらわれる特徴がある。

　せん妄の発症には，以下の3つの因子がかかわっている。
①直接因子（せん妄を引きおこす疾患・薬剤などの要素）：全身性疾患，中枢神経系に作用する薬剤，など
②促進因子（ほかの要因と重なることでせん妄を引きおこしうる要素）：身体的要因（疼痛，呼吸困難，安静など），精神的要因（抑うつ，不安など），環境（明るさ，騒音など），睡眠障害（不眠，生活パターンの変化など）
③準備因子（せん妄の発症につながる脳の脆弱性）：高齢，認知機能障害，脳血管疾患，せん妄の既往など

　急性期にある患者は，せん妄を発症するリスクが高いことを前提に，これらの要因をアセスメントし，それぞれの因子に対し可能な限り介入を行い予防する。③準備因子は患者個人の特性であり，介入によってかえることはできないが，①直接因子と②誘発因子に対しては，急性病態の治療・ケア，苦痛症状の緩和，身体活動の促進，精神的支援，環境整備，生活リズムの調整などの介入が可能である。

　患者がせん妄を発症した場合は，安全の確保に努め，事故防止に努める。また，家族も動揺しており不安が強くなるため，せん妄の原因や，一過性の症状であることなどを説明する必要がある。家族に患者のケアに参加してもらうことが，せん妄の改善に効果的なこともある。

D 回復期における看護

1 回復期

1 回復期の特徴

　回復期とは，疾病や外傷，手術などによって生命の危機的状況にあった急性期から脱し，身体の諸機能が安定に向かっている時期をいう。この時期は，心身の回復を促すとともに，社会復帰に向けて再び日常生活の自立をはかっていく時期でもある。

　ここでは直腸がんで腹会陰式直腸切断術を受け，人工肛門を造設したＣさんの事例をもとに，回復期の特徴と看護について述べる。

> **事例** 直腸がんで腹会陰式直腸切断術を受けて人工肛門を造設したＣさん
>
> ● **対象者の概要**
>
> 　　氏名：Ｃさん，47 歳，男性
>
> 　　診断名：直腸がん
>
> 　　職業：会社員。自動車販売の営業。
>
> 　　家族構成：妻(45 歳，専業主婦)と 2 人の息子(14 歳，10 歳)との 4 人暮らし。
>
> 　　性格：まじめでがまん強い。
>
> ● **経過**
>
> 　　Ｃさんは半年前の健康診断で便潜血陽性を指摘されたが，痔からの出血だと思い，また仕事が忙しいため病院には行かなかった。1 か月前から疲れやすさを感じ，かわらず排便時の出血もあったため近医を受診した。
>
> 　　外来で大腸内視鏡検査や，CT 検査などを受けた結果，直腸がんと診断され，手術の方針となった。がんは直腸下部(◯図 2-8-a)にあるため，肛門もあわせて摘出し，左下腹部にストーマ(人工肛門，◯図 2-8-b)をつくる腹会陰式直腸切断術(マイルズ手術)が行われる予定である。
>
> 　　医師からＣさんと妻に，直腸がんであることが告げられた。また，病巣を切除するため腹会陰式直腸切断術を行い，ストーマ(人工肛門)の造設を行う予定であることが説明された。皮膚・排泄ケア認定看護師からは，ストーマの管理方法と生活について説明を受けた。
>
> 　　その際にＣさんは「いままで大きな病気をしてこなかったのに，まさか自分ががんになるなんて。もっと早くに病院を受診しておけばよかった。人工肛門になっていままでのような生活ができるのでしょうか……」と話していた。
>
> 　　2 週間後に入院し，手術は予定通り行われ，現在術後 7 日目である。術後 2 日目までは 38℃台の発熱がみられたが，その後は 36℃台で経過し，腹部と会陰部の創に感染徴候は見られていない。ドレーンからの排液量は日々少なくなってきており，性状にも異常はない。食事は術後 3 日目から三分が

ゆで開始し，術後5日目に五分がゆ，今朝から全がゆ食となり，7〜8割摂取した。

　術後4日目にはストーマからガスが見られたものの，腹部に軽度のはりがあり，排便が少ないことから緩下剤の内服が開始となっている。膀胱留置カテーテルは術後3日目に抜去となり，手術に伴う排尿障害はみられず，自力で排尿ができている。このように，Ｃさんは術後合併症もなく順調な回復過程をたどっている。また，創部の痛みは鎮痛薬を内服することで緩和し，体力の回復のために，毎日自分自身で目標を決めて廊下を歩行している。しかし「横になってテレビを見ていると眠くなるね」と臥床して過ごす時間も多い。

　ストーマの装具交換を術後1日目にはじめて行った。看護師が「ストーマを見てみますか？」と声をかけるとＣさんは「今日はまだやめておきます。ささっとやっちゃってください」と話し，看護師が装具交換をしている間，仰臥位でずっと目を閉じていた。術後4日目の2回目の装具交換は，妻同席のもと行われた。Ｃさんは初めてストーマを見て「うわっ，これ触ってだいじょうぶなの？」と言いつつも，ファウラー位で看護師の説明を聞きながら装具交換を見学した。看護師が「袋にガスと便がたまったら，一緒に出す練習から始めませんか？」と提案すると，Ｃさんは「覚えないと退院できないからね」と言いうなずいた。妻も「子どもたちが帰りを待ってるわよ」とＣさんを励ました。

　本日（術後7日目）に，3回目のストーマ装具交換が予定されている。昨日は看護師と一緒に袋にたまった便を出すことができた。

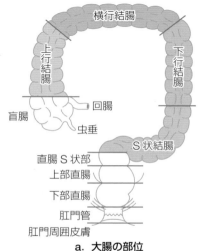

a．大腸の部位

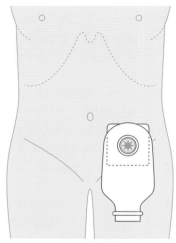

b．ストーマに装具を装着した様子

◯図2-8　大腸の部位とストーマ

2　回復期治療の特徴

◆ 回復期の対象

　回復期にある患者は，急性期のさまざまな原因による生命の危機的状況（◯67ページ，表2-5）から脱し，全身状態が安定しつつある。しかし，まだ合併症や二次的障害の危険があり，心身ともに不安定な健康状態にあるといえる。

　疾患には，治癒すればもとどおりの身体機能に回復するものもあれば，脊髄損傷のように障害が残る疾患もある。後者の場合は，心身の状態に応じた新しい生活行動を学習し，生活を再構築することが必要になる。また，乳房切除や人工肛門造設などのように，自分自身の身体の一部を失ったり外観が変化することで，それまでのボディイメージ❶の変更を迫られることもある。

　回復期における生活の自立度とその後の生活様式は，疾患の特徴や治療内容，障害の程度によって異なるため，急性期の看護に比べると対象がかかえる課題はより個別的である。

◆ リハビリテーション

　リハビリテーションは回復期の医療・看護において，重要な概念であり，単なる機能回復訓練をさす言葉ではないことに留意する必要がある。

▍リハビリテーションの語源

　リハビリテーション rehabilitation は，狭義には医療現場における機能訓練の意味で用いられることがある。日常的に「リハビリをする」「リハビリがある」などと用いられるのはこの意味である。しかし，その語源が「re」（再び）と，ラテン語の「habilis」（ふさわしい，能力をもっている）であることからもわかるように，リハビリテーションには，単に障害を負った能力の再獲得にとどまらず，その人らしい自立した生活を実現することや，人間としての権利や価値を取り戻すことの意味が含まれている。

▍リハビリテーションにおけるチーム医療

　リハビリテーションにチーム医療は欠くことができない。チームは，患者・家族を中心に，保健・医療・福祉の専門職で構成され，それぞれが専門性に基づく重要な役割を果たしている（◯図2-9，表2-6）。

▍回復過程とリハビリテーション

　リハビリテーションは，対象者の病状と回復過程に応じて「急性期リハビリテーション」「回復期リハビリテーション」「生活期（維持期）リハビリテーション」「終末期リハビリテーション」に分類され，それぞれに特徴がある（◯表2-7）。

　回復期は生命の危機状態から脱し，日常生活の拡大や，生活の再構築が積極的にはかられる時期であり，リハビリテーションという考え方が最もあてはまる時期である。しかし，リハビリテーションは，生活上の問題が発生した急性期から，救命治療とともに展開されるものであり，回復期，生活期（維持期），終末期を含めたすべての段階において，廃用症候群などの二次的

━NOTE
❶ボディイメージ
　自分の身体についてのイメージのこと。

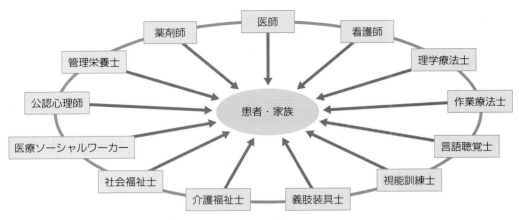

● 図 2-9　リハビリテーションにおけるチーム例と役割

● 表 2-6　リハビリテーションチームの役割

医師	患者の疾病・障害に対する診断と治療を行う。患者の全身状態を評価したうえで，適切なリハビリテーションを決定する。
看護師	ADL の維持・向上に向けての指導と訓練，生活環境の調整を行う。また，患者に適切なリハビリテーションが提供されるよう，多職種の意見を調整する。
理学療法士(PT)	身体に障害のある患者の基本的動作能力の回復をはかるため，運動療法や，電気・温熱・マッサージなどの物理療法を行う。
作業療法士(OT)	身体または精神に障害のある患者の応用的動作能力または社会的適応能力の回復をはかるため，手芸，工作などの作業療法を行う。
言語聴覚士(ST)	音声機能，言語機能または聴覚に障害のある患者の機能の維持向上をはかるため，言語訓練や必要な検査を行う。
視能訓練士	両眼視機能に障害のある患者の機能の回復のため，矯正訓練や必要な検査を行う。
義肢装具士	義肢および装具の装着部位の採型，義肢および装具の製作，身体への適合を行う。
介護福祉士	身体的・精神的な障害により，日常生活を営むのに支障がある患者の心身の状況に応じた介護を行う。
社会福祉士	身体的・精神的な障害または環境的な理由により日常生活を営むのに支障がある患者の福祉に関する相談に応じる。
医療ソーシャルワーカー (MSW)	患者・家族の経済的問題，職業，家庭生活上の問題など，福祉に関する相談・支援を行う。ほかの医療機関や福祉機関，行政機関などとの連携を担う。
公認心理師	疾病や障害による心理的問題をもつ患者に対する心理状態の分析，その心理に関する相談に応じる。
管理栄養士	身体の状況，栄養状態などに応じた栄養指導や給食管理，栄養管理を行う。
薬剤師	調剤や医薬品の供給などを行う。患者への服薬指導などをとおして、疾患の再発予防や健康維持に寄与する。

障害の予防や日常生活活動 activity of daily living（ADL）の維持・向上，QOL
の向上のために重要なものである。

▌障害のとらえ方

　1980 年 に WHO が 発 表 し た 国 際 障 害 分 類 International Classification of
Impairments, Disabilities and Handicaps（ICIDH）では，「疾患または変調」が原因

○**表 2-7　リハビリテーションの分類**

急性期リハビリテーション	急性期の治療と並行して，二次的障害を予防するための早期の介入を開始する。
回復期リハビリテーション	退院・社会復帰に向けた機能訓練を積極的に進めると同時に，今後の生活についての自己決定と回復への意欲を支援する。
生活期(維持期)リハビリテーション	現在の健康状態と日常生活能力を維持し，よりゆたかにその人らしく生きるために必要な支援を継続的に行う。
終末期リハビリテーション	回復が期待できず死期が迫っている患者に対し，疼痛などの症状緩和，ADL の改善，QOL の向上を目ざして介入する。

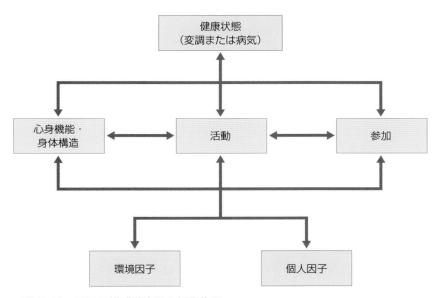

○**図 2-10　ICF の構成要素間の相互作用**

となって「機能障害」が「能力低下」をもたらし，それにより「社会的不利」につながることが示された。しかし，ICIDH では，これらの要素間の関係が一方向性であり，また環境による影響が示されておらず，障害が個人の問題であるような印象を与えるという批判があった。

　そこで 2001 年に，WHO は ICIDH の改訂版である国際生活機能分類 International Classification of Functioning, Disability and Health(ICF)を採択した。ICF の構成要素は，健康状態，心身機能・身体構造，活動，参加，環境因子，個人因子である(○図 2-10)。

　ICF のおもな特徴は，心身機能・身体構造，活動，参加のすべてを包括する用語に，生活機能という肯定的・中立的な表現を用いた点と，生活機能に影響する因子に環境因子を加えた点である。障害は，生活機能の 3 要素に対応して，心身機能・身体構造に問題が生じる機能障害，活動に問題が生じる活動制限，参加に問題が生じる参加制約からなっている(○表 2-8)。そして，

○表 2-8　ICF の構成要素の概要

	肯定的側面	否定的側面
生活機能と障害	心身機能：身体系の生理的機能（心理的機能を含む）	機能障害：著しい変異や喪失などといった，心身機能または身体構造上の問題
	身体構造：器官・肢体とその構成部分などの，身体の解剖学的部分	
	活動：課題や行為の個人による遂行のこと	活動制限：個人が活動を行うときに生じるむずかしさのこと
	参加：生活・人生場面へのかかわりのこと	参加制約：個人がなんらかの生活・人生場面にかかわるときに経験するむずかしさのこと
背景因子	環境因子：人々が生活し，人生を送っている物的な環境や社会的環境，人々の社会的な態度による環境を構成する因子のこと	
	個人因子：個人の人生や生活の特別な背景であり，健康状態や健康状況以外のその人の特徴からなる	

（厚生労働省：「国際生活機能分類――国際障害分類改訂版――」（日本語版）．〈https://www.mhlw.go.jp/houdou/2002/08/h0805-1.html〉〈参照 2022-1-24〉より作成）

生活機能は健康状態と背景因子である環境因子個人因子に影響されることを示している。

　ICF の考え方を用いてアセスメントを行うことで，健康状態や生活機能と障害，背景因子とを関連づけて個人の状態をとらえ，今後の支援の方向性を見いだすことができる。

◆ 回復期治療と看護の場

　回復期の治療・看護が提供される場には，病院の一般病床や療養病床のほか，外来や在宅医療も含まれる。ただし，回復期のリハビリテーションは，とくにリハビリテーション専門病院や回復期リハビリテーション病棟，地域包括ケア病棟で行われる。

▎回復期リハビリテーション病棟

　脳血管疾患や，整形外科で扱うような疾患などの急性期治療を終えた患者に対して，さらに長期的かつ集中的なリハビリテーションを行うための病棟であり，2000（平成 12）年の診療報酬改定に伴い創設された。回復期リハビリテーション病棟の数は年々増加している❶。

　回復期リハビリテーション病棟の入院期間は，対象疾患ごとに定められており，たとえば脳血管疾患や頸髄損傷などは最長である 180 日となっている。また，リハビリテーションは 1 日最大 9 単位＝3 時間（1 単位＝20 分）までの長時間がみとめられている。

　回復期リハビリテーション病棟の特徴は，従来の訓練室中心のリハビリテーションではなく，病棟を中核にすえたリハビリテーションを行えること

□NOTE
❶2021（令和 3）年 3 月時点で全国に約 2 千病棟，約 9 万 1 千病床ある[1]。

1）回復期リハビリテーション病棟協会：全国病床数・病棟数データ．回復期リハビリテーション病棟の都道府県別データ（http://www.rehabili.jp/publications/sourcebook.html）（参照 2021-11-12）．

にある。また，多くの患者は，急性期医療施設から回復期リハビリテーション病棟を経て，自宅あるいは施設へと移行していくため，急性期医療施設ならびに後方施設との連携や，患者の在宅環境の把握などといった，幅広い分野との連携が必要になる。

地域包括ケア病棟

　急性期治療を経過した患者，および在宅において療養を行っている患者などの受け入れ，ならびに患者の在宅復帰支援などを行う機能を有し，地域包括ケアシステムを支える役割を担う病棟であり，2014（平成26）年の診療報酬改定に伴い創設された❶。

　地域包括ケア病棟は対象疾患はなく，入院日数は最長60日で，病状が安定したら自宅や施設へと移行することになる。

2　回復期の患者のニーズ

　回復期は，疾患や障害をもちつつも，可能な限りの自立と，その人の望む生活を取り戻すための準備期である。このような回復期の患者に必要な看護を提供するうえで，その人のもつニーズを身体的・心理的・社会的側面から理解することが重要である。

1　身体的ニーズ

◆ 合併症・二次的障害のリスク

　回復期にある患者は，生命の危機的状況から脱し，身体の諸機能が安定に向かっているとはいえ，心身ともに不安定な健康状態にあり，まだ合併症や二次的障害の危険がある。急性期に安静をしいられたり，疾病や障害のために自分で動けなかったりした期間があると，廃用症候群（◉74ページ）や活動耐性❷の低下をおこしやすい。「注意深い看護を欠けば，多くの回復期患者が取り返しのつかない事態に至る」[2]とナイチンゲールが述べているように，急性期に引きつづき適切な医療・看護が求められる。

◆ 生活の再構築

　回復期は，退院・社会復帰に向けて再び日常生活の自立をはかる時期である。たとえば，運動麻痺がある患者は，麻痺がある状態で生活するための方法を学び，手すりや車椅子用スロープを設置するなどの生活環境の整備が必要になる。このように，障害によって生じた不自由さや困難さに対処する適切な生活の仕方を学び，よりその人らしく生きられるように，生活の再構築をはかることが必要になる。

NOTE
❶2019（令和元）年11月時点の届出施設数は約2,500施設，約8万9千病床となっている[1]。

NOTE
❷活動耐性
　日常的な活動に耐えうる心身の活力のこと。

1）株式会社日本アルトマーク：プレスリリース「地域包括ケア病床の届出2,532病院88,913床」（https://www.ultmarc.co.jp/notice/2020/20200227_pressrelease.pdf）（参照2021-11-12）.
2）Nightingale, F. 著，小林章夫・竹内喜訳：対訳看護覚え書. p.245, うぶすな書院，1998.

2　心理的・社会的ニーズ

　回復期の患者は，自身の疾病や障害に向き合い，混乱・苦悩し，よりよい生活のために新しい価値観を獲得する障害の受容過程のさなかにある。また，乳房切除や人工肛門造設などにより外観が変化した場合や，麻痺により身体機能を失った場合は，ボディイメージの変化を受容できずに混乱に陥ることがある。さらに，これまで担ってきた仕事や家庭，地域での役割への復帰を目ざすものの，疾病や障害によってはそのような社会的役割の変更が必要になることもある。

●**障害の受容**　障害の受容とは「あきらめでも居直りでもなく，障害に対する価値観（感）の転換であり，障害をもつことが自己の全体としての人間的価値を低下させるものではないことの認識と体得を通じて，恥の意識や劣等感を克服し，積極的な生活態度に転ずること」[1]である。上田は障害の受容過程を以下の5段階に分けて説明している。

(1)ショック期：発病・受傷の直後で，集中的な医療を受けているときの心理状態である。身体的な苦痛と比べ，心理的には逆に平穏で，感情が鈍麻した無関心な状態であることが多い。

(2)否認期：障害がそう簡単には治らないらしいということが本人にもうすうすわかってくると，心理的な防衛反応として，疾病や障害を認めようとしない否認がみられる。

(3)混乱期：障害が完治しない現実を前に，怒り・恨み・悲嘆・抑うつなどがあらわれる。

(4)解決への努力期：自分で努力しなければならないことを悟り，建設的な努力が主となる。

(5)受容期：障害を自分の個性の一部として認め，社会のなかで新しい役割や仕事を得て活動しはじめ，その生活に生きがいを感じるようになる。

　障害の受容過程は，医療者や家族が，障害の受容にいたる患者の複雑な心理過程を理解するためのものである。受容の過程は一直線に進むものではなく，逆行したり，行きつ戻りつすることを理解し，受容が不十分と考えた場合は，なにが受容を妨げているのかを探求するきっかけとして活用するようにしたい。しかしながら，臨床現場において，自身の障害に悩む患者を前に「受容ができていない」などと患者を非難するように活用される誤用・悪用が指摘されている[2]。

3　家族のニーズ

　患者に障害が生じた場合，患者と同様に家族も障害を受け入れていかなければならない。生活をともにする家族の1人が障害をもつことによって，家族も生活と価値観の変更を迫られることになる。その障害が不可逆的であれ

1）上田敏：リハビリテーションを考える——障害者の全人間的復権．p.209, 青木書店，1983.
2）上田敏：「障害の受容」再論——誤解を解き，将来を考える．The Japanese Journal of Rehabilitation Medicine 57(10)：890-897, 2020.

ば，家族にもたらされる影響はさらに大きくなる。

　患者が自分の障害を受容することは，家族を含め周囲の人々が障害をもつ自分をどのように受けとめてくれるかに影響を受ける。たとえば，乳房を切除した女性の夫が，そのままのあなたでよいと，あるがままの患者を，価値ある存在として受容することは，患者の自尊感情を高める力になる。逆に，障害を受容して自分らしく生きようとする患者の姿を目にすることは，家族のもつ障害への偏見を克服する重要なきっかけになる。

3 回復期にある患者への看護援助

1 体力の回復の促進

● **事例から考える**　事例（●77 ページ）の C さんは，体力の回復のために，毎日自分自身で目標を決めて廊下を歩行しているが，「横になってテレビを見ていると眠くなるね」と臥床して過ごす時間も多かった。

　そこで看護師は，テレビが見える位置に椅子と会陰創保護のためのクッションを準備し，椅子に座ってテレビを見るようにしてはどうかと提案した。また，C さんの休日の過ごし方や趣味について話を聞き，入院中でも取り入

---

plus	**フレイルとサルコペニア**

　超高齢社会のわが国において，フレイルとサルコペニアは要介護状態にいたる重要な要因として位置づけられ，健康寿命の延伸を目ざすうえでも大切な病態である。

　フレイルとは，「高齢期に生理的予備能が低下することでストレスに対する脆弱性が亢進し，生活機能障害，要介護状態，死亡などの転帰に陥りやすい状態」[1]である。筋力低下により転倒しやすくなるといった身体的問題だけでなく，認知機能障害やうつなどの精神・心理的問題，独居や経済的困窮などの社会的問題を含む包括的な概念である。フレイルは健康な

状態と要介護状態との間に位置する状態であり（●図），適切な介入によって改善できる可逆性が特徴である。

　一方，サルコペニアとは，「転倒・骨折，身体機能低下，嚥下障害，認知機能低下，死亡などの健康障害のリスクが高まった進行性かつ全身性の骨格筋疾患」[2]である。元来，サルコペニアは筋肉量の喪失を意味していたが，健康障害の予測には，筋肉量単独よりも筋力や身体機能を組み合わせたほうがすぐれていることが明らかになってきた。

　リハビリテーションを要する入院患者には，サルコペニアをみとめることが多い。サルコペニアはフレイルに密接に関連し，その先には要介護状態があるため，原因にそった介入をすることが重要である。サルコペニアの原因は，加齢，活動，栄養，疾患に分類され，その予防・治療には運動療法と栄養療法の組み合わせが効果的である。

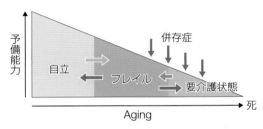

（葛谷雅文：老年医学における Sarcopenia & Frailty の重要性. 日本老年医学会雑誌 46（4）：279-285，2009 より作成）

1）日本老年医学会：フレイルに関する日本老年医学会からのステートメント（https://jpn-geriat-soc.or.jp/info/topics/pdf/20140513_01_01.pdf）（参照 2021-11-11）
2）吉村芳弘ほか：骨格筋疾患（筋障害）としてのサルコペニアの定義と診断——EWGSOP2 と AWGS 2019 を中心に. The Japanese Journal of Rehabilitation Medicine 57（5）：439，2020.

れられそうな活動についてＣさんと話し合った。

●**体力の回復への援助**　回復期は，ホメオスタシスを維持するために費やしたエネルギーを回復し，体力を蓄積していく時期である。そして，セルフケア能力を獲得し，自立した生活に向けて活動に耐えうる体力が必要になる時期である。そのため，活動の促進と栄養管理の２つの側面から，患者の体力の回復をたすけることが大切である。

◆ 活動の促進

　病状が安定したら可能な限り早期に離床し，活動的に過ごせるような支援が必要である。離床の援助とは，座位や立位をとることや，歩行を促すだけではない。患者の24時間の療養生活をたえまなく支援している看護師の強みをいかし，食事・清潔・排泄・移動などの生活行動の機会を意図的に離床につなげていくことが必要である。その際，医療者と患者・家族とで目標を共有し，患者自身が意欲をもって主体的に取り組めるよう支援することが欠かせない。

　また，患者の入院前の生活や余暇活動に関する情報を収集し，入院中でも実施できる趣味・娯楽，学習などの活動を通して離床する時間をつくる。そのことは，療養生活に彩りを与え，回復への意欲を高める点でも重要である。

◆ 栄養管理

　活動できるからだをつくり，また活動の効果を高めるためには，栄養管理が重要である。十分なエネルギー量やタンパク質を摂取しないで活動を促すと，体重や筋肉量は落ちる。一方，栄養管理だけに力を入れても，筋肉ではなく脂肪だけが増えてしまう。そのため，栄養管理と同時に適切な運動量を確保することがきわめて重要である。

　急性期では，侵襲(◉67ページ)に対し適切な生体反応をおこすことでホメオスタシスを維持し，重要臓器の機能が維持される。生体は侵襲の大きさに比例して代謝を亢進させ，筋中のタンパク質の急速な分解(異化)を引きおこす。そのとき，外部からの栄養補給が十分に行われないと，大量のタンパク質の喪失により，体重減少が引きおこされる。

　また，高齢者は摂食・嚥下機能の低下や，味覚・嗅覚の低下，認知症やうつといった生理的要因，独居，低所得などの社会・経済的要因により，低栄養に陥りやすい。

　これらの要因により，回復期にリハビリテーションを行う患者は，低栄養となっていることが多いことを認識し，栄養状態の改善に取り組むことが重要である。

2 　生活行動の自立に向けた援助

●**事例から考える**　術後７日目，これから３回目のストーマ装具交換が予定されている。前回，Ｃさんは看護師の行うストーマケアをひと通り見学し，昨日は看護師と一緒に，袋にたまった便を出すこともできた。看護師は，本

日の装具交換ではＣさんの気持ちを確認し，Ｃさんにできそうな部分を実施してはどうか，と提案しようと考えている。

● **段階的なかかわり**　人は健康であれば，食事や排泄，清潔などの生活行動を自立して行うことができる。急性期に全面的あるいは部分的に日常生活行動を医療者に依存していた患者は，回復期に心身の状態が安定してくると，セルフケア（◯93ページ）への意欲が高まり，自立に向けて行動を始める。そのため看護師は，患者の心身の状態を的確にアセスメントし，できない部分をかわって全面的に行う立場から，一部を患者が行い，残りをかわって行う立場，そして患者が全面的に行うのを見まもり，相談にのる立場へと，患者の生活行動の自立に向けてかかわりを段階的にかえていく必要がある。

　また，たとえば，ストーマ造設で排便の仕方がかわる人や，脳血管障害の後遺症で右上肢に運動麻痺があるという状況にある人は，とまどいながらも生活をかえていかなければならない。健康上の理由からこれまでの生活をかえなければならないとき，生活行動を補ったり，新しい方法を提案したり，正しい情報を提供したりと，新しい生活行動を獲得するまでの過程をともにすることが回復期に重要な看護である。

3 障害の受容過程への支援

● **事例から考える**　手術から２週間が経過し，Ｃさんは看護師の援助がなくても装具交換を実施できるようになった。「これなら退院できそうだ」という前向きな気持ちをもつと同時に，今回の手術で失ったものを思い暗い気持ちになることもあった。そのようなとき，看護師から院内で「ストーマ患者会」が開催されることを聞き，入院中に参加してみることにした。そこでは，参加者どうしの体験が共有され，Ｃさんは自分だけが苦悩や葛藤を感じているわけではないことを実感するとともに，自分が失ったと感じていたものについて客観的に見つめ直す機会になった。

● **受容過程に応じた支援**　障害による衝撃を受けた患者への支援は，受容過程の段階に応じて，適切な時期に実践していくことが求められる。ショック期・否認期にはあたたかい誠実な態度で見まもり，混乱期にみられる怒り・恨み・悲嘆・抑うつの感情は否定せずに受けとめる必要がある。

　障害の受容の段階が進み，障害を自覚して前向きに取り組みはじめた時期の患者は，障害をもつ者に親近感を感じ，交流を求めるといわれる。同じ悩みをかかえる人と交流し，情報交換をする場として患者会を紹介することは，Ｃさんのように自分自身の価値感，信念を客観的にみつめ，障害の受容に重要な価値の転換（価値体系の変化）の過程を援助することにつながる。

● **価値の転換**　障害の受容の本質は，障害をもつ前にもっていた価値の転換にあるといわれ，それには以下の４つの側面があげられる。

(1) 価値の範囲の拡大：自分が失ったと思っている価値のほかにもいくつもの価値があり，それらを自分がもっているということに気づく。

(2) 障害の与える影響の制限：障害があっても，それがその範囲をこえて自己の能力・価値全体を低め，劣等感を引きおこすところまで拡大してい

ないと思える。

（3）身体の外観を従属的なものとすること：外見よりも，親切さ，知恵，努力，人との協調性といった人格的な価値などの内面的な価値のほうが，人間としてより重要だと認識する。

（4）比較価値から資産価値への転換：他者や一般的な標準と比較するのではなく，自分のもっている性質・能力自体に内在する価値に目を向ける。

4　退院後の継続看護

● **事例から考える**　その後の経過は良好で，Ｃさんの退院が決まった。看護師は，Ｃさんと家族が希望する退院後の生活を把握したうえで，生活上の留意点や，ストーマの管理，社会資源などについて，術後の早い段階から情報提供を続けてきた。しかし，実際に退院してはじめて直面する困難もあるはずである。

　看護師は，退院後も外来でＣさんに必要な看護が切れ目なく提供され，Ｃさんと家族が望む生活を実現できるよう，退院時サマリーを作成し，外来看護師に継続看護を依頼した。

● **施設内外との連携**　近年，入院期間はますます短縮化し，一定の回復のあとに住み慣れた地域に戻り，通院治療や在宅医療を受けながら自宅で療養する人が増えている。また，病院の機能分化が進み，急性期病院で治療を終えたあとにリハビリテーションが必要な人が，同じ施設内の回復期リハビリテーション病棟に転棟したり，別のリハビリテーション病院に転院したりと，療養の場がかわることも少なくない。

　疾病や障害をもった状態で地域社会に帰ることは，本人・家族にとっては大きな困難を伴うものである。入院中に，看護師が障害の受容や自立に向けた支援をしたとしても，すべての不安が解消されることはない。そのため看護師には，療養の場がかわっても患者・家族が安心して療養を継続できるよう，同じ施設の外来看護師や訪問看護師に加え，他施設の看護師との連携・情報を共有することが求められる。Ｃさんの担当看護師のように，看護の継続を目的とする退院時サマリーを作成し，他病棟や外来，転院先の医療機関などに看護の継続を依頼することは，回復期における大切な看護である。

E　慢性期における看護

1　慢性期

1　慢性期の特徴

　慢性期とは，健康状態は比較的安定しているが，疾患の経過が長い，あるいは完全な治癒が望めない状況にあり，病とともに生活を営んでいくことが

必要な時期である。この時期は，再発予防や身体機能の維持・改善を目ざした長期的なケアや治療が必要となる。

▌慢性的経過をたどる疾患

　慢性的な経過をたどる疾患を**慢性疾患**とよぶ。慢性疾患は大きく分けると生活習慣病と難病がある。

　生活習慣病は，生活習慣の積み重ねが原因となって発症する疾患群である。発症後も食事療法や運動療法といった治療による生活習慣の改善が，疾患の進行に影響する。一方，**難病**は原因が解明されず，治療法が確立しておらず，長期にわたって経済的・精神的または介護などの負担が大きい疾患であり，「難病の患者に対する医療等に関する法律」（難病法）で定める基準に合致するものが指定難病とされている。

　また，かつては死の病といわれたがんは，治療法の開発・進歩により，長期的に治療を続けながら生活を送る人が増え，いまや慢性疾患とよばれるようになった。現在は難病といわれる疾患もがんのように，今後の医学の進歩による治療技術の開発によっては，患者の経過が大きく改善される可能性もある。これに伴い患者のニーズとケアの課題もかわっていくであろう。

▌生活者としての患者

　慢性期にある患者は，疾患や機能障害をかかえながら日々の生活を送る。かつては，患者がどの程度医師などの医療者の指示に従い，まもっているか，つまり患者の**コンプライアンス**をいかに高めるかという考え方が主流であった。しかし現代では，患者自身が自分の治療をよく理解して，自分自身で責任をもってまもる**アドヒアランス**という考え方が重視されるようになり，医療者中心の考え方から患者中心の医療へと考え方が変化してきた。とくに慢性期では，患者が病とじょうずにつき合い，生活調整できることにより自分らしい生活や生き方を実現していくことができるよう，医療者は患者の力を高めるように支える必要がある。

　以下に，糖尿病の患者を例に，慢性期の特徴と看護について述べる。

> **事例　糖尿病をわずらっているEさん**
> **対象者の概要**
> 　氏名：Eさん，68歳，女性。身長150 cm，体重58 kg
> 　診断名：2型糖尿病（15年前に診断），変形性膝関節症
> 　家族構成：ひとり暮らし。1年前に娘夫婦が住んでいるX市に転居してきた。
> 　生活状況：50年前，漁業と農業が主産業のZ県から就職のために上京した。現在は年金生活である。転居後からT診療所の外来を1か月に1回，受診している。
> 　初診時はHbA1c❶8.8%であった。その後8%台から9%台へと上昇傾向にある。薬物療法として，経口血糖降下薬であるスルホニル尿素薬（SU薬）の内服をしている。
> 　栄養士から食事指導を受けるようにと言われたが，「字が読めないから，栄養指導は受けたくない」と拒否した。医師からは，「食事を改善せずにこのまま高い血糖状態が続くとよくないので，食べる量を減らして運動するよ

NOTE
❶HbA1c
「ヘモグロビンエーワンシー」と読む。基準値は4.6〜6.2%である。

うに」と言われていた。しかし，HbA1c 値が 9％台後半に上昇したため，主治医からインスリン注射を導入するかもしれないと伝えられた。

▶ **E さんの様子と医療者のかかわり**

　E さんは，毎月の定期受診は欠かさない。受診時は持参した絵画集を見て診察の順番を待っている。しかし，外来看護師が言葉をかけても，いつも下を向いて黙ってしまう。医師と看護師は，血糖コントロールがあまりよくない E さんへの対応の糸口をみつけることができないでいた。

　D 看護師は，医師からインスリン注射導入の可能性を告げられたときに，うつむいたまま身動きせずになにも話さない E さんの様子が気になり，別室に呼んでゆっくり話を聞くことにした。すると E さんは，ゆっくりとためらいがちに，「運動はしようと思っていて，膝がわるいからプールがよいと思って始めたけれど，皮膚炎になってやめてしまった」「だいぶ前に食事指導を受けたけれど，うまくできなくて，主治医に怒られてやめてしまった」「運動ができないので，あとは食事療法をやるしかないとは思っている」など，いままでの自己管理の状況と思いを話した。

　D 看護師は，E さんが自己管理をやろうと思っても結果を出せず，自信をなくしていると感じた。そこでおそらく E さんが関心をもつであろう絵を手がかりとすることとし，「食事の絵でも描いてみて，一緒にながめてみませんか」と誘ってみた。

　1 か月後の定期受診で，E さんは 3 日分の食事のスケッチを持ってきていた。D 看護師は，自分が提案した食事の絵を E さんが描いていたことに感動し，うれしい気持ちを伝えるとともに，自分にはなじみのない E さんの料理に興味をもった。そこで，料理の名前や，つくり方，味についてたずねていった。

　すると E さんは，「育った Z 県の郷土料理は大皿料理で，塩けが強いけれどもとてもおいしいの」「いまでは子どもも自立してひとり暮らしだから，ついつくりすぎてしまう。もったいないから食べてしまう」「上京したときに方言を笑われてからは，人と話をしなくなって，あまり外出は好きではないの」，「最近，体調がわるいときもあり，近所のスーパーで惣菜を買ってすませているの」など，食事のことやいままでの暮らしについて語りだした。

　その翌月の定期受診では，E さんは 1 週間分の食事スケッチを持参していた。さらに，スケッチの横にカロリー計算が記載されていた。カロリー計算してあることに D 看護師が驚くと，E さんは，「100 円ショップで 2 人用の料理本を購入して，半分は次の食事にまわすようにしてみたけれど，空腹感はなかった」「カロリー計算は以前に栄養士から習ったことがある」と話した。

　この日の E さんの HbA1c は，8.3％に低下していた。D 看護師は，「血糖コントロールがよくなっているけれども心あたりはないですか」とたずねた。すると E さんは，「お菓子が大好きで，よくテレビを見ながら食べていたけれど，孫が来たときに分けて食べるようにしてみた。そうしたら，孫も喜んでよく遊びにくるようになって楽しいし，なんだかはりあいがでてきたよ」と話した。そして「だから血糖も下がったんだ。食事の記録を行うことはボケ防止にもなるからね」と笑顔で話して帰っていった。

2 慢性期治療の特徴

◆ 合併症の予防と良好な状態の維持

　慢性期の患者の治療は，病気の原因が解明されており，そこに直接はたらきかける治療によって医学的に良好な状態の維持を目ざす場合と，原因が解明されていないため，全身状態をできる限り良好な状態に維持することを目ざす場合とがある。いずれにしても，合併症を予防し，良好な状態を維持することが治療の目標となる。

　具体的な治療方法には，食事療法・運動療法・薬物療法・対症療法・代替療法・維持療法などがある。患者は，注意して日常生活を改善することや，薬を飲みつづけること，機能訓練を続けること，医療機器を使用しつづけていくことなど，生活調整や生活の再構築が必要になることが多い。

◆ 多様な療養の場とチーム医療

▌慢性期治療を受ける患者の療養の場

　慢性期の患者は，病状が安定していれば自宅で生活し，病院の外来に通院して治療を継続する。病状が悪化したときは，入院して集中的に治療を受ける。治療が終了しても病状が安定せずに自宅療養がむずかしい場合は，療養病床に移って療養生活を送ることもある。また，高齢で介護が必要な場合は，高齢者施設で療養生活を送ることもある。

　かつて，低酸素状態にある患者は自宅で酸素吸入ができなかったため，入院を続けざるをえなかった。しかし現在では，酸素濃縮器の開発により在宅で酸素療法を受けながら生活できるようになった。このように，慢性期治療を受ける患者は，病状や自立度，治療法などに影響を受けながら，多様な場で療養生活を送っている。

▌チーム医療

　慢性期の患者は治療を継続しながらも，社会参加することが望ましい。そのため，治療継続のための支援だけではなく，身体機能の維持・向上や，心理・社会面の充足，生活環境の調整といった多様な患者のニーズを総合的に支える必要がある。そのためには，多職種が専門性を発揮し，補い合いながら患者中心の医療・ケアを提供することが大切であり，これがチーム医療である。とくに，慢性期では，患者や家族がチームの一員として主体的に参加できるように支援する。

　たとえば，糖尿病の患者には，糖尿病のコントロールに向けたチーム医療が行われる。それぞれの職種に役割があり，具体的な活動が行われる（●表2-9）。患者を中心とした多職種連携が，円滑にすすむように調整することは，看護職の重要な役割である。

3 慢性期の経過をとらえる視点

　慢性期の経過は，疾患の種類や治療効果，食事や運動などといった患者の

◉表2-9　糖尿病チームケアにおける専門職とその役割

職種	役割	具体的な活動
医師	患者の診断と治療方針を明確にする。	診断・治療・個別指導・集団指導
看護師	糖尿病教室などを通して，患者自身が入院前の生活をふり返り，日常生活においての改善点に気づくことができるようにはたらきかける。具体的な行動目標をたてることで，患者が自信をもって生活を送ることができるように援助する。インスリン自己注射については，患者が安心して行えるように手技の手順や注意点などを指導する	個別指導 集団指導 ベッドサイドケア フットケア 生活指導 インスリン導入指導
栄養士	患者が食事療法の基本的な知識を身につけ，自分の身体に合った食べ物や食べ方を見いだし，自分に合った改善点をみつけ，無理なく継続できるように支援する。	栄養指導 集団栄養指導
理学療法士	運動療法の基本的な知識を習得し，患者に合った運動が日常生活に取り入れられるように支援する。	運動指導
臨床検査技師	検査に関する説明を行う。	手技指導・血糖測定指導など 集団指導
薬剤師	糖尿病の薬物療法について，薬の種類やはたらき，正しい飲み方，副作用や低血糖とその対処法などを説明し，患者が安心して服薬管理が続けられるように支援する。1人ひとりのライフスタイルに合った血糖測定機器を選び，患者が安心して測定を続けられるよう，血糖測定機器のメンテナンスなども行う。	薬物療法の全体的な指導 個別指導・集団指導
臨床心理士	患者の精神的負担が軽減できるように支援する。	心理相談 個別指導・集団指導

（日本糖尿病教育・看護学会編：糖尿病に強い看護師育成支援テキスト．p.221，日本看護協会出版会，2008による，一部改変）

生活によって大きく影響を受け，1人ひとり異なる。しかし，疾患の病態的特徴や，個人の療養経過の特徴を把握することで，患者の経過を予測し，個別的な支援を具体的に考えることが可能となる。

◆ 障害の特徴と治療効果からの経過の予測

● 疾患に特有な経過の考慮　慢性的経過をたどる疾患であっても，原因や障害が生じるメカニズム，治療法と効果，予後によって経過は異なる。したがって，患者の経過をとらえ，身体の状態を安定もしくは良好なものとするためには，病態と治療法，予測される経過について把握したうえで，患者が自己管理できるようにかかわっていくことが必要となる。

◆ 個人の療養経過の特徴

　同じ疾患であっても，生活の仕方や状況が異なることで，1人ひとりの経過は異なる。たとえば，糖尿病患者では，治療への取り組みを適切に行い，また家族などの支えもあって良好なコントロールが長期的に維持されている場合もある。しかし，自己管理がうまくいかないことや疾患が併発したりするなどの影響で，早期に合併症がみられる患者もいる。

　その人の健康状態について，いままでになにがどのように影響し，なぜそのような経過をたどることになったかを把握する❶ことで，患者の病状の安定に必要な要因や，病状を不安定にする要因を排除することができる。

NOTE
❶アメリカの社会学者ストラウス A. L. Strauss と看護学者コービン J. M. Cobin によって示された「病みの軌跡」は，慢性疾患患者の経過に特徴的な局面を示したものである。患者の個別的な経過の局面に着目して把握することで，慢性的な経過をたどる患者の理解に役だてることができる。

● **事例から考える**　事例の E さんの経過から考えてみよう。E さんは 2 型糖尿病である。食事療法や運動療法，薬物療法といった治療に伴う生活調整を行うことにより，血糖がコントロールでき，病状の悪化を防ぐことが期待される疾患である。E さんは，血糖をコントロールしていくために，食事療法や運動療法といった自己管理を，生活のなかで実行することを求められてきた。

　E さんは，徐々に HbA1c が悪化してきていた。その背景には，膝の痛みにより運動ができないことや，ひとり暮らしであっても，つい料理をつくりすぎて食べすぎてしまうこと，仕事もなく他者と交流が少なく，自宅でテレビを見ながらつい間食をしてしまう状況があった。このままの生活を続けていると，E さんには糖尿病網膜症や動脈硬化による心疾患，脳梗塞などの合併症を発症し，入院が必要な急性状態に移行する可能性も予測される。よって，糖尿病の状態を安定させるためには，次の内容を一緒に検討していく支援が必要となる。

（1）いままで家族のために行ってきた食事づくりの習慣を，1 人分の食事づくりができるような方法に変更する。

（2）仕事や他者との交流を行うことで間食する機会を減らす。

（3）膝の痛みが，いつどのようにおこるのかを E さんに聞いてアセスメントし，痛みがなく負担のかからない運動または活動の方法を考える。

2　慢性期の患者のニーズ

1　セルフケア

　アメリカの看護学者であるオレム D. E. Orem は，セルフケアについて，「個人が生命，健康，および安寧を維持するために自分自身で開始し，遂行する諸活動の実践」[1] と述べている。セルフケアは，私たちが日常的に行う，齲歯にならないために歯をみがく，寒いと感じたら上着を羽織るといった行動や，「○○すると安心できる」のような個人的で感覚的な理由による行動も含まれる。

　慢性期の患者は，疾患による障害や生活上の困難に向き合いながらも，長生きできるようにとか，健康であるために，あるいは日々おだやかに過ごせるようにといった思いをもって，さまざまな行動をおこしている。セルフケアは，その人自身の主体的なあり方に焦点をあてた概念であり，セルフケア行動には，よりよく生きようとする患者本人のニーズが反映されている。

◆ 疾患・病状の自己管理

　慢性期では，状態の維持・改善のために，疾患や病状に応じた自己管理をじょうずに行うことが求められる。自己管理とは，疾患や病状に応じた治療

1）D. E. オレム著，小野寺杜紀訳：オレム看護論——看護実践における基本概念，第 4 版．p.42，医学書院，2005.

管理・生活管理を自分で行うことである。たとえば糖尿病患者では、日常生活のなかで血糖コントロールのために、食事療法・運動療法・薬物療法といった治療管理を自分で行えるようになる自己管理の確立が必要となる。

　自己管理の内容は疾患により異なる。疾患や病状の自己管理ができるようになることは、慢性期の病状を安定させるために重要な課題である。患者の主体的なセルフケアとして自己管理がされるように、患者を支えるようにする。

　疾病や病状を自己管理できるようになるにはプロセスがある（◉図2-11）。このような自己管理のプロセスを理解していると、患者がいまどのあたりでうまくいっていないのかをとらえることが可能となり、支援に役だつ。

● **事例から考える**　EさんにかかわったD看護師の立場から考えてみる。糖尿病のEさんは、血糖コントロールがうまくできていない状況から、食事療法や運動療法といった自己管理がうまくいっていないのではないかと推測できる。Eさんの語りから、膝の痛みで運動が思うようにはできないことや、体調がわるいと揚げ物などのできあいの惣菜を買って食べていること、料理をしてもたくさんつくりすぎてつい食べすぎてしまうこと、1人で自宅でテレビを見ながら間食をしてしまうことがわかってきた。さらに、食事の絵を一緒にながめることを通して、Eさんは過去に医学的な知識を獲得していることがわかってきた。

　では、Eさんが自己管理を確立するために、D看護師はEさんにどのような支援をしたらよいのだろうか。自己管理のプロセスに照らして考えてみると、Eさんは、自己の状況を把握していたが、◉図2-11の左から3番目の「なにをなすべきか」を見いだせない状況にあったと考えられる。D看護師が食事のスケッチを提案したことは、Eさんが「なにをなすべきか」を「決断」して行う具体的な「目標」となり、「実行する」ことにつながった。そして、食事の絵を看護師とながめながら話をすることで、Eさん自身が食事の内容を客観的にふり返り、料理方法を工夫する、つまり「自己評価する・工夫する」ことにつながっていた。さらに、食事をスケッチすることで「ボケ防止になる」と、Eさん自身の目標を見いだしていった。このように、

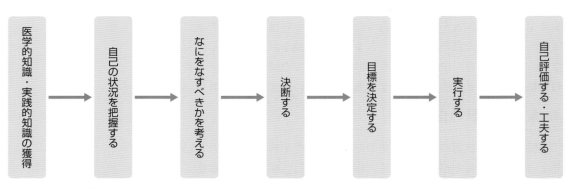

◉**図2-11　自己管理プロセス**
（正木治恵：慢性疾患患者のセルフケア確立へ向けてのアセスメントと看護上の問題点．臨牀看護20(4)：509，1994による）

Eさんの自己管理プロセスは進展していることが確認できる。

　この自己管理プロセスが進展した背景には，看護師がEさんの療養生活に対する思いをよく聞き，Eさんが実行できそうなことを提案し，行ったことへの思い，なぜそのように思ったのか，考えたのかなどをよく聞くかかわりがあったと考えられる。今後も，Eさん自身の話をよく聞き，生活状況や疾患に合わせてEさんが考えて判断できる助言を行っていくことで，自己管理プロセスが進むように支援することが必要である。

◆ 自尊心をもちつづけること

● **セルフケアに及ぼす心理的影響**　患者が自己管理をしていくためには，患者が自分自身をケアしようと思えることが必要であり，そのためには，自分のことを大切に思えるかがカギになる。慢性期の患者は，健康なときの自分と比べたり，健康な人と比べてできない自分を意識して，自尊心が低下していることがある。さらに，慢性期の患者は将来を見通しづらく，いつまでこの健康障害が続くのか，健康障害が今後どのようになっていくのだろうか，と漠然（ばくぜん）とした不安を感じることも多い。自尊心が低下すると，治療の継続や自己管理に取り組むことに前向きになれず，結果として病状が不安定になることもある。

● **事例から考える**　Eさんが，T診療所のスタッフと交流をもとうとしていなかった原因の1つとして，過去に食事療法がうまくいかなかったことで医療者から怒られた体験があったことが考えられる。また，過去に方言を笑われたことも，自尊心の低下につながっていたとも考えられる。Eさんのその人自身を尊重したD看護師のかかわりで，Eさんの自尊心は回復し，適切な自己管理を行うことにつなげることができたと思われる。

　このように，自尊心の低下には，他者から認められない体験が影響しているが，他者から認められる体験で回復するものでもある。

2 健康障害と疾病の受容

◆ 疾病・障害を受け入れること

● **疾病・障害に向きあうこと**　慢性期にある患者が，疾患をもちながらも安定して充実した生活を送るためには，自分自身に生じた疾病や障害に向き合い，受け入れていくことが必要である。しかし，一生，治らないかもしれないという状況を，患者が受け入れることは簡単ではない。また，日々の生活で患者自身が，身体が思うように動かないことを実感することや，これは食べてはいけない，などと他者から規制をかけられることがあると，患者はやりたいこと，大切にしたいことがうまくできないといった思いをもち，現実を受け入れることは一層むずかしくなる。

　たとえば，呼吸障害をもつ患者の例を考えてみよう。かつては運動が得意で活動的な生活を送っており，てきぱきと動きたいし，自分はそういう人間だと思っていた。しかし，酸素療法を行うようになっても，つい，早く歩い

てしまうことで呼吸困難が増強し，その苦しさから，生きていてもしかたがないと悲観的になっていた。

　看護師が，呼吸困難を軽減するために歩行速度を落とすようにといくどとなく伝えてみたが，呼吸状態に合わせた歩き方をかえることはできなかった。患者が生きるうえで重要な価値をもつ，てきぱきと行動できるという自己像と，実際の呼吸機能という身体の能力との間にズレがあり，苦しいにもかかわらず自分の行動をかえることができなかったのである。

　現状を受け入れていくということは，容易なことではなく，いくどとなく自分で試してみては，患者自身がふり返り，納得していくプロセスも必要である。

●人との関係が及ぼす影響　疾病や障害を受け入れることには，他者との関係も影響する。疾病や障害がない人と比べて，自分は同じような生活を送ることができないとか，社会的な役割が果たせないと思うことで，悲観的になったり，孤独感や無力感をもつことがある。

　また，周囲の人から偏見をもってみられ，疎外感をおぼえることで，現実を受け入れることができないこともある。偏見をもってみられるのではないかとのおそれや，実際に人から差別的にみられたことで，自分に生じている現実を受け入れることができなくなり，その原因となる疾病を受け入れることができないこともある。

◆ 状況の変化を受け入れること

●状況の変化が及ぼす影響　たとえば，糖尿病であるということを受けとめることができたとしても，糖尿病腎症により人工透析療法に移行することを受け入れられるとは限らない。慢性期とはいっても，その経過はけっして平坦ではなく，状況は変化しているので，そのつど，変化した状況を受け入れていくことが必要になる。患者は状況がかわるごとにさまざまな困難にぶつかり，試してみたり，あきらめたりして，納得していく。

●事例から考える　Eさんは，血糖状態の悪化によるインスリン注射導入という治療法の変更の可能性を伝えられ，あらためて糖尿病の悪化を意識し，向き合うことが必要となった。このとき，ともにその過程を支えてくれる人がいると，患者は状況に向かっていくことができることもある。Eさんの血糖状態の悪化に向き合い，対応していくことを支えたことは，Eさんが状況の変化を受け入れるために必要な支援であったといえるだろう。

③ 自分らしく生きること

●失うことと獲得すること　人はだれもがよりよい生活を送りたいと望んでいる。慢性疾患をもつ患者は，身体的な機能を失うだけではなく，仕事を続けられなくなることや，いままで行っていた役割を果たせなくなり，生きがいを失うこともある（●表2-10）。その反面，病気になることではじめて自分の生き方を見なおしたり，新たな人間関係を構築するといった，病気になることによってしか獲得できないものを得ることもある。

○表2-10　慢性疾患患者の失うものと得るもの

失うもの（マイナスの影響）	得るもの（プラスの影響）
身体的に健康な状態の喪失	健康的な生活に向けて生活内容の改善
身体能力の低下，苦痛による障害	健康の価値への気づき
いきがい，生きる希望の喪失	自己管理能力の獲得
死の不安	自己の気づきの深まり
自尊感情の低下	自己の生き方の吟味
自己管理を維持することの負担	新たな役割の獲得
対人関係の喪失	新しい人間関係の形成
役割の喪失	対処能力の獲得
経済的喪失	病者への関心と理解の深まり
社会的責任を全うするうえでの障害	家族を含む他者の支援の気づきと感謝
社会的制約・偏見を受ける障害	万物の価値への気づきと感謝

（正木治恵：慢性病をもつ患者とセルフケアの課題．看護技術74：3-13，1998による）

　慢性期では病状がある程度安定していることにより，生活や社会との関係において失うことと得ることを体験する機会が多くなる。慢性期の患者は，さまざまな困難に向き合いながらも，かえってそれが強さとなり，自己実現に向けて充実した人生を生きることへの可能性を開いていく存在である。このことを看護職は忘れてはならない。

● 事例から考える　Eさんは，D看護師とのかかわりを通して，自己管理を発展させ，その取り組みを「ぼけ防止だ」と意味づけていた。このようなEさんの姿は，老年期を生きていくEさんの強さをあらわしており，自分の生活と自分の一生を，自分らしいものとしていこうとしているように思える。

3　慢性期にある患者への看護援助

　慢性期では，患者が主体となる療養生活を支えるために，継続した看護が必要である。具体的には，①セルフケア獲得に向けた支援，②セルフケア継続に向けた患者-医療者関係の構築，③セルフケアに適した環境の調整が重要になる。

1　セルフケア獲得に向けた支援

　慢性期では，病状を安定させるためのセルフケアが必要とされる。患者が長期的に安定した病状を維持するためには，患者自身が病状を不安定にする要因を理解して避ける必要がある。また，自己管理の方法を学習し，自分の生活状況に応じて工夫していく力が必要になる。このような学習のプロセスでは，患者自身が主体的に考え，試行錯誤しながら自分の状況に応じた問題をとらえて解決する過程を学んでいくことや，疾患と療養方法に関する専門的知識を得ることが必要である。

　その際，医療者が患者に対してアプローチするには，次の2つの方法がある。

（1）教育的アプローチ：医療者が患者に対して専門的知識を教える関係を築

○表 2-11　学習援助アプローチの具体的方法

1）患者の語りを促すことで，患者がみずからを客観視できるように促進する。
2）患者がみずから考えられるように患者の存在を認める。
3）患者が自身の問題を焦点化し，具体的方法を考えていくという一連のプロセスを一緒に考える。
4）ときには専門的な助言をして，一緒に考える。
5）患者が実際に行ったことをともにふり返り，問いかけることで，よりよい方法はなにかを患者自身が見つけていけるように支援する。

　く方法

（2）学習援助アプローチ：患者と医療者が対等な立場として意見交換をする
　　関係を築く方法（○表 2-11）

　医療者は，いまの患者に対してどちらがふさわしいかを見きわめ，かかわることが必要である。

● **事例から考える**　Eさんの場合は学習援助アプローチが用いられている。Eさんは，自分が記録してきた料理に興味を示したD看護師に，その料理の話題を共有することを通して，自分の療養体験や状況を語るようになった。さらにEさんは，過去に学んだ栄養の知識を活用し，どのように適正カロリーの食事をつくって食べるか，生活上の工夫について語った。そして，Eさんは，食べすぎていたと食事の内容を客観的にみつめ，食べすぎが料理法と食べ方にあることを理解した。さらに，2人用の料理本を使って料理をつくるといった方法を考えて実施した。D看護師は，Eさんの知識や主体的に自己管理プロセスを進める力に気づかされ，Eさん自身は方法を考案したり実施することで，自分にあった自己管理を学んでいった。

　学習援助アプローチの目的は，患者自身がみずからのために，みずからが行うセルフケアを発展させていく学習を支援することである。このアプローチでは医療者が，医学的に正しい見方や自分の見方にとらわれず，患者の取り組みの様子から，患者の強みを発見する態度が必要である。

---

plus	患者にとっての情報活用とは

　医療者は，慢性期の患者の病状を悪化させないために，やみくもに知識を提供してしまうことがある。しかし，このようなかかわりは患者にとって往々にして負担となったり，消化しきれなかったりする。では，患者が活用できる情報とは，どのようなものであろうか。それはたとえば，患者が自分の生活に，役だちそうなものである。さらに，おもしろそう・わかりやすい・効果がありそうといった楽しみや期待がもてるものは，好奇心や興味がそそられるであろう。患者が主体的に学習していくときに，その患者がどのような情報を好んで取り入れ，どのように活用しているか，という観点から患者の力を見いだし，患者に取り入れやすい情報提供の仕方を工夫していくとよい。

2　セルフケア継続に向けた患者-医療者関係の構築

● セルフケアに影響する医療者との関係　慢性期の患者は，自己管理を行いながら療養生活を続けていく必要がある。そのため，医療者と良好な関係性を構築することが重要である。患者は，医療者の説明不足によって，治療の必要性を理解していない場合や，医療者のかかわりが患者に不本意である場合には，受診を中断してしまうこともある。

　Eさんは，受診は継続していたものの，医療者と良好な関係を構築することができないでいた。過去に医療者に自己管理ができないことを指摘された経験が，その後の医療者との関係構築に影響を及ぼしていたと思われる。しかし，インスリン注射導入の可能性をきっかけにD看護師とかかわるようになり，EさんはD看護師に心を開くようになった。信頼感のある支援関係をもちつづけた結果，Eさん自身が必要な自己管理を発展させ，継続する意欲につながったといえるだろう。

● 関係構築に必要な医療者の姿勢　患者の主体性を尊重した支援関係を構築するためには，患者がおかれている状況を生活面や社会面，精神面から広くとらえ，患者の体験に関心を寄せ，その経過や立場を理解することが必要である。患者を尊重しない言葉がけは，往々にして患者に届かないばかりか，どうせ他人にはわかってもらえないと，患者が心に壁をつくってしまうことになる。慢性期において，患者自身が主体的に療養していくためには，患者自身が自分に向き合うことが必要となる。そのためには，まず，医療者が患者に関心を向け，理解しようと向き合うことが必要である。

　また，慢性期では，長くセルフケアを続けていくことができるように，無理なくセルフケアを続けられ，さらに，そこに楽しみを見つけられるように支援できるよう，医療者である看護師自身もゆたかな生活者であることも必要である。

● 患者の反応をとらえる感受性　さらに，コミュニケーションにおいて，看護師が発した言葉が，どのように患者に受けとめられているかをとらえる感受性も必要である。たとえば，看護師がなにげなく「今日は体重何キロでした？」と話しかけたことが，今日は体重が増えて怒られるかもしれないと思っている患者に脅威を与えることもある。看護師は，自分が発した言葉に対する患者の反応をとらえる感受性をみがき，それが患者にどのように受けとめられたかを吟味することが必要である。

3　セルフケアに適した環境の調整

◆ 家族や重要他者との関係を支えること

● 療養継続と家族の協力　慢性期の患者は，家族の一員としての役割を果たしつつ，家族や地域の隣人，職場の同僚などからの支えを得ながら日々の生活を送っている。そのため，慢性期の患者が療養を継続していくには，とくに家族からの支援が重要である。たとえば，高齢で視力の低下した糖尿病

患者は，インスリン注射を正確に打てるように薬剤量の設定を家族が行うといった具体的な支援が必要となる。さらに，家族が患者の努力を認め，いつでもたすけるという姿勢でともに暮らすということが，患者の療養への励みになるため，このような情緒的な支援も必要である。

　しかし，家族1人ひとりにはそれぞれの生活があり，さらに高齢夫婦の2人暮らしでは，患者に必要な支えを家族が担えず，支えつづけることがむずかしい場合が多い。家族も無理なく日々の生活を送ることができるように，負担が大きいところは必要なケア資源を導入するなど，支援体制を整えることが必要である。

● 事例から考える　Eさんの場合は，1年前に娘家族の住むX市に引っこし，月1回は孫の世話を担い，祖母としての役割を果たしている。今後のEさんの療養継続に向けて，Eさんの調子がわるいときは，家族がどのように支援するかを，家族が具体的に考える必要がある。また，家族とEさんがたすけ合うような関係がつくれるように支援することが必要である。

◆ 療養継続のための社会資源の活用

● 健康保険　慢性期では，治療や自己管理を長く継続していく必要があるため，療養のための特別な費用が必要となることも多い。たとえば糖尿病患者では，自己血糖測定器や測定に必要な注射針・センサーなどの自己血糖測定にかかる費用が発生する。この自己血糖測定にかかる費用は，インスリン製剤とGLP-1受容体作動薬を処方されている患者，妊娠中の糖代謝異常の一部の人では健康保険が適用となる。

● 高額療養費　人工透析を行う場合は，高額療養費が適用になる。とくに高額な療養費が必要となる人工透析では，身体障害者手帳の交付や障害基礎年金の給付などの社会保障が充実している。これらは，必要な申請を行うと支援を受けることができる。また，高齢の患者で介護が必要な場合は，介護保険制度が利用できる。

◆ 社会との交流を支えること

　患者が療養を続けるためには，周囲の人々があたたかく見まもり，患者の存在を認めていくことが重要である。患者が他者によって支えられていると思えることは，患者が他者のために役だとうと思えることにつながり，結果として自己管理を続けることへの励みになる。

● 患者どうしの支え合い　患者どうしの支えを**ピアサポート**という。慢性期では，患者はさまざまな生活状況のなかで個々に解決しがたい困難や悩みをかかえていることがある。健常な人に話してもわからないだろうといった内容でも，同じ状況にある他者と交流することで，力づけられ，療養のコツを得られることがある。

　Eさんの場合は，他者との交流がもてないことによる孤独や不安があるので，患者どうしの交流や地域住民との交流がもてるとよい。しかし，Eさん自身に，他者と交流することへの抵抗感があるので，様子をみながら，よい

◉**表 2-12　患者会に参加するメリット**

1）患者どうしで体験を語り合うことで，自分が困っている状況に適した対処方法を学んだり，見通しを得ることができる。
2）1 人ではないという仲間意識がもてる。また，同病者の体験を聞くことで自分にもできるかもしれないといった気持ちをもつ，などの情緒的な刺激を受ける。
3）自分と同じ病気をもちつつも，いきいきと生きている同病者のすがたをみて，人生の目標になる。
4）患者会の活動を通して新たな役割を得ることができる。たとえば，患者体験をいかした啓蒙活動を行う，患者会組織が病院とのパイプ役としての役割を果たす，などがあげられる。

タイミングで**患者会❶**の催しなどへの参加をよびかけることもよい（◉表 2-12）。

F　終末期における看護

1　終末期

1　終末期の特徴

　人の生命活動には終わりがあり，死はどのような人にも等しく訪れる。死までの経過は病や老いなどの状況によって人それぞれだが，**終末期**とは生命体として回復を望めない段階となってから，死までを生きる期間のことをいう。

　終末期はターミナル期ともよばれ，ターミナルとは終わりという意味である。また，境界や究極という意味もあり，人生の完成の時期という意味が内包されている。

　近年では，死を人生の一部としてとらえ，その人と家族がそれに向けてどのように生きるかということに注目した**エンドオブライフケア**という用語がおもに使われている。

　このように終末期は，生物学的な生命の終わりの時期だけを意味するのではなく，それぞれの人の生きざまに焦点があたる人生の最終段階という意味合いもある❷。したがって，終末期の看護には，全人的な支援が求められることになる。

　ここでは子宮頸がんと診断され，終末期を迎えることになった F さんの事例から，終末期の特徴と看護について述べる。

事例　子宮頸がんと診断された F さん
対象者の概要
　　　氏名：F さん，45 歳，女性
　　　診断名：子宮頸がん

▭ NOTE
❶**患者会**
　同じ病気をもつ患者が，互いの情報交換を求めて結成する組織である。近年では，インターネットで簡単に検索することができる。
❷厚生労働省は，最期のときまで尊厳を尊重した人間の生き方に着目した医療・ケアが行われるべきだという考え方から，2015 年に「終末期医療」を「人生の最終段階における医療」という表現に改めている。

職業：夫と美容室を営んでいる。

家族構成：夫と2人の子ども（7歳，5歳）の4人暮らし。近くに80歳代の両親が住んでおり，仕事が忙しいときは，子どもの送り迎えや食事の世話などをしてくれている。

▶経過

Fさんは6か月前に子宮頸がんと診断され，リンパ節転移，骨転移，肺転移がある。診断を受けたとき，病期は終末期に達していた。医師からは，病状と予後がよくないことを説明され，抗がん薬治療を提案された。

Fさんは激しく動揺し，別室で看護師と話した。「子どもたちがまだ小さいから心配で……。美容室も軌道にのりはじめたところなのに……。こんなことになって家族に申し訳ない，どうしたらいいかわからない……」と涙を流すFさんの思いを傾聴し，看護師は後日，これからの時間をどのように過ごすかについて話し合う機会を設けた。Fさんの希望は，「できるだけ子どもたちと過ごしたい。家族と暮らしたい」ということであり，外来通院を中心にしながら，抗がん薬治療と緩和ケアを受けることが決まった。

夫は「一番つらいのは本人だから，自分が弱音を吐くことはできない。元気になってほしい」と言い，Fさんが療養に専念できるように，美容室の営業時間を短縮して家事や育児を行った。Fさんの両親は「娘が苦しむのはつらい。まだ小さな子どもがいるのに……。かわってやりたい」と繰り返し，食事を差し入れし，子どもの送迎などを手伝った。Fさんは，抗がん薬治療による副作用に対処しながら，自宅で子どもたちの世話を中心に過ごし，体調がよいときは美容室で夫を手伝った。

疼痛や息切れが出現してからは，抗がん薬による治療を中止し，緩和ケアが中心となった。麻薬を使って症状がやわらぐと，子どもたちと一緒にお菓子づくりをしたり，絵本を読んだりすることができた。子どもたちは，毎日学校や幼稚園から帰るとFさんのいる部屋に飛んでいき，母親のそばで過ごした。痛いところをさすったり，お茶を運んできたり，母親を気づかう姿も見られた。

その4か月後，Fさんは呼吸状態が急激に悪化し，緊急入院となった。Fさんは，呼吸がらくになったらすぐに退院したいと希望したが，酸素投与が必要となり，からだを動かすのがむずかしくなっていった。夫は，母親の苦しそうな姿を子どもたちに見せられないと言い，1人だけで面会に通ってきた。Fさんは「子どもたちに会いたい，もう一度みんなで一緒に寝たい。でも一番心配なのは夫。私は夫と結婚してすごく幸せだったけど，夫は私がいなくなったあと，1人で家族を支えることになる。でもきっと夫ならだいじょうぶと信じている」と看護師に話した。

Fさんが自分の死期が近いことを悟り，家族を気にかけていると察知した看護師は，話ができるうちに夫婦で話をすることを提案した。まず，Fさんと夫に家族の歴史について問いかけると，2人は，結婚して子どもが生まれてから今日までの思い出を語り合い，笑ったり泣いたりした。その後，これからの話になり，Fさんが夫への思いを伝えると，夫は「そんなふうに思ってくれていたなんて……，ありがとう。子どもたちのこと，まかせてくれ。一緒に成長していく。ずっと応援しててよね」と泣きながらFさんの手を強く握った。

　Fさんが亡くなる数日前には，夫は子どもたちを病院に連れてきた。Fさんの状態はさらに悪化して会話はできなくなっていた。看護師は，母親に近づけずにいる子どもたちの手をとって，それぞれFさんの右手と左手とつなぐと，Fさんは小さな力で握り返した。夫が「ママが会いたがっていたよ，一緒に寝たいって。ママに来たよって伝えよう」と誘うと，子どもたちは母親の身体をさすりながら「ママ，来たよ」，「ママ，だいじょうぶだよ，ここにいるよ」と話しかけた。看護師は，子どもたちをベッドにあげて一緒に横になれるようにした。夫は「ママにしっかりくっつけ。ずっと覚えてるんだぞ！」と2人に伝え，家族の時間を過ごした。

　その後，両親も面会にきて家族全員に見まもられ，Fさんは夫と子どもたちの腕の中で息を引きとった。

　Fさんが亡くなって3か月後，夫は「本当にいなくなってしまったんだなって。いまはまだ悲しいけれど，妻は最後まで僕らに力をくれた。子どもたちと少しずつがんばっています」と話した。自宅には，子どもたちが今後成長したときに見られるように，Fさんが母親として伝えたかったメッセージが絵とともに書かれたスケッチブックが残されていたと言い，あらためてFさんへの感謝と尊敬の気持ちで毎日を過ごしていると語った。

2　終末期医療の特徴

◆ 死亡場所の変化

　人口動態統計の死亡場所の推移を見てみると，1951（昭和26）年には病院での死亡が9.1％であり，自宅での死亡は82.5％であった。その後，1976（昭和51）年に病院での死亡が自宅での死亡を上まわり，2019（令和元）年には，病院での死亡が71.3％，自宅では13.6％となっている。

　しかし近年では，自宅での死亡も微増しており，介護保険施設や老人ホー

---

plus　ホスピスの歴史と理念

　現代的なホスピスは，1967年にイギリスで，終末期医療の場として設立された。ホスピス hospice は，ラテン語の hospitium に由来し，「人々を親切にもてなすこと」「歓待すること」などの意味をもつ。近代ホスピスの創始者であるシシリー＝ソンダースは，ホスピスに迎える終末期患者に対して次のように話した。
・あなたは，あなたであるがゆえに大切です。そしてあなたは人生の最後の瞬間まで大切な人です。私たちはあなたがおだやかに死を迎えられるように手だすけするというだけでなく，あなたが死までを生きていけるように，できる限りのことをいたしましょう。
　ホスピスは，病んでいる部分ではなく，その人全体をケアする場である。ホスピスケアの理念は，不自然な延命よりも苦痛を緩和して，その人らしい生をまっとうできるよう援助することである。このホスピスの考え方は全世界の終末期医療の場に広がり，わが国では1981年に最初のホスピスが誕生した。

ム，ホスピスでの死亡も増え，死亡場所も多様化してきている。

◆ 患者・家族の全人的苦痛（トータルペイン）の理解

　終末期になると身体機能レベルが低下し，さまざまな苦痛が出現する。しかし，患者の体験は，この身体的な苦痛だけでなく，不安や孤独感などの精神的苦痛，経済的問題や職場，家族内での役割変更などによる社会的苦痛，死への恐怖や人生の意味や目的を失うことによる霊的な苦痛（スピリチュアルペイン）が互いに影響しあって，全人的苦痛（トータルペイン）としてとらえるべきものとなる（●71ページ）。

　患者の全人的苦痛は，家族に影響を及ぼし，家族内の関係性や生活の変化だけでなく，患者との死別に対する予期的な悲嘆（●114ページ）など，家族も全人的苦痛を体験している存在としてとらえる必要がある。

◆ 緩和ケアの実施

　WHOは，緩和ケアを，「緩和ケアとは，生命を脅かす病に関連する問題に直面している患者とその家族のQOLを，痛みやその他の身体的・心理社会的・スピリチュアルな問題を早期に見出し的確に評価を行い対応することで，苦痛を予防し和らげることを通して向上させるアプローチである」[1]と定義している。終末期では，治癒や回復を目ざした治療よりも，苦痛の緩和とQOLの改善を目ざしたケアの割合が高くなる。

　わが国では，2006（平成18）年に成立した「がん対策基本法」に基づく基本計画のなかで，「がんと診断された時からの緩和ケアの推進」があげられ，がんについては治療の初期から並行して質の高い緩和ケアを受けられるように整備が進んでいる。

◆ 多職種協働によるチームアプローチ

　患者と家族の多様な苦痛を緩和し，最期のときまでその人らしく生きることを支えるには，患者・家族を中心としたチームでのアプローチが不可欠である。医師や看護師だけでなく，薬剤師，栄養士，理学療法士，作業療法士，言語聴覚士，医療ソーシャルワーカー，臨床心理士，ケアマネジャー，宗教家など，さまざまな専門家が連携・協働することで，個々の価値観やニーズに応じた医療ケアを実現することが可能となる。

　多職種連携・協働を進めるためには，それぞれの立場で得た情報や判断を共有して目標を一致させること，そして互いの専門性や役割を理解して尊重する必要があり，そのうえで，各自が責任をもって専門的な力を発揮する。かかわり方の方向を統一することで，多様なゆらぎを体験している患者や家族に安心感を与えることができる。

1）日本緩和医療学会：緒言・提言.（https://www.jspm.ne.jp/proposal/proposal.html）（参照2022-01-06）.

◆ 地域包括ケアによる支援

　わが国では，住み慣れた地域で最期まで生きられる社会を目ざして，地域包括ケアシステムの構築が進んでいる。在宅療養支援の充実とともに，一般病棟はもちろん，ホスピスや緩和ケア病棟でも退院支援・退院調整が推進されるようになり，地域で療養する終末期患者が増えている。

　「ホスピス・緩和ケアに関する意識調査」(2018)によると，余命が限られた場合「自宅で過ごしたい」人が7割以上，そしてそれが「実現可能だと思う」人の割合が，過去の調査と比べて増加していることが明らかになっている。しかし，実際に自宅で終末期を過ごすとなると，患者や家族は，医療者がつねに近くにいないことに不安をおぼえる。さらに，家族の負担は増すことになり，それを患者が気にすることで，自宅で最期を迎えることを避けてしまうということもある。それぞれの患者・家族の状況やニーズをアセスメントし，療養場所を相談していく必要がある。

　近年では，ホスピス住宅という新たな選択肢も加わっている。これは，看護師や介護士が常駐した地域に密着した住宅型のホスピスである(●図2-12)。自宅と同じような環境で自分らしく暮らすことや，家族による看取りを支える場として注目されている。

◆ 情報共有と合意による意思決定支援

　終末期には，治療の中止や，残された時間の過ごし方の選択，症状緩和のための治療選択など，生命にかかわるいくつもの意思決定が必要になる。その際に重要なことは，医療者から適切な情報の提供と説明がなされたうえで，患者・家族が納得して進む方向を決定することである。しかし，患者，家族成員，医療者のそれぞれが重視することは必ずしも同じであるとは限らず，価値観のズレから倫理的課題を生じることも多い。

　終末期をいかに生きるかということに正解はない。患者とその家族にとっての最善を，そのつど，ともに考えていくことが必要である。それには，従来の説明と同意という一方向的なインフォームドコンセントではなく，情報共有と合意という双方向のプロセスが求められる。医療者は，専門知識に基

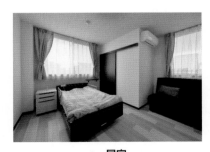
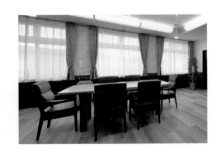

a. 居室　　　　　　　　　　　　b. リビング

●図2-12　**ホスピス住宅の居室とリビング**
(写真提供：日本ホスピスホールディングス株式会社)

づく最善の治療ケアについて説明し，患者・家族は，生活の状況や自分が大切にしていることなどを語り，両者で理解を深めていかなければならない。そのうえで，医療者が個別化した最善の判断を提案し，患者・家族が十分に理解したうえで選択し，両者で合意にいたることが必要となる。

◆ アドバンスケアプランニング（ACP）

終末期では心身の状態の変化に応じて，患者・家族の意向が変化しえるため，どのような生き方を望むのか，また医療・ケアの方針をどうするのかについて，日ごろから繰り返し話し合うことが重要である。この過程を**アドバンスケアプランニング** advance care planning（**ACP**）という。

ACP の話し合いの内容には，①患者本人の気がかりや意向，②患者の価値観や目標，③病状や予後の理解，④治療や療養に関する意向や選好，⑤その提供体制について，が含まれる。そのうえで，患者・家族が主体的に意思決定することを支援する。

また，将来，患者がみずからの意思を伝えられない状態になったときに備えて，自分に行われる医療行為に関する意向や意思決定の代理人を定めておくことも重要である。治療の意向をこのようにあらかじめ提示しておくことを，**アドバンスディレクティブ**（事前指示）という。

● **事例から考える**　事例（○101ページ）の F さんは，予後がよくないことを知らされ，これからの時間をどのように過ごすかについて話し合った。この場面は，ACP 支援の一環である。これにより，治療の場を外来とし，緩和ケアを中心とする方針を定め，F さんが希望する子どもたちと過ごすことを重視した生活の実現を支援することになった。

② 終末期の患者のニーズ

終末期患者のニーズは，そのときどきの個別的な反応と，その根底にある価値観への理解を深めながらとらえていくことが重要である。

一般市民と緩和ケア病棟で亡くなった患者の遺族を対象にした，2004（平成16）年の大規模調査では，日本人にとっての望ましい死として，「苦痛がない」「希望や楽しみがある」「人生をまっとうしたと感じる」などの10項目が，誰もが共通して大切にしていることとしてあげられた。（○表2-13）。全人的な側面からのニーズを示唆しているが，一方で人によって異なる点があることも示している。

1 身体的ニーズ

● **苦痛の緩和**　終末期がん患者の場合は，約80％以上の人が疼痛を体験し，死が近づくにつれて，全身倦怠感や，食欲不振，呼吸困難感などの症状が重なり合って出現する。これらの症状は，食事や排泄，睡眠などの日常生活に影響を及ぼし，徐々に他者からのたすけを必要とする割合が増えていく。症状がコントロールされていれば，患者は身体の衰弱を自覚しながらも，可能

○表2-13　日本人にとっての望ましい死

共通して大切なこと	人によって大切さは異なるが重要なこと
・苦痛がない ・望んだ場所で過ごす ・希望や楽しみがある ・医師や看護師を信頼できる ・負担にならない ・家族や友人とよい関係でいる ・自立している ・落ち着いた環境で過ごす ・人として大切にされる ・人生をまっとうしたと感じる	・できるだけの治療を受ける ・自然なかたちで過ごす ・伝えたいことを伝えておける ・先々のことを自分で決められる ・病気や死を意識しない ・他人に弱った姿を見せない ・生きている価値を感じられる ・信仰に支えられている

(Miyashita, M., et al.：Good death in cancer care：a nationwide quantitative study,
Annals of Oncology, 18(6)：1090-1907, 2007 より作成)

な範囲でセルフケアを行い，必要に応じて他者の力を借りることで，自分の
望む生活を実現することができる。

　がん以外の終末期患者であっても，このような身体的なニーズは同様であ
る。その人らしい生活を実現し，生きる気力や人間としての尊厳を維持する
ために，苦痛の緩和とセルフケア支援は最優先されるべきニーズである。

2　心理的ニーズ

● 不安の緩和　病状が悪化したり，苦痛な身体症状が増えてくると，先い
きの不確かさや，予後への不安，社会的役割の喪失や孤独感などによって，
心理的なニーズが増えていく。とくに，日常生活動作が自分で行えなくなっ
てくると，自尊感情が低下するだけでなく，死を予期してさまざまな精神症
状を経験することになる。心理的苦痛の増強は，自己コントロール感の低下
や自己概念の揺らぎにつながり，不眠や食欲不振など，身体的側面にも影響
を及ぼす。

　キューブラー＝ロスは，約200人の死にゆく人々との対話から，死にゆく
人の心理過程には「否認」「怒り」「取り引き」「抑うつ」「受容」の5つの段階
があることを明らかにした(○図2-13)。これらはときに重なり合い，繰り返
しながら進むが，「希望」は一貫してもちつづけるとされる。

　このように，死にゆく人が感情的に苦しむのは病的ではなく，正常ゆえの
反応である。

　患者が自分の状況をどのように認識し，受けとめているかに応じて，心理
的な反応は異なる。正常な心理過程をたどっている場合は，ありのままの感
情を受けとめ，寄り添う存在が必要となる。ときにはせん妄などの治療を要
する症状が出現することもあるため，つねに心理的側面に関心をもつ必要が
ある。

3　社会的ニーズ

　これまで営んできた社会生活が困難になると，家庭や職場での役割や関係
性が変化する。担ってきた役割を果たせなくなることで，自責や孤独を感じ，

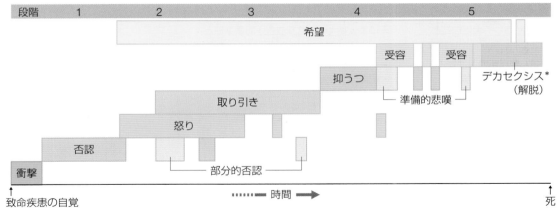

段階	内容
第１段階	生命の限りを告げられ，衝撃的な事実に対して「なにかの間違いだ」「信じられない」という反応があらわれる。健康的な対処方法である。
第２段階	否定という心理反応が維持できなくなると，自分の死に直面せざるを得なくなり，「なぜ自分がこんな目にあうのか」と，あらゆる方向に怒りが向けられる。
第３段階	善い行いや，なにかをがまんすることで，避けられない現実（死）を先のばしにしたいと願い，神や人と取り引きをしようとする。
第４段階	取り引きが成立しないことを悟り，愛する人との別れなどの喪失に対し，心の準備をするための防御規制である。悲しみや苦悩でふさぎ込む反応があらわれる。
第５段階	自分の死を見つめて気持ちを整え，現実を受容できるようになる。精神的に落ち着き，身辺整理や周囲への感謝をあらわしたりするようになる。

＊周囲の対象から自分自身を引き離して静かな境地を得ること。

▶**図 2-13　死にゆく人の心理過程**
（キューブラー＝ロス，E. 著，川口正吉訳：死ぬ瞬間．p.290，読売新聞社，1971 より作成）

自尊心が低下したり気力を失うこともある。さらに，自分は社会から必要とされていないと感じ，自己の存在価値への苦悩につながる場合もある。
　また，家族や友人に迷惑をかけたくない，知られたくないなどの思いから，コミュニケーション不足になったり，関係性にも変化が生じる。療養期間が長期化すると，経済的な問題や，療養場所および介護の問題，相続の問題などといった，多様な社会的問題が生じる。
　終末期患者の家族にもさまざまなニーズがあることが明らかになっている（▶表 2-14）。家族は，患者の役にたちたいと願う一方で，慰めや支えが欲しいと感じている。これらのニーズに対して，家族が結束し，家族機能を発揮して対応することができれば，それは家族の発達につながる。
　人の社会的な側面は，その人の生活や生き方の影響が大きく，個別性が高い。そのため，終末期の患者の社会的ニーズも個別性が高いものになる。また，家族のニーズも同様である。看護師は，終末期の患者の発達段階や，これまでの役割，価値・信念などを理解し，患者と家族をアセスメントしたうえで，社会で生活する個人として支援する必要がある。

▶表2-14　終末期患者の家族のニーズ

• 患者の状態を知りたい	• 患者の安楽を保証してほしい
• 患者のそばにいたい	• 家族メンバーから慰めと支持を得たい
• 患者の役に立ちたい	• 死期が近づいたことを知りたい
• 感情を表出したい	• 夫婦間（患者-家族間）で対話の時間を持ちたい
• 医療者から受容と支持と慰めを得たい	• 自分自身を保ちたい

（鈴木志津江：家族がたどる心理的プロセスとニーズ．家族看護1(2)：35-42, 日本看護協会出版会，2003 より作成）

4　霊的（スピリチュアル）なニーズ

　終末期にある人は，自身の死と直面するなかで，意識的あるいは無意識的に，人間として存在し，生きることに関する根源的な問いかけをもつ。これは，霊的な苦痛といわれるもので，身体・心理・社会的苦痛が相互にかかわり合って生じる苦痛である。日本語では，「実存的苦痛」「自己存在に対する苦悩」「生きる意味を見出せないことへの問い」などと表現されるように，なんのために生きているのかという生きる意味への問いや，本当に大事なものはなんなのかという価値についての問い，この苦しみに意味はあるのかという苦難への問い，ばちがあたったという神の存在の探求，死んだあとはどうなるのかという死後についての疑問などである。

　生きる意味に対する答えを見つけるのはその人自身であるため，その探求の過程に寄り添い支援する存在が求められる。

3　終末期にある患者への看護援助

　終末期看護の役割は，人生の最終段階にある人が，最期のときまでその人らしい生活をまっとうできるように最善をつくすことである。そのためには，患者とその家族が希望する生活の実現に向け，継続的に支援することが求められる。終末期の患者は，徐々に身体機能が低下していくため，自分でできることが少なくなっていく。それに伴い，看護師が援助する範囲が増えていくが，人生を生き抜く主体は患者とその家族であることを忘れてはならない。状態が悪化し，自立性が低下していくなかにあっても，患者と家族が人生を紡ぐ過程を支援する寄り添いが求められる。

　看護の視点として重要なことは，患者と家族をエンドオブライフを生きる存在としてとらえることである。終末期に生じる看護上の問題を解決するだけでは，終末期看護とはいえない。生活者として生きてきたこれまでの人生の連続線上に，「いま」があるという視点をもち，患者と家族の人生がよりゆたかになるように終焉の時期を支えることが大切である。

1　身体症状の緩和

● 残された身体機能の活用　患者の身体機能が低下すると，それを補うこ

とに注目しがちだが，残された身体機能をいかせるようにはたらきかけるのも，看護師の役割である。ナイチンゲールは，健康とは，もてる力を最大限に活用し得る状態であると主張し，看護の使命は，生命力の消耗を最小にするよう生活過程を整えることであるとしている。終末期ではとくに，問題点の解決を目ざすだけでは不十分であり，患者のもてる力が発揮されるように日常生活を調整し，ケアを実施することが重要である。

● **主観的な苦痛の理解**　身体症状のアセスメントは，複数の身体症状と生活への影響を，全人的な視点で評価できるツールやスケールを活用し，包括的・継続的に行う。とくに，緩和ケアは，まず主観的な苦痛を理解することに努めるようにする。

　たとえば，呼吸数やSpo_2が正常範囲内であるのに，患者が呼吸困難を訴えることがある。このような場合，患者が苦痛を体験しているならば，客観的情報とのずれがあっても，患者の主観的な苦痛が緩和されることを目ざして介入することが必要である。それによって，患者が安楽に話したり動いたりできるようになれば，残存する力をいかして過ごすことができる。

　このような考え方をもとに，痛み，吐きけや嘔吐，食欲不振，呼吸困難，倦怠感など，多様な苦痛の緩和を行っていく。

● **症状コントロール**　重要なことは，身体症状の緩和がゴールではなく，その先に，患者の望む生活の実現があるということである。そのために，次のような問いかけによって，症状が緩和された生活をイメージしながら，具体的な目標を共有する。

（1）どこがどのように苦痛なのか
（2）苦痛のためにできなくなって困っていること，つらいことはなにか
（3）苦痛によってどんなことを感じているか
（4）苦痛な症状が緩和したらどのような生活がしたいか

　あわせて，これまでの人生で患者が獲得してきた自分なりの養生法や生活の工夫を含め，患者のもつ力や活用可能な社会資源についても共有する。

　これらを通して，症状コントロールを進め，患者と医療チームが１つになって，患者らしい生活の実現を目ざしていく。

● **事例から考える**　Ｆさんは在宅療養中に，疼痛や息切れなどの症状が出現したが，これらを緩和したことで，子どもたちとのお菓子づくりや絵本を読むなどの活動が可能となり，母親として役割を果たすことができた。Ｆさんと子どもたちが一緒の時間を過ごすためには，身体症状の緩和が不可欠であったと考えられる。

2　真実の告知

　患者と家族は，治療中止や余命宣告，療養の場の選択など，さまざまな意思決定を迫られ，そのたびに自分の生命の限りに直面することになる。衝撃を受け，揺れ動き，苦しむなかで，いかに自分の人生を生きるかを考える過程では，看護師の寄り添いが必要とされる。

　生死にかかわる真実の情報を知ることや，生きる道を選択すること，そし

て自分の人生を生きることは，その人の権利である。真実を知ったことで，患者は落ち込むかもしれないし，家族も動揺するかもしれない。しかし，このときから，患者とその家族の自己決定のプロセスが始まる。看護師は，死に向かって生きる同じ人間として，正直に思いを共有し，死を語り合い，生を考える過程に参画する存在となる。ここでの看護師のありようには，その看護師の死生観や倫理観が反映する。看護師は，死に直面する人から学ぶ姿勢をもち，日ごろから生きること，死ぬことに関する自分の価値観に目を向け，深化させていくことが大切である。

● **事例から考える**　医師から，病状と予後がよくないことを説明されて激しく動揺したFさんを看護師は別室に促し，Fさんの苦しみをありのままに受けとめた。また，状態が悪化し，自分の死期が近いことを悟ったFさんから逃げることなく，「子どもたちに会いたい，夫を心配している」という思いに向き合った。真実を語り，思いを共有することはFさんの生を支えるかかわりであったといえる。

3 自律性とその人らしさへの支援

● **自律性の尊重**　活動力が低下してくると，患者はいままでできたことが徐々にできなくなり，日常生活の介助が必要になってくる。しかし，これまであたり前に行ってきた生活行動を，他者にゆだねることは簡単なことではない。「排泄だけは人のお世話になりたくない」「できることは自分でやりたい」と話す患者も少なくない。

　看護師は，なにかたすけになりたいと手を貸そうとしがちであるが，患者の尊厳や自尊心に配慮しながらセルフケアの不足を補い，できることを奪わずに自律性を支援することにも重点をおく。

● **その人らしさを反映したケア**　病院などでの生活は，自宅とは異なりコントロールされた非日常的な生活になるため，生活者である患者の暮らしを意識し，病室にその人の日常ややすらぎをつくりだすことが大切である。そ

---

plus	**患者の意思表明**

　患者の意思を表明する手段には，以下のような種類がある。
・**アドバンスケアプランニング**：どのように最期を迎えるかを医療者と患者・家族が話し合うプロセスである（○106ページ）。
・**リビングウィル**：意思決定能力のあるうちに，たとえば自分の終末期医療の内容について過剰な延命処置をとってほしくない，などの希望を事前指示書に託しておくことである。
・**DNR(do not resuscitate)**：心臓あるいは呼吸が停止したときに，一切の心肺蘇生を行わないことを前もって表明しておくことである。
・**エンディングノート**：人生の最終章を迎えるにあたり，自分の思いや希望を，家族などに自由に伝えるためのノートである。人生の最期をどう迎えるのか，残りの人生をどのように歩んでいくのかを考え，整理するためにも活用される。

のために，生活背景や，社会的役割，趣味や嗜好（しこう）などの情報から，患者はどのような人生を歩んできたのか，なにを大切にしている人なのかを把握し，ケアに反映させる。患者の人間像や，生活像，価値観について理解を深めていくことが，その人らしさを尊重したケアに結びついていく。

●ニーズの把握　患者には，どのような生活を望んでいるのか，明確に表現する人もいれば，そうでない人もいる。その人らしさは，無意識に繰り返してきた生活に映し出されるため，ニーズが表現されてなくとも，日々のかかわりのなかでその人にとってあたり前のことや，必要としていることをつかむことができる。そして，いま，患者が望むことがあるならば，タイミングを逃さずに行動することも必要である。

●希望実現への支援　身辺整理や，やり残したことの達成といった人生の締めくくりに必要な準備を患者が希望した場合，可能な限りその実現に向けて支援を行う。患者・家族・医療チームで一丸となって準備し，たとえ希望がかなわなかったとしても，準備の過程に意味を見いだせるようにていねいにかかわる。

●事例から考える　Fさんは緊急入院したあと，子どもと会えない時間が続いたが，夫が子どもを連れてきた日，看護師はFさんと子どもたちがいつもと同じ距離感で接することができるようにした。最後は子どもたちをベッドにあげ，二度とその機会がこないことをわかったうえで，いまを重視してかかわったのは，希望実現への支援であったといえる。

4　人生の統合への支援

●ともにあるという姿勢　言葉や態度で表現されていること以外にも，孤独感や先の見えない不安，生きたいという思いや死への恐怖など，患者は心の内にさまざまな思いをかかえている。看護師は，声にならない思いに関心をもち，わかりたい（理解したい）という気持ちで，ともにあるという姿勢でかかわる。腰を下ろして，目線を合わせ，患者に触れ，安心感を伝えられる存在であることを示し，いつも気にかけていることが伝わるようにかかわる。これは，目には見えないが，患者との深い結びつきをもたらすケアとなる。

　怒りや哀しみ，喜びや楽しみの奥にどのような思いがあるのか，それはなにを意味しているのか，その人の立場にたって洞察すると，患者の真の思いや願いに近づくことができる。患者が話すことができなくなったとしても，五感（とくに聴覚，触覚）を通して，そばにいる感覚，生きている感覚を伝え，患者とつながる時間をつくるようにする。

　また，患者が望むならば，ともに人生をふり返ったり，これからのことを語り合う対話の機会をつくるようにする。患者が自分の生きてきた道程をなぞり，人生の統合の機会となるように，看護師は語りの聞き手となるのである。あくまでも主体は患者や家族であるので，看護師がよいと思う方向に先導するのではなく，その人自身が人生の意味を見つめるきっかけとなることを重視する。

　患者と看護師の関係性は，一方がかわればもう一方もかわるという両者で

成長・進化する双方向性である。看護師は患者をコントロールすることを手放し，相互作用に身をゆだね，患者から学ばせていただくという姿勢でかかわる。そして，患者自身が人生に意味を見いだしていく過程に寄り添っていく。

● **事例から考える**　看護師は，Fさんの状態が悪化した際，話ができるうちに家族の歴史をふり返る機会をつくった。看護師が促すと，Fさんと夫は思い出をふり返って語り合い，おのずとこれからのことを話し合うことができた。夫婦の対話は，Fさんだけでなく，夫にとっても妻とともに生きた時間を統合し，これから子どもたちと生きていくうえでの道しるべにつながったと考えられる。

5　家族への援助

　終末期患者の家族は，患者の病状進行に伴う不安や，看病疲れ，大切な人を失う悲しみ，家族や職場との調整など，身体・心理社会的な困難をかかえている。患者の役にたてずにいる自分に罪悪感をいだいたり，自分の存在価値を問うなど，霊的な苦痛を感じることもあり，家族も全人的苦痛を体験している存在である。しかしながら，これらの困難について看護師に相談したり，支援を求めてもよいことを知っている家族は少ない。看護師は，家族も看護の対象であることを示し，家族に関心をもち，支援者であることを認識してもらえるようにアプローチしていく。

● **ニーズにあった援助**　家族を当然のように患者の介護者としてとらえがちであるが，固定観念を押しつけるのではなく，ありのままの家族を尊重する姿勢が大切である。血縁・婚姻・同居の有無を問わず，家族には多様なかたちがあり，家族内の役割や患者との関係性は，家族の歴史のなかでつくられたものである。個々の家族成員が，患者と家族の状況をどのようにとらえているのか，またどのようなことに関心が向いているのかを理解し，家族のニーズをとらえていく。

　多くの家族は，患者が安楽に過ごせることを望んでいる。そのためによりよいケアを受けることができたと感じることができれば，家族の後悔は減少する。家族の願いを受けとめたうえで，チームの一員として家族を尊重し，ともにケアを進める意識をもつことが重要である。

　看護師から患者の状態や治療・ケアの内容を共有し，家族からは患者の人となりや家での過ごし方などの情報を得て，患者にとってよりよいケアの方向性を話し合うようにする。また，家族の希望に応じて，ケアへの参加を促し，家族が患者とつながりを感じられる時間をつくる。家族成員のもつ力はそれぞれであるため，各自の力がいかされる場面で患者とのかかわりを促していく。

　また，家族の支援がどのように患者の力になっているかを具体的にフィードバックし，ねぎらうことも大事なケアである。家族は，患者に対してなにもできないと無力感をいだいている場合もあるため，家族が患者にとってかけがえのない存在であることを認識できるようにかかわる。同時に，特定の

家族成員に負担がかたよっていないかを判断し，周囲に支援を求めてもよいことを伝える。あわせて，ときには看護師に安心してまかせてもらえるような体制と信頼関係を築いていくようにする。

● **事例から考える** Fさんの発病後，夫は重要な意思決定をFさんとともに行い，また一家の大黒柱としてはたらき，家族の生活の支柱を担ってきた。子どもたちは家庭内の変化を感じとったであろうし，かわっていく母親の姿に動揺しただろうと想像できる。看護師は，いつかくる大切な人との別れへの悲嘆をかかえている家族とFさんが対話し，触れ合い，つながりを感じられるように支援した。

6 グリーフケア（悲嘆ケア）

悲嘆 grief とは，悲しみ，嘆くことであり，喪失に対しておこる正常な反応である。また，**予期悲嘆**とは，患者が生きているうちから，その後の死別を予期してあらわれる悲嘆の反応である。予期悲嘆は，悲嘆の過程のはじまりにあたり，家族だけでなく患者自身も経験する。現実の死が訪れる前に喪失感をいだき，悲嘆，抑うつ，心配，死に対する準備，死がもたらす変化への適応などの心理的反応を示す。これらを経験する患者や家族に対して行うケアを，グリーフケア（悲嘆ケア）という。

患者との死別後，家族は時間の経過とともに喪失を受け入れていくという過程をたどる。悲嘆の経験や表現方法はさまざまであるが，心身の一連の反応がみられることは共通している（●表2-15）。これらは病的なものではなく，すべて正常な反応である。

悲嘆の過程には，さまざまな考え方が提唱されているが，ボウルビィ J. Bowlby は次の4つの段階を行ったり来たりしながら，悲しみの感情が徐々に変化していくと述べている。

(1) ショックと無感覚：患者の死に衝撃を受け，死を信じられず，呆然自失した状態。1週間程度連続する。冷静に見えるが緊張が高ぶっている。

(2) 切望と探索：故人の死を受け入れることができず，故人のことを考えたりさがしたりする。連れ戻すことが不可能だとわかると失望を感じる。

(3) 混乱と絶望：故人が戻らないことを理解し，激しい悲しみを体験し，怒り，罪悪感，絶望感を感じてうつ状態になる。将来への関心がなくなる。

● **表2-15 悲嘆によってあらわれる正常な反応**

身体的反応	睡眠障害，食欲不振，疲労，活力の喪失や消耗，身体的苦痛の訴え，病気にかかりやすくなるなど
感情的反応	悲しみ，落胆，抑うつ，不安，恐怖，怒り，罪悪感，孤独感，絶望，いら立ちなど
認知的反応	故人を思うことに没頭する，故人の探索，故人が現存する感覚，自尊感情の低下，抑圧，集中力の低下，否認，非現実感など
行動的反応	動揺，探索行動，緊張，泣く，ぼんやりする，過活動，無関心，活動低下，ひきこもりなど

（4）再構成：気持ちの整理をし，新たな人間関係や日常生活を構築し，新しい生活に適応する。人間的にも成熟する。

　多くの人は，最初の1年または2年で（4）再構成にいたるが，喪失する以前と同じくらい生活が意味あるものだと認識できるようになるまでには，2〜5年程度かかる人もいる。

　誰にでも共通する悲嘆の過程はなく，死別を体験した人それぞれがたどる過程を重視することが求められる。悲嘆ケアの目標は，回復することではなく，大切な人の死を受け入れ，故人のいない生活に適応することである。日常生活を取り戻すために誰しもが通る過程であり，悲しみ，嘆くことは自然な反応であること，それが長期にわたっても問題ないことを伝え，ありのままでよいことを保障することが大切である。

　喪失の悲しみのなかにある遺族が求めていることは，悲嘆の反応を受容されることや故人の話をする機会をもつことである。逆に，いつまでも泣いていては故人が浮かばれないなどのように，悲嘆を表現しがたくなるような言葉かけをすると深く傷つく。家族が故人との物語を十分に語る機会を設け，どのような感情をも受け入れることがグリーフケアの根幹である。

　ほとんどの人が時間とともに喪失を受け入れていくが，それは喪失をこえ，故人を忘れていくことではなく，喪失の悲しみとともに生きていくということである。愛する人の死に遭遇し，悲嘆を経験することで，のこされた家族は，自分自身の死や生き方について学ぶことができる。よってグリーフケアは，故人とのかかわりを新しいかたちへと発展させていくことへの支援ととらえることもできる。

　グリーフケアの場は，ホスピスや緩和ケア病棟，および民間が運営する遺族会，死別後の家族が集うコミュニティや研究会などでの専門的なグリーフワークプログラムなど，少しずつ広がりを見せている。ピアサポートの充実などを含め，今後もさらなる拡充が求められる。

参考文献
1. アイリーン・モロフ・ラブキン，パマラ・D・ラーセン著，黒江ゆり子監訳：クロニックイルネス——人と病いの新たなかかわり．医学書院，2007.
2. アンJ．デーヴィス監修，見藤隆子ほか編：看護倫理——理論・実践・研究．日本看護協会出版会，2002.
3. 上田敏：リハビリテーションを考える——障碍者の全人間的復権．pp.209-211，青木書店，1983.
4. 梅田恵編：緩和ケア——尊厳ある生と死，大切な生活をつなぐ技と心．改訂第2版．南江堂，2017.
5. 厚生労働省：死亡の場所別にみた死亡数・構成割合の年次推移（https://www.data.go.jp/data/dataset/mhlw_20181127_0124).
6. 小島操子：看護における危機理論・危機介入——フィンク/コーン/アグィレラ/ムース/家族の危機モデルから学ぶ．第4版．金芳堂，2018.
7. 近藤克則：健康格差社会への処方箋．pp.1-6，医学書院，2017.
8. 佐藤禮子監：絵でみるターミナルケア——人生の最期を豊かに生き抜く人へのかぎりない援助．改訂版．学研メディカル秀潤社，2015.
9. ジェイムス・プロチェスカほか著，中村正和監訳：チェンジング・フォー・グッド——ステージ変容理論で上手に行動を変える．法研，2005.
10. 島内憲夫・助友裕子：ヘルスプロモーションのすすめ——地球サイズの愛は，自分らしく生きるために！．垣内出版，2000.
11. 世界保健機関（WHO），障害者福祉研究会編：国際生活機能分類（ICF）——国際障害分類改定版．中央法規，2008.

12. 中恵美子ほか：末期がん患者の希望に関する研究——希望の内容と入院経過に伴う変化に焦点をあてて．死の臨床 21(1)：76-79, 1998.
13. 日本救急看護学会監修：JNTEC ガイドブック．へるす出版，2007.
14. ピエール・ウグ編，黒江ゆり子ほか訳：慢性疾患の病みの軌跡——コービンとストラウスによる看護モデル．医学書院，1995.
15. 菱沼典子：看護学への招待——看護の精神と科学をかたちにするための．ライフサポート社，2015.
16. 菱沼典子ほか編：看護の原理——ケアすることの本質と魅力．ライフサポート社，2009.
17. 正木治恵：慢性病患者の看護援助の構造化の試み——糖尿病専門外来看護の臨床経験を通して（その3）．看護研究 27(4)：81-85, 1994.
18. 正木治恵：慢性病患者へのケア技術の展開．Quality Nursing 2(12)：4-9, 1996.
19. 南裕子・野嶋佐由美監修：ナースによる心のケアハンドブック——現象の理解と介入方法．照林社，2000.
20. 村田久行：スピリチュアルペインをキャッチする．ターミナルケア 12(5)：420-423, 2002.
21. ローレンス. W. グリーン，マーシャル. W. クロイター著，神馬征峰訳：実践ヘルスプロモーション——PRECEDE-PROCEED モデルによる企画と評価．医学書院，2005.
22. Bowlby, J.：*Loss-Sadness and Depression : Attachment and Loss Volume 3*(Attachment & Loss), Basic Books, 1980.
23. Donald Nutbeam, Elizabeth Harris 著，島内憲夫監訳：ナットとハリスのヘルスプロモーション・ガイド・ブック——ヘルスプロモーションの理論とモデル．垣内出版，2003.
24. F. ナイチンゲール著，湯槇ますほか訳：看護覚え書——看護であること看護でないこと，第7版，現代社，2011.
25. Haisfield-Wolf.：End-of-life Care：Evolution of the Nurse's Role. *Oncology nursing forum* 23(6)：931-935, 1996.
26. Miyashita, M et al.：Good death in cancer care：A nationwaide quantitative study. *Annals of Oncology* 18：1090-1097, 2007.
27. Saunders, C. et al.：*Oxford Textbook of palliative Medicine, 2nd ed.* oxford University Press, 1988.

第 3 章

主要な症状を示す
対象者への看護

A 呼吸に関連する症状を示す対象者への看護

1 呼吸機能障害に関連する症状のメカニズム

1 呼吸機能のメカニズム

　生命は，栄養の代謝によって生じるエネルギーを利用して維持されている。呼吸のおもな機能は，栄養の代謝に不可欠な酸素(O_2)を外界から取り入れ，代謝によって生じた過剰な二酸化炭素を排出することにある。これをガス交換とよび，生命維持に不可欠な機能の1つである。

　ガス交換には，おもに呼吸器によって行われる外呼吸と，全身の細胞とその周囲に流れる血液との間で行われる内呼吸とがある。外呼吸におけるガス交換には，換気・拡散・肺循環が影響を及ぼす。

●**換気**　換気は，気道を介しての肺胞と外界との空気の出入りである。これは，①気道の状態(気道から肺胞への空気のスムーズな通過)や，②換気運動(胸郭の動き，呼吸筋の強さ，肺内圧，肺自体の弾性)によって影響を受ける。

●**拡散**　気体の成分は，分圧の高い部位から低い部位へ移動，つまり拡散する。肺胞では，肺胞膜を介しての肺胞の毛細血管を流れる血中への酸素の取り込みと，肺胞への二酸化炭素の排出が行われる。この拡散は，次に影響を受ける。

（1）拡散面積：直接に接している肺胞と毛細血管の広さ

（2）拡散距離：肺胞から血管までの距離，つまり肺胞上皮細胞や基底膜，毛細血管内皮細胞の厚さの合計

　体内で発生した二酸化炭素の90％は，重炭酸イオン(炭酸水素イオン，HCO_3^-)として血漿または赤血球中にとけている。肺に運ばれたHCO_3^-は，肺胞内に拡散し，体外に呼出される。

●**肺循環**　肺胞の毛細血管は周囲を肺胞で囲まれているため，肺胞内圧が上昇すると血管の虚脱がおこり，肺循環に影響を及ぼす。また，肺気腫のように，肺容量が増大すると肺胞内圧が上昇し，肺胞の毛細血管の内腔が狭窄し，血液の流れが停滞する。

2 呼吸機能障害に関連する代表的な症状と発症のメカニズム

　呼吸機能障害は大きく，拘束性換気障害と閉塞性換気障害に分けられる（◉図3-1）。

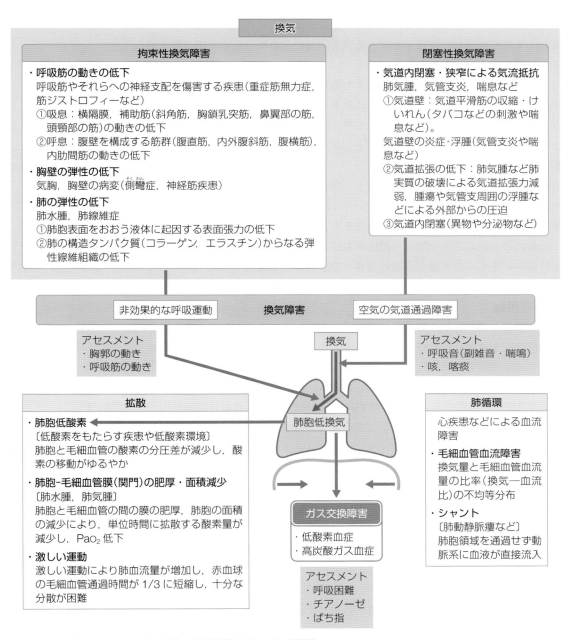

● 図 3-1　呼吸のメカニズムとガス交換障害をもたらす要因

拘束性換気障害

　肺の拡張が妨げられ非効果的な呼吸運動となっている状態である。この障害がみられるのは，肺自体は正常だが，①呼吸筋の動きが低下したり，②胸壁の弾性低下による胸郭運動が制限されたり，③肺自体の弾性が低下するような疾患である。

閉塞性換気障害

　空気の気道通過が障害された状態であり，代表的な疾患として**慢性閉塞性肺疾患** chronic obstructive pulmonary disease（**COPD**）があげられる。COPD は，

粘膜が終末細気管支を閉塞し，気道壁が虚脱するために空気が肺胞にとらえられて気腔が拡張した状態であり，肺実質病変である肺気腫と，細気管支および気管支病変がみとめられる。

　呼吸運動の状態を示す呼吸筋の動きや胸郭の形状や動き，空気の気道通過状態を示す呼吸音の性状などの換気状態を示す徴候，拡散・肺循環障害の程度を示す低酸素血症や高炭酸ガス血症❶とそれによる呼吸困難，チアノーゼなどの徴候・症状は，呼吸状態のアセスメントにおける大切な情報となる。

▌低酸素血症・高炭酸ガス血症

　呼吸は，空気と細胞との間の酸素と二酸化炭素のガス交換により，血液中の酸塩基平衡の維持にもはたらいている。呼吸機能障害は，このガス交換の障害と考えることができ，以下の状態をもたらす。

（1）体内に必要量以下の酸素：**低酸素血症**（PaO_2 が 80 mmHg 未満の状態）

（2）体内に不必要な二酸化炭素の蓄積：**高炭酸ガス血症**（$PaCO_2$ が 45 mmHg 以上）

▌呼吸困難

　呼吸困難とは，呼息や吸息時に切迫感や不自由さ，もどかしさ，苦しさなどの感覚をもったり，呼吸に努力を要するなどの自覚症状をいう。客観的な症状である過呼吸や頻呼吸，多呼吸などの異常呼吸パターンと，呼吸困難という主観的な自覚症状は，裏表の関係にある。

　労作❷時の一過性の息苦しさは**息切れ**といわれるが，これも呼吸困難の一種である。呼吸困難は，換気を増加するよう要請する感覚と，換気増加の達成に対する感覚の不均衡によるものともいわれている。患者は，「息が切れる」「息が詰まる」「息が吐けない」「空気が足りない」「空気が吸えない」など，さまざまな表現でそのつらさを表現する。

　呼吸困難の客観的指標としては，ヒュー=ジョーンズ Hugh-Jones の呼吸困難度の分類や，国際的に頻用される MRC 息切れスケール British Medical Research Council dyspnea Scale などがある（◯表3-1, 2）。これらは労作との関連で，本人が自覚する呼吸困難の程度を定量化したものである。

▌胸痛

　さまざまな臓器から発せられる胸部の痛みを胸痛という。胸痛には，①肋

❶高炭酸ガス血症
　体内に CO_2（炭酸ガス）がたまった状態をよび，動脈血ガス分圧（$PaCO_2$）により判定される。

❷労作
　身体を動かすことを労作と表現することもあり，たとえば身体を動かしたときに生じる狭心症を労作性狭心症とよぶ。

◯表3-1　ヒュー=ジョーンズの呼吸困難度の程度と分類

Ⅰ度	同年齢の健康者とほとんど同様に仕事ができ，歩行，階段の昇降も健康者とほぼ同様にできる。
Ⅱ度	平地では同年齢の健康者と同様に歩行できるが，坂や階段は息切れを感じる。
Ⅲ度	平地でも健康者なみには歩けないが，自分のペースなら約 1,600 m 以上歩ける。
Ⅳ度	休み休みでなければ約 50 m 以上歩けない。
Ⅴ度	話したり着物を脱いだり，身のまわりのことをするのも息切れがする。そのため外出できない。

○表3-2　修正MRC質問表

グレード分類	あてはまるものにチェックしてください(1つだけ)	
0	激しい運動をした時だけ息切れがある。	☐
1	平坦な道を早足で歩く,あるいは緩やかな上り坂を歩く時に息切れがある。	☐
2	息切れがあるので,同年代の人よりも平坦な道を歩くのが遅い,あるいは平坦な道を自分のペースで歩いている時,息切れのために立ち止まることがある。	☐
3	平坦な道を約100 m,あるいは数分歩くと息切れのために立ち止まる。	☐
4	息切れがひどく家から出られない,あるいは衣服の着替えをする時にも息切れがある。	☐

(日本呼吸器学会COPDガイドライン第5版作成委員会：COPD(慢性閉塞性肺疾患)診断と治療のためのガイドライン2018,第5版. p.54,メディカルレビュー社,2018による)

間神経や横隔神経を介して伝達される胸壁の構成要素から生じる鋭利痛である胸壁痛(外側痛)と,②迷走神経の求心線維を介して伝達される内部臓器から生じる鈍痛である臓器痛(中心痛)とがある。肺実質では痛みは生じないが,胸郭を構成する皮膚・筋肉・神経・骨膜・胸膜などでは痛みが発生するため,これらの条件によって痛みを感じる。

咳嗽

咳嗽は,気道内の分泌物や異物を体外へ排出するために,急速な激しい空気の流れを生じさせる生理的な生体防御の反射である。短い吸息に続いて声門を閉塞し,胸腔内圧を上昇させて,引きつづき声門の開放と急激な呼息により気道内容物を吐き出す。咳嗽は異物の吸入や誤嚥を防止し,粘液による気道内腔の閉塞を防止している。

異物などの機械的刺激や,刺激性ガスなどの化学的刺激,炎症による気道粘膜からの分泌物の増加による刺激と,その刺激は上行して延髄に達する。そこから横隔神経や肋間神経などの運動神経を経て,筋の収縮を引きおこし,声門を閉鎖して気道内圧を上昇させ,その後,一気に声門を開放して空気を急速に呼出することにより,咳嗽は生じる。

咳嗽には,①喀痰を伴わない乾性咳嗽と,②喀痰を伴う湿性咳嗽がある。前者は上気道の炎症や,塵埃などの異物の吸入,刺激性ガス,タバコの煙,冷たい空気などを吸い込んだときに,機械刺激受容器や化学受容器が刺激されて生じる。また,気管支喘息や間質性肺炎などで肺の伸展受容器が刺激されても生じる。後者は,急性気管支炎や急性肺炎などの炎症に伴い分泌物が増加し,喀痰量が増加することにより,各種の受容器が刺激されて生じる。

喀痰

気道分泌物とともに体外から吸入された塵埃などを混合して,上気道から排出される粘性物質が喀痰である。喀痰は気道クリアランス,つまり生体防御の役割がある。健常者でも,気管支からの分泌液は100 mL/日程度ある。

気管支からの分泌物が増えて過分泌になると,それが刺激になり,痰とし

て喀出される。痰の性状・量・内容物は，肺内でなにがおきているのかを推察するうえで重要な情報となる。

▌喘鳴

　喘鳴は，聴診器なしに口もとで聴取される「ゼーゼー」「ヒューヒュー」と表現される呼吸音である。これは，狭窄した気道内を高速な気流が通過する際に生じる高周波の連続した異常音である。気道は呼息時に周囲から圧迫されるため，喘鳴は呼息時に鮮明に聴取される。咳により喘鳴が消失する場合は，気道内の喀痰によるものだと考えられる。また，喘息では，喘鳴によって気道の痙攣の有無がわかり，全肺野で喘鳴が聴取された場合，喘息発作を意味する。

▌ばち指

　ばち指とは，指趾の先端が腫大し，太鼓のばちのようになる状態をさす。これは，慢性的な低酸素血症を示す肺疾患に合併することが多い。

▌チアノーゼ

　毛細血管中のデオキシヘモグロビン（脱酸素化ヘモグロビン）が５g/dL をこえ，皮膚や粘膜，舌が暗紫色になる状態をチアノーゼという。これは毛細血管中の O_2 不飽和を示しており，高度の低酸素血症や末梢循環不全の場合にみられる。

　呼吸機能障害による低酸素血症を特定するために，動脈血酸素飽和度（PaO_2）の測定が行われる。高度の貧血の患者では，デオキシヘモグロビン量の不足から，PaO_2 が低下してもチアノーゼをみとめない場合もあるので注意を要する。

2 呼吸機能障害に関連する看護上のニーズ判別のためのアセスメント

1 呼吸機能障害に関連する看護上のニーズ

　呼吸機能障害に関連した看護上のニーズとしては，以下のものがあげられる。

　①生命維持の危機　換気障害・ガス交換障害に伴い，低酸素血症や高炭酸ガス血症が生じて広範囲に全身的な機能不全を誘発する。

　②苦痛　呼吸困難や咳，胸痛など，苦痛を伴う症状が生じる。

　③活動制限や日常生活動作の自立困難　体動に伴い呼吸困難が出現するため，身体的活動量が制限されたり，入浴や移動などの日常生活動作などの自立が困難になることもある。

　④日常生活における自己管理　感染予防や日常生活動作の工夫，酸素療法に伴う管理方法など，呼吸機能障害の増悪因子を除去してコントロールする必要がある。そのための，日常生活におけるさまざまな自己管理方法について，本人や家族が理解して適切に実施できなければならない。

　⑤死への不安・おそれ，生活動作の制限や他者への依存に伴う自尊感情

低下　呼吸困難を強く感じることは、死に対する不安や恐怖をもたらす。さらに死への恐怖をいだくことでパニックに陥り、その結果、十分な換気量が得られず呼吸困難が増悪することもある。

　また、生活動作に伴い呼吸困難が出現する場合、生活動作が制限されることになり他者に援助を受けることや活動範囲の縮小が余儀なくされることがある。いままでどおりの生活が困難になることでストレスが生じたり、自尊感情が低下する場合もある。

2 看護上のニーズ判別のためのアセスメント

　対象者の呼吸状態に関連したアセスメントのために、①看護上のニーズを判別する視点、②看護上のニーズの原因・誘因を明確化する視点、③援助時に活用可能な情報という3つの視点から情報を収集する。それらの情報を主観的情報と客観的情報に分け、解釈・分析・統合を行う（●表3-3）。

呼吸機能障害に関連した主観的情報

　呼吸困難・咳・痰・胸痛などといった呼吸機能障害に関連した自覚症状について情報収集を行う。とくに呼吸困難については、酸素の供給と需要のバランスの状況を知るために重要であり、運動や動作との関連性に着目して確認していく。その際、酸素不足を示すチアノーゼや呼吸状態などの客観的情報を同時に観察する。

　また、これらの症状に伴うつらさや、呼吸困難に伴って生じやすい死への恐怖、あるいは疾患に対する不安などの、心理的な状態に関する発言に注意する。呼吸機能障害や治療によってその人の日常生活がどのように変化し、

●表3-3　呼吸機能障害に関連するニーズ判別のためのアセスメント項目

①主観的情報	1）呼吸機能障害に関連した自覚症状	呼吸困難，咳，喀痰，胸痛など
	2）呼吸機能障害に伴う心理的訴え	つらさ，不安，日常生活への影響のとらえ方など
②客観的情報	1）呼吸器系のフィジカルアセスメント（胸郭，肺，気管）	呼吸数，深さ，リズム，型，呼息・吸息の時間比，鼻呼吸なのか口呼吸なのか，胸郭の動きの左右差，呼吸補助筋（僧帽筋，胸鎖乳突筋，斜角筋）の動き，呼吸音（喘鳴，清音，副雑音）など
	2）検査	肺機能検査・肺活量，1回換気量，1秒率など 胸部X線写真，動脈血ガス分析 動脈血酸素飽和度（SaO_2） 血液検査，感染症の判断
	3）呼吸機能に影響を及ぼす疾患	呼吸器系疾患，心疾患，脳・神経疾患
	4）循環機能：肺循環および酸素の運搬	血液検査　貧血の有無，心不全などの心疾患
	5）呼吸機能障害に伴う症状の有無と程度	脈拍・血圧・体温の変化，チアノーゼ，ばち指，咳，喀痰の性状など
	6）呼吸機能障害の日常生活動作への影響の有無と程度	——
	7）呼吸状態に影響をおよぼす生活習慣と環境	喫煙歴，粉塵や化学物質などを吸入するような労働・生活環境など

そのことで社会的役割がどのように変化し，それが自尊感情にどのような影響を及ぼしているのかにも注目する。

■ 呼吸機能障害に関連した客観的情報

換気状態などを評価する情報を収集するために，呼吸器系のフィジカルアセスメントを実施する。とくに呼吸音の聴取は，酸素と二酸化炭素の出入りの状態や，分泌物貯留の有無を評価するうえで有効な情報となる。

肺機能や呼吸器系疾患の客観的状態を把握するため，肺機能検査(肺活量，1回換気量，1秒率など)，胸部X線検査，CT・MRI検査，気管支鏡検査，胸腔穿刺，肺生検，喀痰検査，動脈血ガス分析(PaO_2・$PaCO_2$・pHなど)，経皮的動脈血酸素飽和度(SpO_2)測定などの結果を確認する。循環機能は，呼吸機能への影響が大きいため，必要に応じて情報を収集する。また，呼吸機能障害に伴う症状の有無と程度は，呼吸機能障害の原因や誘因，あるいは障害の程度を知るために重要な情報となる。

3 呼吸機能障害に関連するニーズ充足に向けた看護援助

呼吸機能障害への援助は，患者への直接的な援助だけでなく，患者・家族が日常生活を通して呼吸機能障害を自己管理していけるように指導していくことが重要である。

1 清浄な空気を維持するための援助

肺胞内に取り込む空気が清浄であることは重要である。そのため室内の換気を定期的に行い，清浄な空気を確保する。とくに，在宅で療養する場合には，住居の構造を考慮して室内の換気を十分に行うように指導する。また，適切な湿度を維持するようにも援助する。

2 効果的な換気を促すための援助

効果的な換気が行われるように援助を行う。換気に影響を及ぼす，①呼吸運動，②気道の通過状態の2つの視点から阻害要因をとらえ，それを除去・軽減して，効果的な換気が維持できるように援助する。

■ 効果的な呼吸運動の促進

● 呼吸方法の指導　深呼吸によって肺の拡張を促し，十分に酸素を取り込めるようにする。呼吸回数が増えても，1回換気量が少ない浅い呼吸の場合には，ガス交換に利用できない解剖学的死腔をこえる空気の量が少なく，肺胞での効率的なガス交換が妨げられる。ゆっくりと十分に吸入し，その肺気量を十数秒間保持し，すべての肺胞の膨張を待つイメージで，ゆっくり呼息するように促す。

呼吸方法の指導にあたっては，腹式呼吸をすすめる。腹式呼吸は横隔膜運動によって効果的に行われる呼吸であり，消費エネルギーが少なく，十分に肺を拡張させて換気量を多くすることができる。胸式呼吸では胸郭の運動に

エネルギーを要する。また，補助筋を用いた呼吸方法は非効率的で仕事量が多く，疲労が増強するため，呼吸の仕方の指導を行う。

● **口すぼめ呼吸の推奨**　肺胞内に残っている空気を十分に吐き出すことで，自然に肺は拡張する。呼息時に口をすぼめることにより，口もとの空気抵抗が大きくなり，気道内圧が上昇して気道の虚脱が防止され，呼息途中での気道の閉塞が防止される。これによって気道内圧が高く維持されるため，肺胞内との圧勾配が少なくなり，気道がふさがりにくくなる。そのため，肺胞内のガスが十分に排出されやすくなり，1回換気量の増加や呼吸数の減少が期待できる。

● **呼吸筋の強化**　腹筋群などの呼吸筋の強化やストレッチを行い，胸郭運動や横隔膜運動といった呼吸運動が効果的に行われるようにする。また，トリフロー®などの呼吸筋トレーニング器具を用いて吸気筋を強化し，肺胞まで酸素が取り込めるようにする。

● **体位の工夫**　ファウラー位や起座位は，横隔膜を下げやすくする。また，背部の圧迫を除去するような体位にすることで，胸郭の運動を円滑に行うことができ，換気量を増加させやすい。

肺の換気量と血流量は重力の影響を受け，体位によって大きく変化する。立位では，肺尖部の換気量は血流量より多いため換気血流比は大きく，肺尖部から肺底部にかけて，換気量・血流量ともに増加する。しかし，換気量より血流量のほうが増加するため，換気血流比は小さくなる。

横隔膜の位置や，胸郭の前後径・横径は体位により変化し，また重力により肺血流量は変化する。このことは肺気量分画へ影響する。とくに，ガス交換にきわめて重要な指標である機能的残気量 functional residual capacity（FRC）は体位による変化が大きく，仰臥位では腹臥位よりさらに低下する。FRCの低下は，気道閉塞や換気の不均等をもたらし，酸素運搬能を低下させる。

● **胸郭・横隔膜運動の阻害要因の除去**　衣類・寝具・おむつなどの圧迫により，胸郭・横隔膜運動を阻害しないようにする。また，食事摂取量や食事の内容を工夫することで，胃の膨張や腸内ガス貯留を軽減し，横隔膜が挙上されることを避ける。

▌ 効果的な気道浄化

● **喀痰の性状の改善**　水分補給や含嗽，吸入療法などで気道内を加湿し，痰の粘稠度を下げて容易に痰を喀出できるようにする。

● **痰の移動・除去**　肺内の分泌物の貯留部位につながる気管支が，地面と垂直になるような体位をとり，重力を利用して痰を移動させることを**体位ドレナージ**という。また，体位ドレナージとともに，気道壁から分泌物を胸壁を通して分泌物へ振動を与え，気道壁から遊離させるために軽打法（パーカッション）を行う場合もある。ただし，軽打法は，胸壁に物理的外力が加わりやすく，循環動態に影響を及ぼして不整脈を誘発することもあるので注意する。

そのほかの痰を移動させる方法として，呼気の流速を高める方法もある。鼻からゆっくり腹式呼吸で最大限に息を吸い込んでとめ，身体を前傾にして

腹筋を締め付けながら一気に呼息を行って咳をして痰を除去する。あるいは，鼻からゆっくり大きく息を吸い，口から息を速く強く出すハッフィングにより，強い呼気で痰を上気道部へ移動させたり，細気管支や細胞壁に付着した痰を遊離させることが可能である。また，虚脱した肺胞の空気の入り方を改善して，呼気流速を得る方法であるスクイージングが，体位ドレナージと組み合わせて用いられることがある。

　咳嗽反射がみとめられない，あるいは痰を除去するのに十分な喀出力がみとめられない場合は，吸引によって機械的に分泌物を除去（吸引）する場合もある。その際は，できるだけ吸引圧を低くして，短時間かつ効果的に分泌物を除去するようにする。そのため，痰の粘稠度を下げることや，気管分岐部へ痰を移動させるなどを組み合わせて実施する。

●**薬物の自己管理への援助**　気管支拡張薬や去痰薬などによる薬物療法が行われている場合，指示通り服薬できるように薬物の自己管理に向けた指導や援助を行う。

３ 酸素の供給・需要のバランスをとるための日常生活援助

　安静・休息と活動のバランスをはかり，酸素の供給と需要のバランスがとれるように，日常生活の活動のコントロールを援助する。患者自身が自分の呼吸機能の状態を理解し，自分の日常生活の活動量と酸素不足によって生じる呼吸困難の程度との関係を意識して，自己管理できるように援助していくことが大切である。

●**日常生活への注意**　食後は消化・吸収にエネルギーが使われるので，さらにエネルギー消費を増やすような運動を避けるようにゆっくりと休憩をとるように指導する。また，入浴はぬるめのお湯で短時間ですますか，入浴に伴う静水圧や温熱刺激による代謝亢進などを避けるためにシャワーを利用するのもよい。

　移動もゆっくりとした動作にするよう促し，連続して作業や動作を行うのでなく，途中に休憩を入れることをすすめる。便秘になると努責に伴い酸素の取り込みが一時的に少なくなることに加え，努責のために筋を使い酸素消費が高まるので注意する。

●**感染予防**　感染をおこすと体温が上昇し，それに伴い代謝が亢進して酸素消費量を増加させる。呼吸器系の感染の場合は，気道粘膜への刺激により喀痰が増加しやすく，貯留した喀痰によって換気が十分なされなくなる。また，肺胞に炎症がおこるとガス交換の機能が障害され，さらに酸素が不足して呼吸困難が悪化する。

　手洗いや含嗽，マスクの着用，インフルエンザワクチンの接種や肺炎球菌ワクチンの接種の推奨など，感染予防のための行動を説明していくことが重要である。

4 安全な酸素投与

　低酸素血症は，生命の維持にとってきわめて危険な状態である。酸素療法は，低酸素状態にある患者に対して，その悪化の予防と改善のために，空気中の酸素濃度を上まわる酸素を吸入させる療法である。一般的に急性の低酸素血症では，PaO_2 60 mmHg 以下で酸素療法が開始される。ただし，呼吸不全のある不安定な時期は，それ以上でも開始する場合がある。

　酸素の投与方法は，吸入気酸素濃度を一定に保って投与するベンチュリーマスクによる方法と，患者の呼吸状態によって吸入気の酸素濃度が変化する鼻腔カニューレ，酸素マスク，リザーバー付酸素マスクなどの方法とがある。酸素療法が行われている際は，呼吸状態の安定を確認する。それと同時に，酸素療法の合併症として，高濃度酸素による酸素中毒があるため，指示された流量が適切に投与されているかを確認することが大切である。

　酸素療法の目的は PaO_2 を 80 mmHg 以上に保ち，呼吸・循環動態を安定させることにある。PaO_2 の値だけでなく，呼吸数や心拍数などバイタルサインに留意することが求められる。

　COPD のような慢性呼吸不全をみとめる患者が自宅などで療養する際には，在宅酸素療法が行われる。慢性呼吸不全の高齢者は，息苦しさのため日常の身体的な活動量が低下し，食欲低下や筋力低下などが生じる。そのため，外出機会が減少するなどの社会的な不利益や心理的な障害といった多様な障害が生じやすい。

　このような状況では，日常生活をできるだけ維持していくために教育・運動療法・栄養療法などを含む，包括的リハビリテーションが行われ，QOL 向上に向けた多角的な指導が行われる。

5 不安・つらさの把握と援助

　呼吸困難がある場合，死への恐怖や不安を感じる。患者を安心させるように効果的な呼吸を促していく。また，患者は呼吸困難の原因や今後の治療への不安，行動制限に対する今後の生活への不安などといったさまざまな不安やつらさをかかえている。これらを十分に把握し，適切な情報提供を行い，対象者や家族が不安・心配に対処できるように援助していく。

　また，呼吸機能障害が悪化すると，日常生活を他者に依存せざるをえなくなり，社会的役割を変更せざるをえない状況が生じ，それにより自尊感情が低下してしまうこともある。その人らしい生活が送れるように，可能な限り自立した生活ができるよう，自己管理方法を指導していくなどの援助をしていく。

B 循環に関連する症状を示す対象者への看護

1 循環障害に関連する症状のメカニズム

1 循環機能のメカニズム

　循環器系は，心臓と血管系から構成され，酸素や栄養素を全身に分配し，老廃物を肺・腎臓・肝臓・皮膚に運搬する役割を果たしている（◉図3-2）。心臓は，血液を受け取るときに拡張し，送り出すときに収縮するポンプ機能をもつ。血管系は，心臓から血液を送り出す動脈系，諸器官を灌流する毛細血管，心臓に血液を戻す静脈系，および補助システムとしてのリンパ管系からなる。

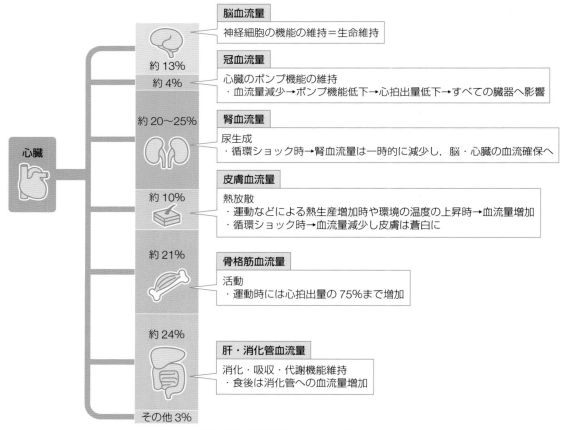

脳血流量
約13%
神経細胞の機能の維持＝生命維持

冠血流量
約4%
心臓のポンプ機能の維持
・血流量減少→ポンプ機能低下→心拍出量低下→すべての臓器へ影響

腎血流量
約20〜25%
尿生成
・循環ショック時→腎血流量は一時的に減少し，脳・心臓の血流確保へ

皮膚血流量
約10%
熱放散
・運動などによる熱生産増加時や環境の温度の上昇時→血流量増加
・循環ショック時→血流量減少し皮膚は蒼白に

骨格筋血流量
約21%
活動
・運動時には心拍出量の75%まで増加

肝・消化管血流量
約24%
消化・吸収・代謝機能維持
・食後は消化管への血流量増加

その他3%

※安静時心拍出量5.6 L/分（体重70 kgのとき）

◉図3-2　体循環系の各臓器への心拍出量の配分

　心臓の機能は，①前負荷，②心拍数，③心臓の収縮力，④後負荷によって規定される（●図3-3）。

　前負荷とは，心臓に戻ってくる血液量（静脈還流量）で，前負荷が増大すると1回心拍出量も増加する。心臓から送り出される血液は，拡張期血圧以上の圧力で拍出される必要がある。心臓が収縮をしたのちに，この圧力を生むために生じる負荷を後負荷とよび，全身の血管抵抗などが指標となる。後負荷が高いと心臓から血液を送り出しにくく，また低すぎても過剰な心拍出量の増加となる。後負荷が適切であれば，心筋の収縮力が強いほど1回心拍出量は増加する。

　血圧とは，血液が血管壁に与える血管内圧のことで，通常は動脈内の圧をさす。静脈の血圧は静脈圧という。

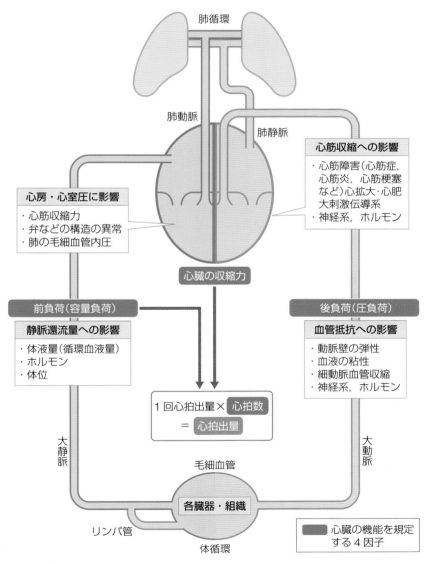

●図3-3　心臓の機能を決定する因子

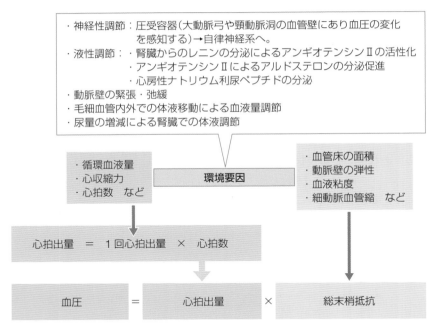

・神経性調節：圧受容器（大動脈弓や頸動脈洞の血管壁にあり血圧の変化
　　　　　　　を感知する）→自律神経系へ。
・液性調節：・腎臓からのレニンの分泌によるアンギオテンシンⅡの活性化
　　　　　　・アンギオテンシンⅡによるアルドステロンの分泌促進
　　　　　　・心房性ナトリウム利尿ペプチドの分泌
・動脈壁の緊張・弛緩
・毛細血管内外での体液移動による血液量調節
・尿量の増減による腎臓での体液調節

・循環血液量
・心収縮力
・心拍数　など

環境要因

・血管床の面積
・動脈壁の弾性
・血液粘度
・細動脈血管縮　など

心拍出量　＝　１回心拍出量　×　心拍数

血圧　＝　心拍出量　×　総末梢抵抗

◎図 3-4　血圧の調節

　血圧は以下の式であらわせる。
　　血圧＝心拍出量×総末梢抵抗
　心拍出量は，1 回拍出量×心拍数であるため，以下のようにあらわすこと
もできる。
　　血圧＝1 回心拍出量×心拍数×総末梢抵抗
　この式からわかるように，血圧は，心臓の機能および全身の血管の状態と
循環血液量を反映している（◎図 3-4）。

2 循環障害に関連する代表的な症状と発症のメカニズム

　循環障害とは，循環器系に障害が生じ，全身あるいは局所を循環する血液
の流れが障害され，各組織に必要な血液の供給が障害されている状態のこと
をいう。

▌胸痛
　胸痛は，虚血性心疾患などの心筋の虚血に由来するものと，急性心膜炎や
解離性大動脈瘤などに由来するものとがある。
　虚血性心疾患である狭心症では，冠動脈の痙攣により胸痛が発現する。こ
れは，心臓の酸素消費が冠動脈からの酸素供給を上まわったために生じる。
そのため，心筋の酸素消費が増える走る，階段を昇るなどの労作時や，興奮
状態や食事，寒冷などが誘因となる。狭心症での胸痛は，胸部の正中に生じ，
痛みというより，圧迫感，絞扼感，窒息感，不快感として感じられる。
　また，同様に虚血性心疾患である心筋梗塞では，30 分以上症状が続き，
狭心症と同様の強い胸部不快感や，冷汗，吐きけ・嘔吐，脱力感，失神など
が生じる。

狭心症と心筋梗塞はともに，痛みが左肩や左上腕などへの放散痛として知覚されることもある。

呼吸困難

呼吸困難は呼吸に伴う不快感の総称であり，その不快感を伴って呼吸を意識するようになることである。「息苦しい」「呼吸がしづらい」「息が詰まる」などの自覚症状として表現される。呼吸困難は，心臓に由来するものであり虚血性心疾患や弁膜性心疾患，高血圧性心疾患などのために心臓のポンプ機能が不全となり心拍出量が低下することによる肺うっ血によって生じることが多い。

はじめは活動によって生じる労作性呼吸困難だが，徐々に増悪して安静時も呼吸困難を感じるようになる。夜間，仰臥位をとることで静脈還流量が増加して肺うっ血となり，咳や息苦しさを感じることがある。それを解消するために，起座呼吸をとる。

易疲労性

心拍出量の低下に伴い，各組織への血液灌流が不十分となる。そのため，活動に伴って容易に疲れやすくなる。とくに，1日の終わりに出現することが多い。

動悸

自分の心臓の拍動を「強い」「速い」と自覚して不快に感じることである。これは，心臓の調律異常や，心臓の収縮力亢進❶による急な心拍数の変化，不規則な拍動，1回心拍出量の増加などが原因で生じる。

失神

一過性の意識消失である。心疾患による失神は，心拍出量の低下による一過性の脳血流の減少によって生じる。前駆症状はとくになく，発症後比較的すぐに意識は回復する。原因となる心疾患として，心停止や著しい徐脈，発作性心室性頻脈，心室細動などがあげられる。

ショック

なんらかの原因による急激な血液循環障害によって，脳・心臓・腎臓などの重要な臓器や組織が虚血状態となり，それらの臓器が機能不全に陥った状態をいう。ショックが遷延した場合，重要臓器の機能障害が生じて死にいたることもある。ショックの診断基準には統一されたものはないが，収縮期血圧の低下により，臨床症状として5P症状（蒼白 pallor，虚脱 prostration，冷汗 perspiration，脈拍触知不能 pulselessness，呼吸不全 pulmonary deficiency〔insufficiency〕）が短時間に発現する。

ショックは循環障害の発生要因により，以下のように分類される（◯表3-4）。

（1）多量の血液や体液の喪失による循環血液量減少性ショック

（2）心筋機能や心臓の機械的障害，不整脈など心臓のポンプ機能障害による心原性ショック

（3）感染症やアレルギー，自律神経反射の異常などによる末梢血管抵抗の低下（血管拡張）や血管透過性亢進を原因とした血液分布異常性ショック

NOTE
❶発熱，貧血，運動，弁逆流などで生じる。

◉表 3-4　循環障害の発生要因によるショックの分類

ショックの分類	発生要因
(1)循環血液量減少性ショック	①出血性ショック：外傷，消化管出血，術後出血など ②体液喪失：下痢，嘔吐，熱傷，汎発性腹膜炎，熱中症など
(2)心原性ショック	①心筋障害：心筋梗塞，拡張型心筋症など ②機械的障害：僧帽弁閉鎖不全症，大動脈弁狭窄症，心室中隔欠損症など ③不整脈
(3)血液分布異常性ショック	①感染性ショック：敗血症，脳炎，髄膜炎，血管内カテーテル感染など ②アナフィラキシーショック ③神経原性ショック：高位脊髄損傷，高位脊髄麻酔
(4)心外閉塞・拘束性ショック	①心タンポナーデ ②収縮性心膜炎 ③重症肺塞栓症 ④緊張性気胸

(4)心膜腔内圧や胸腔内圧の上昇などによって心臓の拡張が障害され，心室への血液流入が障害されて生じる心外閉塞・拘束性ショック

▍浮腫

　浮腫は，間質腔内の間質液❶(組織液)が増加して貯留した状態である。浮腫は，毛細血管からの血漿の濾過が促進され，かつ濾過により生じた間質液の量を，毛細血管からの再吸収量と，リンパ管への除去量，つまりリンパ流量の合計をこえると生じる。そのため，浮腫の出現は，①毛細血管圧，②血漿膠質浸透圧，③リンパの還流量の影響を受ける。

　循環障害は，①毛細血管圧と③リンパの還流量に影響を及ぼす。毛細血管のある末梢に加え，心臓や動・静脈の障害による静脈圧の上昇によっても，毛細血管圧は上昇する(◉図3-5)。また，リンパ流量の減少は，さまざまなリンパ管の障害により生じる。これらの要因により浮腫が出現し，さらに心拍出量の減少により増悪するという悪循環に陥る。心臓に由来する浮腫は，下肢に著明にあらわれる。行動に伴い増悪するため，夕方に強くあらわれやすい。また，浮腫は，それに気づく前に体重の増加が先行する。

　左心不全❷では，肺静脈や肺の毛細血管がうっ血し，肺の間質や肺胞❸への体液の貯留により，呼吸困難となる。

　右心不全では，体循環の静脈および毛細血管でうっ血が生じる。そのため，肝うっ血による肝腫大や，門脈圧上昇による腹水，腸管の循環不全による浮腫，胸腔内への水分貯留(胸水)などが生じる。

▍チアノーゼ

　チアノーゼは，末梢血中のデオキシヘモグロビン(脱酸素化ヘモグロビン)が5g/dL以上となり，皮膚が暗紫色になった状態である。呼吸困難と同様に，酸素欠乏の評価にとって重要な指標である。

　口唇や口腔粘膜などに出現する中枢性チアノーゼは，静脈血が動脈血に混

NOTE
❶間質液
　間質液は，血漿が毛細血管内皮細胞を介して血管外へ濾過されたものである。

NOTE
❷心不全
　心臓のポンプ機能が低下し，十分な心拍出量が確保できない状態をよぶ。
❸肺に体液が貯留した状態は肺水腫とよばれる。肺の間質に貯留した間質性肺水腫が進行し，肺胞内腔にも貯留すると肺胞性肺水腫となる。

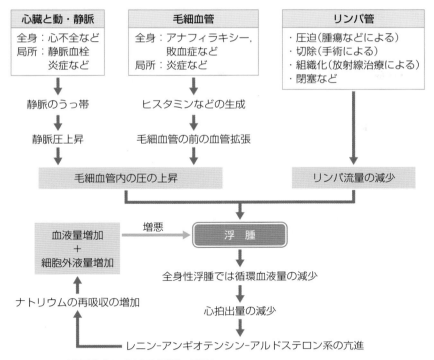

◯図 3-5　循環障害における浮腫の発現

入するような先天性心疾患による動脈血の酸素飽和度の低下の際にみとめられる。一方，四肢の末梢や，耳介など身体の露出している部分に出現する末梢性チアノーゼは，動脈血の酸素飽和度は正常であるが，心拍出量の低下や寒冷刺激などによる末梢血管収縮や，静脈瘤・血栓性静脈炎・浮腫などの静脈閉塞などによる末梢血管での血流停滞によって生じる。

▍血圧異常

　血圧異常には，高血圧と低血圧がある。

● **高血圧**　高血圧とは，体循環系の血圧が持続して上昇している状態である。高血圧は，収縮期血圧と拡張期血圧の値によって判断される。その基準として，日本高血圧学会が「高血圧治療ガイドライン 2019」で提示した血圧値の分類がある（◯表3-5）。高血圧には，原因となる疾患がわからない本態性高血圧と，腎疾患や内分泌疾患などが原因で生じる二次性高血圧とがある。

● **低血圧**　一方，低血圧は，心拍出量の減少や末梢血管抵抗の減少によって出現する。血圧値が正常以下で，かつそれに伴う易疲労性や作業能率低下，めまい，耳鳴りなどがある場合をいう。通常，圧受容器などの調節により血圧は一定に維持されている。しかし，その調節などが障害されると低血圧を発症する。低血圧のうち，仰臥位・座位などから起立したときに生じるめまいを起立性低血圧とよぶ。これは，脳を含む上半身の血液が，起立したことで下半身にうっ滞することで生じる。

◉表3-5　成人における血圧値の分類

分類	診察室血圧（mmHg）			家庭血圧（mmHg）		
	収縮期血圧		拡張期血圧	収縮期血圧		拡張期血圧
正常血圧	＜120	かつ	＜80	＜115	かつ	＜75
正常高値血圧	120-129	かつ	＜80	115-124	かつ	＜75
高値血圧	130-139	かつ/または	80-89	125-134	かつ/または	75-84
Ⅰ度高血圧	140-159	かつ/または	90-99	135-144	かつ/または	85-89
Ⅱ度高血圧	160-179	かつ/または	100-109	145-159	かつ/または	90-99
Ⅲ度高血圧	≧180	かつ/または	≧110	≧160	かつ/または	≧100
（孤立性）収縮期高血圧	≧140	かつ	＜90	≧135	かつ	＜85

（日本高血圧学会高血圧治療ガイドライン作成委員会編：高血圧治療ガイドライン2019．p.18，日本高血圧学会，2019による）

2　循環障害に関連する看護上のニーズ判別のためのアセスメント

1　循環障害に関連する看護上のニーズ

1 生命維持のニーズ　心筋梗塞や心不全などにより心拍出量が低下すると，①生体が活動するために必要な酸素・栄養素などの供給困難な状態，②老廃物の除去が困難な状態，をもたらして生命維持の危機的な状態となる。

2 苦痛緩和のニーズ　循環障害によって胸痛や呼吸困難，めまい，ふらつき，疲労感などといったさまざまな苦痛や不快な症状が生じる。

3 日常生活における活動耐性の低下　移動や排泄，食事，入浴などの日常生活における活動は，骨格筋のはたらきが必要となる。そのため，活動が活発になると骨格筋の酸素消費が高まり，代謝が亢進して代謝産物が増加する。これに対応するためには心拍出量の増加が必要となる。しかし，心拍出量が低下していると，活動に対応する血流量を維持することが困難となり，休息が必要となる。したがって，自分の酸素供給範囲にあった活動の仕方や，休息のとり方を身につけていく必要がある。

4 末梢循環障害による皮膚粘膜組織の損傷のリスク　浮腫や局所の血流障害による虚血状態によって皮膚・粘膜の組織が脆弱となり，二次的に損傷する危険性がある。

5 循環機能のコントロールに向けた生活の自己管理のニーズ　日常生活において，①循環血液量をコントロールするための水分摂取制限やナトリウム制限，②肥満予防のためのカロリー制限，③動脈硬化予防に向けた脂肪制限などの食事療法や運動療法，④禁煙やアルコール摂取など嗜好品の制約，⑤薬物療法の継続や症状管理のための定期受診など，患者や家族らがみずから生活習慣やライフスタイルを変更して適切に自己管理していくことが求められる。

　⑥**心理・社会的ニーズ**　循環障害によって心拍出量が低下することは生命活動に危機的な状況をもたらし，このことは患者自身だけでなく家族にも死への不安をもたらす。また，循環障害は慢性疾患が多く，継続的な治療や疾患の増悪防止のために，前述のような日常生活上の制限が必要となる。そのことで，家族・社会のなかの役割の修正や変更が余儀なくされることも多く，自分らしさの喪失に伴う自己イメージの修正や，自己実現への障害が発生し人生の目標の修正が必要となることもある。

2　看護上のニーズ判別のためのアセスメント

　循環障害によって生じている看護上のニーズをアセスメントするためには，ニーズを示す症状や徴候の有無や，症状の原因，循環機能や症状を増悪させる要因についての情報を，主観的および客観的に集めていく必要がある（◎表3-6）。とくに，心臓の機能を規定する4因子（前負荷，心拍数，心臓の収縮力，後負荷）に影響を及ぼす内容は，循環機能の評価と同時に援助方法につながるので注目していく。

3　循環障害に関連するニーズ充足に向けた看護援助

　循環障害の看護援助の基本的な考え方は，心臓のポンプ機能の効率を改善し，その人自身の循環機能の予備能力の範囲内で生活できるようにしていくことである。その際，心臓の機能を規定する4因子である前負荷，心拍数，心臓の収縮力，後負荷の視点で援助活動を考える。また，薬物療法についても，この4因子との関連で理解するとわかりやすい。

　循環障害に関しては，症状コントロールのために，患者および家族が，食事や活動，薬物，定期受診などの自己管理をすることが不可欠である。疾患や治療に対する理解を促すとともに，患者の日常生活のなかにある増悪要因の除去・軽減への援助を直接実施する。また，患者や家族が行動変容できるように指導していくことも重要である。

1　血液循環を促進する援助

　起立性低血圧やショックなどの心拍出量減少時や，局所循環障害時には，血液循環を促進するように援助を行う。重篤なショック時は，心肺蘇生を含めた緊急処置などが実施される。
■心拍出量減少時
　静脈還流量を増やす援助を行う。
●**体位**　循環血液量減少と末梢血管の拡張による静脈還流量の低下が生じている場合，脳への血流量を増加させるため，下肢の血液を上半身に移行させて静脈還流量を増やすようにする。そのため体位は，原則として水平の仰臥位とし，下肢のみ30〜40度挙上する。ただし，うっ血性心不全を伴う場合はファウラー位とし，静脈還流量の急激な増加による心負担の軽減をはかるようにする。

▶表3-6　循環機能障害のニーズ判別のためのアセスメント項目

①主観的情報	1)循環機能障害に関連した訴え	①ドキドキする感じ(心拍出量の変動, 増加)や心臓が一瞬とまって, 飛びはねるような違和感(期外収縮) ②心拍出量減少に関連して:胸部不快感, 締めつけられるような胸の痛み(虚血性心疾患による胸痛), 息苦しさ, 労作性呼吸困難(心不全), めまい(一過性脳虚血), 立ちくらみ(起立性低血圧), だるさ(倦怠感), つかれやすさ(易疲労性) ＊活動や安静との関連で呼吸困難や胸痛などを確認 ＊合併症がある場合, ほかの臓器の機能異常に関連した訴え
	2)循環機能障害によってもたらされる心理反応	①心配, 不安, 恐怖:心臓の異常は生命の危機と関連が強く不安などが生じやすい ②治療や生活規制などに対する思い:循環機能障害は不可逆的な変化がほとんどであり, 生涯コントロールが必要であり, 習慣やライフスタイルなどの変更が余儀なくされる
	3)循環機能障害に影響する生活・環境要因	①食習慣:総カロリー, 塩分, コレステロール摂取量 ②嗜好品:コーヒー, アルコール, タバコなど ③排泄習慣と環境 ④入浴習慣や脱衣所・浴室の環境
	4)循環機能障害に影響する心理要因	緊張, 興奮, ショック, 不安, ストレスなどの, 交感神経系・内分泌系を刺激するような心理反応をもたらす要因の有無
②客観的情報	1)脈拍	①数, ②リズム, ③大きさ, ④弾性という脈拍の観察ポイントにそって測定する。とくに心拍数と比較し, 欠損などないか, 心臓から血液が末梢まで流れているかを確認。頸静脈怒張は, 右心房内圧を反映する指標ともなる。
	2)心拍	①数, ②音の大きさと性質(雑音), ③リズム, ④心尖部の位置を観察する。とくに, ②は弁膜症や収縮力の, ④は心臓の肥大の評価につながる。
	3)血圧	①収縮期と拡張期:収縮期は拍出量, 拡張期は血管抵抗の評価に活用できる。 ②左右差:通常 10 mmHg 前後差は生理的変化の範囲内 ③体位による変動:通常, 収縮期血圧は臥床＞座位＞立位である。加齢, 起立時, 長期臥床時などの圧受容器反射による補正の評価が可能である。 ④脈圧と平均血圧
	4)尿量	収縮期血圧が 60 mmHg 以上維持されてないと腎血流量は維持されにくい, また, 循環血液量の調節に関与するため, 循環動態の指標ともなる。
	5)その他身体所見	呼吸・体温・意識, 眼瞼結膜, 皮膚の性状(色調, 皮膚温, 湿潤など)
	6)検査所見	①心電図:刺激伝導系の異常, 心筋の強さ ②胸部 X 線撮影:大動脈血管の硬化度, 心胸郭係数による心肥大の有無 ③心エコー法:心血管の構造と血行動態の評価。駆出率(心室の全容量に対して心室が 1 回の収縮で拍出した血液量の比率のことで, 拡張終期容量－収縮期容量/拡張期終末容量× 100(％)で示され, 心臓の収縮力の評価指標となる。安静時の健康な心臓の駆出率は 60～70％程度である) ④CT, MRI:心臓, 血管の構造の評価 ⑤心臓カテーテル検査:血行動態や形態の評価。 ⑥血液検査:栄養状態, 腎機能, 浸透圧, 心筋・血管収縮へ影響する要因の評価となるデータ類 ⑦眼底検査:動脈硬化の度合が直接観察可能である
	7)行動上の変化	循環障害による脳血流量減少に伴う行動の変化の有無の観察。 • 不穏状態:落ち着きのなさ, じっとしてられない • 集中力の低下 • 意識レベルの変化
	8)循環に影響する生理的要因の有無・程度	①年齢, ②性別, ③体格(肥満を含めて), ④妊娠など
	9)循環障害をもたらす疾患の有無と程度	——
	10)循環障害(全身性・局所性)によっておこる合併症の有無と程度	——

● **下肢の筋ポンプの活用**　起立性低血圧や長期臥床など圧受容器反射の低下などの場合，起座位から立位と徐々に行い，また下肢を動かして腓腹筋などによる筋ポンプを活用して静脈還流量の増加をはかる。

局所循環障害

末梢血管の血流とリンパ流量を促進する援助を行う。

● **物理的刺激**　リンパ管の走行に沿ったマッサージを行ったり，弾性包帯を巻いたり，弾性ストッキングなどの弾性圧迫衣を着用する。着用時は，末梢から中枢に向かって圧が加わるようにし，表在性の末梢血管の血流やリンパ液の流れを促す。

● **温度刺激（温罨法）**　末梢血管を拡張して血液の循環を促す。

● **圧迫の除去**　体位変換による除圧や体位の工夫などを行う。同一体位による圧迫で虚血をおこすので，毛細血管圧 32 mmHg 以上にしないよう工夫する。

2　心臓の負荷を軽減する援助

心臓のポンプ機能が低下している場合の援助では，日常生活上における心拍出量や血管抵抗を上昇させるような負荷の軽減がポイントとなる。

活動と休息のバランス

残存している心臓の予備能の範囲内で，酸素の需要と供給のバランスを維持していけるように，日常生活の活動と休息のバランスを工夫する。身体活動によって各組織が必要とする酸素量が増加するため，心臓の収縮回数や収縮力が増加して心拍出量が増え，結果として心臓の仕事量（負荷）が増大する。心臓の予備能が低下した状況では，少しの活動でも酸素の需要が供給を上まわりやすい。需要が上まわっている徴候として，激しい動悸や胸痛，息苦しさ，疲労感などがある。活動のなかでこれらの徴候を確認し，無理のない活動にしていくことが大切である。

● **酸素消費の減少**　できるだけ安静に過ごし，運動による酸素消費を少なくする。そのため，心臓の予備能に応じて食事動作，清潔・整容動作，移動動作，排泄動作などを援助し，活動を軽減できるように援助する。

● **移動動作**　ゆっくりとリズミカルに歩き，階段も 1 段ずつゆっくりと昇るようにする。公共交通機関を利用するときには混雑する時間帯を外し，乗りかえの回数を減らすなどの工夫をする。

● **食後の安静**　食後は，消化器系の酸素需要が高まるため，血液が消化器系へ集中しやすい。このときに運動すると余分な酸素を必要とし，心拍出量の増加をもたらす。そのため，食後 30 分〜1 時間程度は安静にして余分な酸素消費を避けるように援助する。

しかし，過度の安静は，末梢の血流の停滞による静脈血栓などの障害が出現する危険性もあるので，適度な活動は必要である。医師に現状の心機能に合った活動範囲を具体的に確認する。心臓の仕事量が過剰にならないよう，さらに動悸や息苦しさなどを指標として，活動と休息を組み合わせていくことが大切である。

■ **静脈還流量と循環血液量の増加の軽減**

　静脈還流量の減少のために，①体位の工夫，②循環血液量のコントロールの２つを行う。

● **体位の工夫**　静脈還流量は，多いほうから臥位＞起座位＞立位の順となる。肺のうっ血も軽減するため呼吸がらくになる。呼吸困難が軽度の場合は，半座位や10度ほど頭部を挙上するとよい。この際，枕やふとんなどを用いて，安楽な体位で安静になれるように援助する。ニトログリセリンなどの血管拡張薬を使用している場合は，末梢血管が拡張しているため，臥位から起座位や立位に急激に体位を変換すると一過性の脳虚血をおこすこともあり，注意が必要である。

● **循環血液量のコントロール**　心臓のポンプ機能が低下し，心拍出量が減少すると，腎血流量が低下し，それにより尿量も低下して体内に水分が貯留しやすい。余分な水分の貯留は，時間や食事などを一定にした条件下での体重測定や，顔面・下肢のむくみの出現，呼吸困難の有無を，日々観察して評価する。循環血液量増加による前負荷を軽減するために，塩分量や水分量の調整が必要になる場合がある。いずれにしても患者や家族が，制限の理由を十分に理解して主体的に自己管理していくことが大切である。

　ナトリウムの摂取量を制限する際は，無理をしないことが大切で，決められた範囲内で塩分をじょうずに摂取する工夫をする。しょうゆだけでなく，うま味調味料（グルタミン酸ナトリウム）として多く含まれている。もともと日本人は摂取量が多い食事になれているため，減塩食品の活用や，酢・レモンなどの酸味を利用した味つけを試みるなどの工夫が大切である。また，患者が自分で調整できるようにする。

　制限の範囲内で，その人の本来の食事の楽しみを維持することが大切である。

　水分摂取量の制限では，氷片やレモン水などを利用し，少ない量で口渇が軽減できるように工夫する。

　また，肥満の場合は，脂肪組織の増加とともに毛細血管が増加して末梢血管抵抗が高くなる。心拍出量も体重増加に比例して増加するため，心臓へ負荷がかかりやすい。摂取エネルギーを是正し，肥満の改善をはかることが必要である。

■ **嗜好品の摂取の改善**

　嗜好品による交感神経系および副腎髄質への刺激を避けることが必要である。タバコに含まれるニコチンや，コーヒーなどに含まれるカフェインは，交感神経系を刺激するので，心拍数の増加や末梢血管の収縮がおこり，後負荷が増大する。また，アルコール摂取は血管拡張をもたらすが，心拍数を増加させるため，過度の摂取は心臓への負荷となる。嗜好品の摂取量のコントロールや習慣そのものをやめることの必要性を十分に説明し，習慣の改善を促すことが大切である。

■ **寒冷刺激の除去・緩和**

　皮膚や口腔，鼻腔の粘膜への寒冷刺激は，交感神経系を刺激して末梢血管

を収縮させて末梢血管抵抗を高くするため，寒冷刺激による血管の収縮を避
ける必要がある。あたたかい室内から冷えた廊下やトイレ，冬の屋外に移動
するときや，あたたかい居間から冷たい寝室やふとんに入るとき，入浴時に
脱衣するときなど，日常生活での急な温度変化に注意し，保温に気をつける
ことが大切である。

■ 入浴の工夫

　熱と水圧による刺激を避け，血圧変動を最小限にする必要がある。

　入浴すると，湯による熱と水圧が刺激として加わる。高温による熱刺激は
交感神経系を刺激し，末梢血管を収縮させる。その後，血管は拡張するが，
血管の収縮と拡張によって血圧が上昇と低下を繰り返すことになり，心臓へ
の負荷となる。また，熱であたためられることで体温が上昇して代謝が亢進
し，心拍出量が増加する。さらに，浴槽につかることで静水圧が加わり，胸
郭運動を妨げると同時に，静脈を圧迫して血管抵抗を高めるため，血圧が上
昇しやすい。

● **温度による刺激の軽減**　湯の温度は，皮膚を刺激しないように皮膚温に
近い38〜40℃程度とする。身体を慣らすため，一気に湯につかるのでなく，
足から徐々につかり，入浴時間は5〜10分程度の短めにする。

● **水圧の軽減**　首までつからないようにする。また，水圧の影響がない
シャワーを活用するのもよい。

■ 排便に関する援助

　排便時はいきみ（努責）によって腹圧が上昇し，続いて胸腔内圧も上昇する。
これらの内圧の上昇に伴い血管が収縮し，循環血液量が減少する。その後，
努責を解除すると一気に多量の血液が流れ込み，心臓に負荷が加わる。循環
機能障害は，水分制限や活動制限，ストレスなどにより便秘になりやすい状
態であり，食事の工夫などの便秘予防の援助を心がける。また，トイレは和
式より洋式のほうが努責による内圧の上昇が少ない。床上排泄の場合もでき
るだけ頭部を挙上し，座位や半座位の腹圧をかけやすい体位とする。

■ 精神的なストレスの軽減・緩和

　ストレスによる強い情動反応は，交感神経を刺激し，副腎髄質からアドレ
ナリン・ノルアドレナリンが分泌され，心拍出量・末梢血管抵抗が変化する
ため，心臓に負荷が加わる。心疾患では，息苦しさや胸痛，動悸などの生命
の危機にかかわるのではないかと感じられる自覚症状が出現するため，症状
そのものがストレッサーとなりやすい。苦痛をできるだけ除去し，心身とも
にリラックスできるよう援助すると同時に，その人にとってストレスをもた
らす原因を除去・軽減できるように，またストレスに対するその人のもつ防
御機構を整えるように援助していく。

■ 感染症の予防

　心臓のポンプ機能が低下して肺うっ血をおこしている状況では，呼吸器系
の感染症をおこしやすい。感染症に罹患すると，発熱によりエネルギー代謝
が増大し，心臓の仕事量が増加する。そのため，心臓に負荷が加わり，心機
能の低下をまねきやすい。感染症予防のために，睡眠や栄養を十分にとり，

インフルエンザなどの予防接種や，外出後のうがいや手洗いなどの感染予防対策，さらに症状があらわれたときは早期に受診するように援助することが大切である。

▊ 不安・心配への援助

　対象者や家族の生命の危機に関する不安に対しては，訴えを傾聴して不安感や恐怖感を表出できるように促す。また，疾患や症状，治療方法，生活習慣の変更などについて十分に理解して受容できるように，医師からの説明の調整や説明内容の補足などを行う。

C 栄養や代謝に関連する症状を示す対象者への看護

1 栄養障害や代謝障害に関連する症状のメカニズム

1 栄養・代謝のメカニズム

　人間が生命を維持するために外界から物質を摂取し，必要な成分を体内に取り入れ身体をつくり，活動に必要なエネルギーを獲得する一連の過程を**栄養**という。人間は食物を摂取すること，つまり食べることによって栄養活動を営んでいる。

●**栄養素の種類とはたらき**　外界から栄養のため体内に吸収する物質の要素を**栄養素**とよぶ。人間が生きるために必要な活動は，多くの栄養素のはたらきによって行われる。なかでも，①糖質（炭水化物），②脂質，③タンパク質は，エネルギーをつくり出すために不可欠であり，三大栄養素といわれる。この三大栄養素に，おもに身体の生理機能の維持・調整の役割を担っている④ビタミン，⑤無機質（ミネラル）を加えたものを五大栄養素とよぶ。

●**消化・吸収と代謝**　栄養素は，食物として摂取されたのち，酵素を含んだ唾液や胃液，膵液などの消化液の作用により消化され，おもに小腸から吸収される（◉表3-7）。栄養素の一部は，肝臓で貯蔵され，体内で必要な物質につくりかえられる。このような過程を経て体内に取り入れた栄養素を分解して生命の維持や活動に必要なエネルギーを産生したり，皮膚や筋肉などの生体の成分を合成する過程を**代謝**という。代謝には，五大栄養素に加え，水分と食物繊維が必要となる。

●**異化と同化**　体内でおこる化学反応のうち，複雑な有機物を分解して生命活動に必要なエネルギーへと変換することを**異化**という。一方，各組織に送られた栄養素が，内臓や血液，皮膚，筋肉などに合成される作用を**同化**という。糖質・脂質・タンパク質は，異化と同化の作用によってからだに必要なかたちに変換され，利用される。代謝によってできた老廃物は，最終的に

○表3-7　おもな消化酵素とそのはたらき

	消化酵素	基質	生成物
唾液	唾液アミラーゼ	デンプン	デキストリン，マルトース
胃液	ペプシン	タンパク質	ポリペプチド，オリゴペプチド
膵液	トリプシン	タンパク質，ポリペプチド	オリゴペプチド
	キモトリプシン	タンパク質，ポリペプチド	オリゴペプチド
	膵アミラーゼ	デンプン	マルトース
	膵リパーゼ	トリグリセリド	脂肪酸，グリセリン
小腸の上皮細胞	アミノペプチターゼ	タンパク質	アミノ酸
	マルターゼ	マルトース	グルコース
	ラクターゼ	ラクトース	グルコース，ガラクトース
	スクラーゼ	スクロース	グルコース，フルクトース

尿や便などとなって体外から排出される。

2 栄養・代謝障害に関連する代表的な症状と発症のメカニズム

　からだが必要とする栄養素と摂取する栄養素のバランスのくずれた状態を栄養障害とよび，低栄養だけでなく栄養過多も含まれる。また，体内で栄養素を代謝する機能がなんらかの原因で妨げられている状態を代謝障害という。栄養摂取状況に問題がある場合や，代謝を営む組織や臓器の機能障害の場合など，その発症原因はさまざまである。

　ここでは，代表的な症状と発症のメカニズムを述べる。

◆ 肥満

　肥満とは，単に体重が多いことではなく，脂肪組織(体脂肪)が過剰に蓄積した状態のことをいう。脂質や糖質の摂取に対してエネルギー消費が追いついていない状態であり，これらは中性脂肪となって体内に蓄積される。ヒトにとって体脂肪は，体温の維持や内臓の保護，エネルギーの補給など重要な役割をもつが，過剰な場合は健康障害をおこしやすい。

　肥満度をあらわす指標として，BMI❶がある。BMIは，体重(kg)÷〔身長(m)〕²で求められる。日本肥満学会の定めた基準では，BMI 25以上が肥満とされ，肥満はその度合いによってさらに肥満1から肥満4に分類される(○表3-8)。25をこえると脂質異常症や高血圧，糖尿病，動脈硬化などの生活習慣病のリスクが高まるとされる。

◆ やせ

　身体に必要な栄養の摂取が不足した低栄養状態で，BMI 18.5未満をいう。やせがおこる原因には，なんらかの理由で経口的な食物の摂取が困難な場合や，消化・吸収・代謝の機能障害がある場合などがあげられる。しかし，こ

NOTE
❶BMI
　BMIとは，body mass indexの略で，国際的に用いられている体格指数である。

◖表3-8　BMI による肥満の分類

BMI	判定
18.5 以下	低体重
18.5〜25 未満	普通体重
25〜30 未満	肥満（1 度）
30〜35 未満	肥満（2 度）
35〜40 未満	肥満（3 度）
40 以上	肥満（4 度）

（日本肥満学会の分類による）

れらの機能に問題がなくても，ADL の低下や呼吸困難，気分不快などといった療養上のさまざまな問題により低栄養をおこす可能性がある。近年はやせ型志向❶が問題となっており，個々の標準体重の維持を目ざすことが必要である。

　低栄養状態は，めまいや倦怠感，低血圧といった身体症状に加え，異化・同化が停滞するため，身体の各組織の機能障害に発展しやすい。

◆ 貧血

　赤血球の減少により血中のヘモグロビン濃度が減少した状態を貧血とよぶ。貧血が生じる原因のうち，栄養とかかわるものとして鉄欠乏性貧血がある。これは，鉄の欠乏によりヘモグロビンの合成が障害されることで生じるものである。また，赤血球の産生に必要な葉酸やビタミン B_{12} の摂取量が不足していたり，吸収が障害されていたりした場合にも貧血が生じる。

◆ 浮腫

　アルブミン❷などの血漿タンパク質には，血液中の水分を保持する作用がある。血漿タンパク質の濃度が大幅に減少すると，水分を保持する力が減少し，血管外に水の移動がおこるために浮腫が生じる。顔面や腕など皮膚のやわらかい部位や，下肢や手指といった末梢の部位に生じやすい。

　浮腫は，肝機能障害や門脈への血流障害があると水分が腹腔内に漏出し，腹水として生じる場合もある。浮腫の評価法にはさまざまあるが，脛骨全面の下から1/3の部位を圧迫して確認する方法を用いることが多い（◖図3-6）。

◆ 皮膚・粘膜の障害

　低栄養状態が持続すると，筋肉や脂肪が減少し，骨の突出が目だつようになる。また，皮膚が脆弱になるため，わずかな刺激であっても傷が生じやすいうえ，治癒も遅くなり，皮膚の障害がおこりやすい状態になる。低栄養状態による貧血をあわせて生じていることも多く，酸素の供給不足から，より創傷の治癒が遅くなる。

　また，タンパク質の不足により免疫系の機能が低下し，消化管や口腔の粘膜に炎症が生じやすくなる。

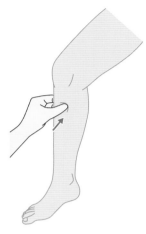

○図 3-6　浮腫の確認方法
脛骨前面を指で 10 秒以上圧
迫し，表面の圧痕の有無を観
察する。必要時，くぼみの深
さを計測する。

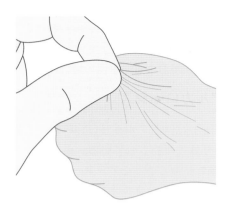

○図 3-7　皮膚の緊張（ツルゴール）の
確認
つまんだ皮膚がもとに戻るまでに 2 秒以上
を必要とする場合は，脱水が疑われる。重
度の脱水では，つまんだ状態からもとに戻
らない，または，戻るまでに時間を要する。

◆ 脱水

　成人の体重の 60％は水分であり，生命活動に必要な水分を飲水以外に食
物からも摂取している。そのため，食物の摂取が著しく低下すると体液量が
減少し，脱水症状がおこる。また，循環血液量の低下による血圧の低下や，
間質液（組織液）の減少による皮膚の弾性の低下，さらに唾液の分泌低下によ
る口渇などの症状もあらわれる。進行すると手足のしびれや意識障害を引き
おこす。
　とくに高齢者は，筋肉量が減少しており，体液量が少ないことに加え，口
渇を感じにくいために脱水を引きおこしやすい。脱水が生じると，皮膚の緊
張（ツルゴール）が消失する。手背や前腕部などの皮膚をつまんで離すと誰で
も一瞬しわができるが，通常では 2 秒以内でもとの状態に回復する（○図
3-7）。重度の脱水症の場合，もとの状態に回復するのに 3 秒以上を要するこ
とがある。

◆ 電解質のバランス異常

　人体中の液体は体液とよばれ，大きく細胞内液と細胞外液（間質液や血漿
など）に分けられる。体液には電解質がとけており，細胞内液にはカリウム
イオン（K^+）が多く，細胞外液にはナトリウムイオン（Na^+）や塩化物イオン
（Cl^-），カルシウムイオン（Ca^{2+}）が多い。これらの血中の電解質のバランス
がくずれると，さまざまな症状がおこる。
　低栄養や脱水により，細胞外の水分量が減少し，Na^+ 濃度が上昇すると高
ナトリウム血症となり，皮膚・粘膜の乾燥や血圧の低下，意識障害などがお
こる。また水の大量摂取により低ナトリウム血症となった場合は，嘔吐や精

神症状をきたす。

　一方，低栄養や脱水により血中のK$^+$濃度が減少すると低カリウム血症となり，四肢のしびれや麻痺，不整脈などの症状があらわれる。通常，過剰なK$^+$は腎臓から排出されるが，腎機能が低下している場合には排出が障害され，高カリウム血症同様の症状がおこる。重度の場合は心停止を引きおこす。

◆ アシドーシス・アルカローシス

　血液の水素イオン指数（pH）は酸とアルカリ（塩基）のバランスにより，通常は7.4±0.05の弱アルカリ性に維持されている。血中の酸が増加する，またはアルカリが減少し，酸性に傾くことをアシドーシスとよぶ。逆に，酸が減少する，またはアルカリが増加し，アルカリ性に傾くことをアルカローシスとよぶ。

　下痢により膵液❶が大量に排出されると，アルカリが多く失われるためにアシドーシスとなる。嘔吐の場合は胃酸❷を含む胃液が失われるためにアルカローシスとなる。これらによって酸とアルカリのバランスがくずれると，代謝が障害され，意識障害やさらには呼吸停止を引きおこすこともある。

NOTE
❶膵液
　膵液中にはアルカリである炭酸水素イオン（HCO$_3^-$）が大量に含まれている。
❷胃酸
　胃酸は塩酸そのものである。

2 栄養・代謝障害に関連する看護上のニーズ判別のためのアセスメント

1 栄養・代謝障害に関連する看護上のニーズ

● **食事・食生活の意義**　食事は単に栄養素を摂取するという生理的なニーズを満たすことが目的ではない。私たちはさまざまな工夫により食事を五感で楽しみ，満足感や充実感を得ている。また，人間関係を深める目的や，さまざまな行事の一環として他者と食事をともにしたり，食生活を通して価値観や文化を感じたりと，心理的・社会的な意義もある。人間の生活において食事に関係した部分を食生活といい，看護師は患者に必要な栄養・代謝機能を維持するだけでなく，生理的・心理的・社会的ニーズを満たせるよう，個々の患者の食生活をふまえて統合的にアセスメントし，援助にあたることが重要である。

● **食事摂取基準と看護**　エネルギー摂取の過不足および栄養素の摂取不足を防ぐための援助を行うには，必要なエネルギーおよび栄養素の摂取量の目安を把握する必要がある。

　厚生労働省は，健康の保持・増進をはかるうえで摂取することが望ましいエネルギーと栄養素の量の基準を「日本人の食事摂取基準」として定めている（○表3-9）。

　栄養の摂取の看護にあたっては，患者の健康状態や活動量などから総合的に判断し，エネルギーと栄養素をどの程度，どのように摂取するかなど，具体的に検討する必要がある。看護師には，個々に合わせた食生活へのサポートが求められる。

○ 表3-9　参照体位と基礎代謝量

性別	男性				女性			
年齢等	参照身長 (cm)	参照体重 (kg)	基礎代謝 基準値 (kcal/kg 体重/日)	基礎代謝量 (kcal/日)	参照身長 (cm)	参照体重 (kg)	基礎代謝 基準値 (kcal/kg 体重/日)	基礎代謝量 (kcal/日)
0〜5（月）	61.5	6.3	—	—	60.1	5.9	—	—
6〜11（月）	71.6	8.8	—	—	70.2	8.1	—	—
6〜8（月）	69.8	8.4	—	—	68.3	7.8	—	—
9〜11（月）	73.2	9.1	—	—	71.9	8.4	—	—
1〜2（歳）	85.8	11.5	61.0	700	84.6	11.0	59.7	660
3〜5（歳）	103.6	16.5	54.8	900	103.2	16.1	52.2	840
6〜7（歳）	119.5	22.2	44.3	980	118.3	21.9	41.9	920
8〜9（歳）	130.4	28.0	40.8	1,140	130.4	27.4	38.3	1,050
10〜11（歳）	142.0	35.6	37.4	1,330	144.0	36.3	34.8	1,260
12〜14（歳）	160.5	49.0	31.0	1,520	155.1	47.5	29.6	1,410
15〜17（歳）	170.1	59.7	27.0	1,610	157.7	51.9	25.3	1,310
18〜29（歳）	171.0	64.5	23.7	1,530	158.0	50.3	22.1	1,110
30〜49（歳）	171.0	68.1	22.5	1,530	158.0	53.0	21.9	1,160
50〜64（歳）	169.0	68.0	21.8	1,480	155.8	53.8	20.7	1,110
65〜74（歳）	165.2	65.0	21.6	1,400	152.0	52.1	20.7	1,080
75以上（歳）	160.8	59.6	21.5	1,280	148.0	48.8	20.7	1,010

（「日本人の食事摂取基準〔2020年版〕」による，一部改変）

2 看護上のニーズ判別のためのアセスメント

　患者に必要な代謝を維持するためには，患者の栄養状態に関する情報を集め，適切に評価しなければならない。看護師は，患者の栄養状態を多面的に評価し，患者に適した看護を検討する役割を担っている。

◆ 主観的包括的栄養評価と客観的栄養評価

　栄養のアセスメント方法には，病歴の聴取や身体の診察所見などをもとに患者や医療者が主観的に栄養状態を評価する主観的包括的栄養評価 subjective global assessment（SGA）と，検査結果の数値から客観的に栄養状態を評価する客観的栄養評価 objective data assessment（ODA）がある（○表3-10, 11）。SGAで問題がある，または患者からの病歴の聴取が困難な場合にはODAを活用し，これらの結果を総合的にとらえて栄養状態を判断する。

　近年，栄養管理は，医師・看護師・薬剤師・管理栄養士などから構成される栄養サポートチーム nutrition support team（NST）で行われることが多い。NSTでは，患者の栄養状態のアセスメントから薬剤管理まで，専門性が高

◐ 表3-10　主観的包括的栄養評価（SGA）の概要

評価項目		評価内容
本人や家族からの病歴聴取	体重の変化	体重減少や増加の状況
	食事摂取状況の変化	食欲，摂取量，食事の形態，偏食，早さ，など
	消化器症状	吐きけ・嘔吐，下痢，便秘，食欲不振，薬剤の使用の有無，など
	食事摂取に関する機能	座位保持可能か，上肢の機能，舌・口腔の状態，など
	病態と栄養必要量の関係	栄養や代謝に影響する基礎疾患や治療（手術・外傷など），症状，体温，脈拍，など
身体所見	体格・体型	筋肉や皮下脂肪のつき方，骨の突出，など
	浮腫・腹水の有無	浮腫の部位・程度，腹水の有無
	皮膚・毛髪などの状態	皮膚の色・つや・弾性，毛髪量，脱毛，など

このほかにも，高齢者や脳疾患がある患者の場合には，認知機能の評価や咀嚼・嚥下機能の評価（例：反復唾液嚥下テスト〔RSST〕，フードテスト〔FT〕など）を行うこともある。

◐ 表3-11　客観的栄養評価（ODA）の概要

評価項目		評価方法，内容
身体計測	身長・体重	①BMI：体重 kg/（身長 m）^{2} 18.5 未満が「低体重（やせ）」，18.5 以上 25 未満が「普通体重」，25 以上が「肥満」 ②体重減少率（%） （健常時体重 kg－現体重 kg）/健常時体重 kg×100% 高度な体重減少（1 週間で 2%，1 か月で 5%，3 か月で 7.5%，6 か月で 10%以上減少）
	体脂肪量・筋肉量	①上腕三頭筋皮下脂肪厚 triceps skinfolds（TSF）：体脂肪量の指標 ②上腕周囲長 arm circumference（AC）：骨格筋萎縮の程度の指標 ③上腕筋囲長 arm muscle circumference（AMC）：筋タンパク質量の指標 AMC＝AC－π×TSF（標準：男 24.8，女 21.0）
	腹囲測定	メタボリックシンドローム（内臓脂肪症候群）の診断基準として用いる。基準範囲：男性 85 cm 未満，女性 90 cm 未満
血液・尿・生化学検査など	ヘモグロビン	貧血，酸素供給能の指標となる。
	血糖	糖質代謝の指標となる。
	総タンパク質	長期栄養障害の指標となる。
	アルブミン	中期栄養障害の指標となる。
	総コレステロール	糖質や脂質の代謝の指標となる。
	コリンエステラーゼ	肝臓でのタンパク質代謝能の指標となる。
	総リンパ球数	細胞性免疫機能の指標となる。

く，より効果的に栄養管理が行われる。アセスメントは，共通のアセスメントシートを利用して行われる場合が多い。たとえば成人を対象としたものにNutritional Risk Score-2002（NRS-2002）がある（◐図3-8）。ほかにも，高齢者を対象とした簡易栄養状態評価表 Mini Nutritional Assessment-short Form（MNA-SF）などがある。これらは，外来患者，入院患者，高齢者といった

第1部 NRS 初期スクリーニング *	はい	いいえ
1. BMI は 20.5 未満か？		
2. 患者の体重は過去3か月以内に減少したか？		
3. 患者の過去一週間の食事摂取量は減少したか？		
4. 患者は重症か。たとえば，集中治療を受けているか？		

* いずれかの質問に対する回答が「はい」であれば、第2部最終スクリーニングに進む。
すべての質問に対する回答が「いいえ」であれば、週1回の間隔で患者をスクリーニングする。
患者が大手術を受けることになっている場合は，栄養リスクを回避するために予防的栄養ケアプランを使用する。

第2部 NRS 最終スクリーニング *

栄養障害の重症度		疾病または外傷の重症度	
栄養状態正常	スコア 0	疾病または外傷なし	スコア 0
3か月で5%をこえる体重減少，または過去1週間で通常の必要量の50〜75%に満たない食事摂取量	軽度スコア1	大腿骨部頸部骨折 急性合併症のある慢性患者。例えば肝硬変，慢性閉塞性肺疾患（COPD），慢性透析，糖尿病，腫瘍	軽度スコア1
2か月で5%をこえる体重減少またはBMI 18.5〜20.5および全身状態の悪化，もしくは過去1週間で通常の必要量の25〜60%の食事摂取量	中等度スコア2	腹部大手術，脳卒中，重度肺炎，造血器腫瘍	中等度スコア2
1か月で5%をこえる体重減少（3か月で15%超），またはBMI 18.5未満および全身状態の悪化，または過去1週間で通常の必要量の0〜25%の食事摂取量	重度スコア3	頭部損傷，骨髄移植，集中治療患者（APACHE＞10）	重度スコア3
栄養，疾患重症度のスコア			
合計スコア＝栄養＋疾患重症度スコア			
70歳以上の場合は，合計スコアに1を加える。			

3以上のスコア：患者には栄養上のリスクがあり，栄養プランを開始する。

3未満のスコア：週1回の間隔で患者のスクリーニングを繰り返し，患者が大手術を受けることになっている場合は，栄養リスクを回避するために予防的栄養ケアプランを使用する。

図3-8　栄養アセスメントツールの一例（NRS-2002）

（Abbot Nutrition：臨床栄養ハンドブック．p.29，アボットジャパン合同会社，2016による，一部改変）（https://nutritionmatters.jp/tools/medical.html）

対象の状況，および地域や施設の特徴に合わせて適切なものが使用されている。

　これらのツールは，おおむね食事摂取量，BMI，体重変化，精神・心理学的問題などで構成されており，血液検査を必要とせず，問診と身体計測で簡便に栄養状態を評価できるツールとしてさまざまな医療系施設で活用されている。

3 栄養・代謝障害に関連するニーズ充足に向けた看護援助

　患者にはそれぞれの食生活がある。また，患者の疾患や症状などの身体状況はさまざまであり，食欲や消化・吸収能に影響を及ぼす心理的状況もさまざまである。

　看護師は SGA と ODA による栄養アセスメントに加え，これらの情報を総合的にとらえ，患者１人ひとりのニーズに合わせたきめ細やかな看護援助を実施することが重要である。患者にとって必要な栄養・代謝機能の維持を目ざすだけでなく，看護ケアが患者の生活の一部となるように支援する姿勢をもたなければならない。

1 食欲不振のある患者への看護

　人間にとって「食事をおいしく食べる」という感覚は，生活に満足感や充実感をもたらすものである。そのため，食べ物を食べたい気持ちの欠如は生きる楽しみの喪失でもある。

　食欲不振をおこす要因は多岐にわたり，消化管の疾患はもちろんのこと，治療に用いる薬剤の副作用でもおこりうる。また，食物の摂取や消化・吸収機能そのものに問題がなくても，認知機能の低下や ADL の低下，視覚・嗅覚・味覚などの感覚機能の障害，食事にまつわる環境の変化などによっても，容易に食欲は低下する。このように食欲不振をもたらす要因は複雑に関連し合っているが，可能な限りその要因を検討し，少しでも食欲がわくように援助することが重要である。

　そのために看護師は，患者の疾患や治療上おこりうる症状を理解することはもちろん，可能な限り気持ちよい環境で摂取できるように，場所・温度・臭気・美観などといった食事環境を調整したり，患者の生活習慣を尊重したメニューや味つけを工夫するなど，多方面からアプローチをしていく。また，唾液の分泌を促すための口腔ケアや，便秘の援助が，食欲を増進することもある。栄養管理においては適宜，家族の協力を得たり，NST に相談するなど，周囲との連絡・調整を密に行っていくことも看護師の重要な役割である。

2 吐きけ・嘔吐のある患者への看護

　吐きけとは，咽頭部や胃のあたりで感じる不快感で，胃の内容物を口から吐き出しそうになる気分のことであり，嘔吐とは，実際に吐き出す現象をい

う。消化管は通常，蠕動運動によって内容物を肛門側に移送しているが，嘔吐の場合はこの蠕動運動が逆におこり，胃の噴門が弛緩し，横隔膜と腹部周囲の筋肉を一時的に強く収縮させ，胃の内容物を口から吐き出す。嘔吐はもちろんのこと，吐きけも患者にとっては非常に苦痛であり，強い不快感や疲労が伴う。

　吐きけ・嘔吐の発生要因は，消化器疾患以外にも，脳出血や髄膜炎による脳圧亢進時や，代謝疾患によるアシドーシスの場合など，多岐にわたる。看護師は，ほかの医療者と協力し，可能な限りその要因を明らかにする必要があるが，まずは患者にとって強い苦痛や不快感を伴う吐きけ・嘔吐を誘発しないよう，安楽の保持に向けた援助を行うことが重要である。

　吐きけ・嘔吐がみられる場合には，吐物による汚染や誤嚥がおこらないよう注意し，できるだけ安楽を保てるように衣服や体位を整えたり，静かで清潔な空間で過ごせるように環境調整を行うことも必要である。また，嘔吐反射を誘発しない程度に，うがいや歯みがきなどで口腔内の清潔を保ったり，口腔内に氷片を含ませるなど，少しでも爽快感を得られるような工夫をはかることも大切である。

　食事にあたっては，摂取状況に注意し，食事の内容や量，摂取のはやさなどを注意深く観察し，吐きけ・嘔吐がなく，必要な栄養が効果的に摂取できるよう，多職種で調整をはかっていくことが重要である。

3 咀嚼・嚥下障害のある患者への看護

　食物を認識し，それを口腔内に取り込んでかみ砕き，唾液とまぜ合わせて食塊を形成することを咀嚼といい，それを飲み込んで咽頭・食道を経て胃に送り込むことを嚥下という。咀嚼と嚥下の過程は，先行期・準備期・口腔期・咽頭期・食道期の5期からなる。口唇・舌・歯の障害や，咽頭・食道の筋力低下などがあると，咀嚼・嚥下はスムーズに進行しなくなる。看護師は，患者の咀嚼・嚥下の状況を日々注意深く観察し，食前・食後の口腔ケアの際に口腔内の状況を確認し，むせこみがある場合には吸引するなどの対応が求められる。

　また，咀嚼・嚥下の過程に障害があると考えられる場合には，摂食・嚥下障害看護の認定看護師による専門的なアセスメントやケア計画を依頼したり，栄養士と相談して食事形態を変更したりするなど，患者が安全に食事摂取でき，好ましい栄養状態を維持できるように調整することが重要である。

4 消化・吸収障害のある患者への看護

　栄養素は，通常食物として口から摂取されたのち，唾液や胃液，胆汁，膵液などの消化液の作用により消化され，おもに小腸から吸収される。そして，不要な物質は，便として肛門から排泄される。しかし，消化管の疾患により消化・吸収の機能障害がおこったり，消化器系の手術により消化管の一部を切除したりするなどにより，消化・吸収の一連の過程に変調をきたすことがある。このような場合，食事内容を現在の身体状況に合わせて変更する必要

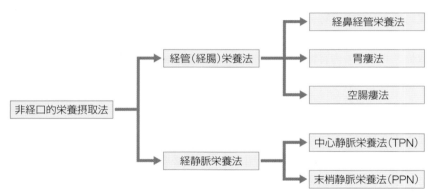

●図 3-9　栄養療法の種類

がある。

　どの臓器の障害であるか，どの程度の消化・吸収機能なのか，患者に必要な栄養素や摂取エネルギーはどの程度なのかなどを総合的に判断し，患者や家族が受け入れ可能な食生活へと整えることが重要である。多くの場合，退院後も継続的な自己管理が必要となるため，食事内容や摂取の方法，排泄物の観察などを指導する必要がある。

● 非経口的な栄養摂取への援助　経口からの栄養の摂取が望ましいが，それが困難となった場合には，経口以外での栄養療法を検討することになる。非経口の栄養療法は，消化管から栄養を吸収する経管（経腸）栄養法と，静脈に輸液として栄養を注入する経静脈栄養法に分けられ，それぞれいくつかの方法に分けられる（●図 3-9）。

　消化管の機能は残存しているが，嚥下障害などにより口からの摂取ができない場合には，経管栄養が検討される。脳疾患による意識障害や摂食・嚥下障害がみとめられる場合など，経口からの摂取が不可能で栄養療法の期間が長期にわたるケースでは，胃瘻からの栄養法が選択されることもある。

　消化管の消化・吸収障害が著しい場合には，経静脈栄養法が選択される。長期間にわたり行う必要があるときには中心静脈栄養法 total parenteral nutrition（TPN）が選択され，そうでないときには末梢静脈栄養法 peripheral parenteral nutrition（PPN）が選択される。

　看護師は，人間にとって口から食物を摂取することの意義をふまえ，患者や家族の意向を尊重しながら栄養療法の選択にむけた意思決定を慎重にサポートしなければならない。

５ 代謝障害のある患者への看護

　生命維持のためのエネルギー源として重要な役割を担っているのがグルコース（ブドウ糖）である。消化管から吸収され血中に入ったグルコースは膵臓から分泌されるインスリンのはたらきによって細胞に吸収され，グリコーゲンとしてたくわえられる。グリコーゲンは必要時にグルコースに分解され，エネルギーとして活用される。この糖代謝に異常をきたすと血液中のグル

コース濃度が上昇して高血糖状態となり，網膜や腎臓などの微細な血管や，神経に障害を引きおこす。低血糖の場合には，脳が利用できる唯一の栄養であるグルコースの不足により，脳の栄養不足により神経障害がおこる。糖代謝の異常は，先天性のこともあるが，不適切な食生活により発症するものが大半である。

　脂質の代謝異常では，血中のコレステロールや中性脂肪などの脂質が多くなり，高血圧や動脈硬化をおこしやすくなり，心筋梗塞や脳梗塞などのリスクが高くなる。このような代謝障害は先天的に発症する場合もあるが，長年の生活習慣の結果として生じた，代謝に関与する肝臓や膵臓の機能障害によることが多い。

　このように代謝障害は，生活習慣より生じることが多く，患者自身の自己管理が重要になることが多い。食事や運動療法，服薬指導に加え，糖尿病では定期的な血糖測定やインスリンの自己注射を患者自身が行えるように指導することも必要となる。また代謝異常のある患者は免疫機能が低下しているため，患者・家族による感染予防と体調管理が欠かせない。患者の生活のなかに取り入れることができる方法を検討する際には，患者の価値観を尊重しながらともに目標を見つけていくという姿勢でかかわることが必要である。

D 排泄に関連する症状を示す対象者への看護

1 排泄機能障害に関連する症状のメカニズム

　排泄とは，栄養の代謝によって生成された不必要な代謝産物を体外に排出することである。主要な排泄物は便と尿である。
　排泄行動とは，便意や尿意を感じてトイレに移動し，排泄をすませて戻るまでに必要な，身体的・心理的な一連の動作の総合体である。適切な排泄行動は，生理的な排泄機能が保たれ，排泄動作を安全かつ社会的に適切に行えることで可能になる。

1 排泄機能のメカニズム

◆ 排尿

　排尿は，膀胱と尿道のはたらきによる蓄尿と，尿の排出（排尿）からなりたち，骨盤内臓神経（副交感神経），下腹神経（交感神経），陰部神経（体性神経）と，脳・脊髄のはたらきで制御されている（●図3-10）。
● 蓄尿時　膀胱壁の伸展刺激は，骨盤内臓神経を経由して仙髄に伝わり，脊髄を上行して下腹神経を刺激し，排尿筋を弛緩させ，内尿道括約筋を収縮

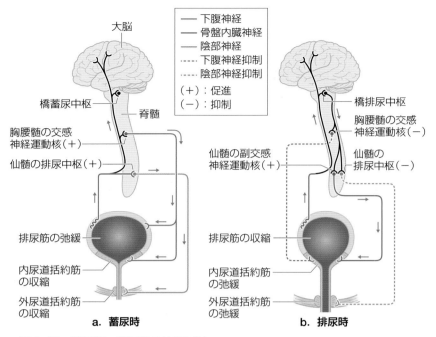

○図 3-10　蓄尿期・排尿期の神経反射

させる（○図 3-10-a）。また，仙髄に伝わった信号は，陰部神経を介して外尿
道括約筋を収縮させる。橋にある蓄尿中枢は，外尿道括約筋の収縮をたすけ
るはたらきをしている。

● 排尿時　尿が膀胱に 300〜500 mL 程度たまって充満すると，その信号は
大脳で尿意として知覚され，橋排尿中枢に伝わると，骨盤内臓神経は促進さ
れ，下腹神経と陰部神経は抑制される（○図 3-10-b）。その結果，排尿筋は収
縮し，内・外の尿道括約筋は弛緩し，尿が排出される。成人では，排尿を自
分の意思で始めることができる。

◆ 排便

　排便は，①腸管運動による便の生成・運搬と，②排便反射による便の排出，
でなりたっている（○図 3-11）。

● 腸管運動　大腸のおもな機能は水分の吸収と便の生成である。食事とし
て摂取した水分と消化管に分泌された液からの水分は，小腸と大腸を通過す
る間にそのほとんどが吸収される。

　交感・副交感神経が作用すると大腸では，分節運動によって腸内容物がま
ぜ合わされ，腸粘膜からの水分吸収を促す。食事のあとは胃結腸反射により，
蠕動運動によって肛門方向へ運搬される。腸内容物は流動体から粥状，固形
状へと変化しながら移動する。食事から約 24〜72 時間後には，便として直
腸に到達する。

● 排便反射　便の貯留により直腸内圧が 40〜50 mmHg に上昇すると，骨
盤内臓神経を介して大脳皮質が刺激され，便意が生じる。直腸内の便は，①

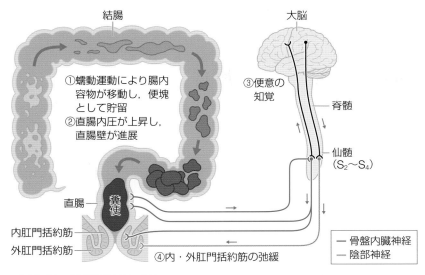

◎**図 3-11　排便反射のしくみ**

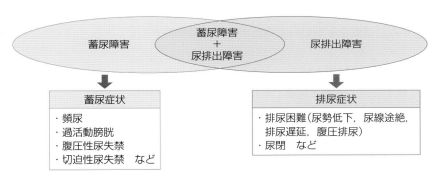

◎**図 3-12　排尿障害のタイプと症状**

内・外肛門括約筋と恥骨直腸筋の協調性弛緩，②いきみによる腹腔・直腸内圧の上昇，によって体外に排出される。

2 排泄機能障害に関連する代表的な症状と発症のメカニズム

◆ 排尿障害（下部尿路機能障害）

　排尿筋と内・外尿道括約筋の協調が乱れると排尿障害になる。排尿障害は，下部尿路機能障害ともいわれる。下部尿路症状❶には，①蓄尿時の症状である頻尿・過活動膀胱・尿失禁，②排尿時の症状である尿閉・排尿困難，③排尿直後の症状である残尿・尿滴下，などがある（◎図3-12）。

▌頻尿

　尿の回数が多い状態で，1日10回以上が判断の目安となる。**夜間頻尿**は，排尿のために夜間1回以上起きることで，**昼間頻尿**は，日中の排尿回数が多

NOTE
❶国際禁制学会（ICS）では，症状と徴候の明確な使い分けを推奨している。症状は患者の主観的な訴え（愁訴）であり，徴候は患者の訴え（症状）を医療者が客観的に観察・測定したものである。症状と機能障害は必ずしも一致するものではない。

すぎると患者が感じることで，通常は日中8回以上を目安にする。

　頻尿の原因をさぐるには，尿回数だけでなく1回排尿量の変化もあわせて考える。1回排尿量の増加を伴う頻尿では，尿量の増加（多尿）❶が考えられる。

▌尿意切迫感・過活動膀胱

　尿意切迫感は急におこる強い尿意で，排尿をがまんするのがむずかしい状態である。尿意切迫感と頻尿がある状態を過活動膀胱 overactive bladder（OAB）といい，尿失禁を伴う OAB-wet と伴わない OAB-dry に分類される。

　過活動膀胱は，蓄尿時における排尿筋の不随意収縮により生じる。発症の機序は，①中枢神経系の障害による神経因性と，②それ以外の原因による非神経因性に分けられる。前者はさらに，蓄尿・排尿の中枢がある橋の上位・下位により分類される。脳血管障害やパーキンソン病などでは上位の障害，脊髄損傷や多発性硬化症などでは下位の障害となる。

▌尿失禁

　尿失禁は，尿が不随意にもれるという訴えであり，以下のものがある。
● **腹圧性尿失禁**　咳やくしゃみ，運動などといった腹圧がかかる動作のときに尿がもれることである。
● **切迫性尿失禁**　尿意切迫感とともに尿がもれることで，原因は排尿筋の無抑制収縮が多い。無抑制収縮があっても尿道機能が正常であれば失禁はおこらない。
● **混合性尿失禁**　尿意切迫感と腹圧がかかる動作によって不随意に尿がもれることをいう。
● **持続性尿失禁**　持続的に尿がもれることをという。
● **機能性尿失禁**　下部尿路とその神経支配は正常なため蓄尿・排尿機能に異常はないが，日常生活活動（動作）や認知機能，意欲の低下などによっておこる失禁である。

▌尿閉

　尿閉は，膀胱にたまった尿が排出できない状態である。原因は，①尿道括約筋の機能障害と，②前立腺肥大や腫瘍などの器質的病変に大別できる。急性尿閉では膀胱壁の急激な過伸展による強い尿意と，排尿筋の痙攣（けいれん）による激しい疼痛がおこる。慢性尿閉では，膀胱内圧が高まって尿がもれる**溢流（いつりゅう）性尿失禁**がおこる。

▌排尿困難

　排尿時に患者が困難を感じるさまざまな症状を排尿困難といい，次のものがある（●153ページ，図3-12）。
　①**尿勢低下**　尿の勢いが弱いと感じる。
　②**尿線途絶**　排尿中に尿線がとぎれる。
　③**排尿遅延**　尿が出はじめるまでに時間がかかる。
　④**腹圧排尿**　尿の出はじめなどに腹圧をかけていきむ必要がある。
　排尿困難の原因は，膀胱の収縮力が十分でない排尿筋低活動や，排尿時に

NOTE
❶国際禁制学会の基準では，成人の1日尿量が体重1kgあたり40mL以上となることを多尿ととらえている。したがって，患者の体重を基に1日尿量を算出して多尿の判断を行うのが望ましい。夜間多尿は，1日尿量に占める夜間尿量の割合で考えることが多く，弱年者で1日尿量の20%以上，高齢者で33%以上という定義がある。

尿道括約筋の弛緩が適切でない尿道機能不全などである。また，腫瘍などによる尿道の器質的な狭窄も原因となる。薬剤は，排尿筋や内尿道括約筋に影響するものが多く，高齢者に排尿困難や尿閉をおこすことがある。

▎排尿後症状

残尿感は，排尿後に完全に膀胱が空になってない感じである。**残尿**は，排尿直後に膀胱内に残った尿が，導尿や超音波検査によって客観的に確認された徴候をいい，必ずしも残尿感と一致するものではない。

排尿後尿滴下は，排尿直後に不随意に尿が出ることで，男性では便器から離れたあと，女性では便器から立ち上がったあとに無意識に尿がでることをいう。

◆ 排便障害

排便機能は，内的・外的要因による影響を受けて変化しやすい（◎図3-13）。代表的な排便機能障害は，①便秘（機能性・器質性），②下痢，③便失禁である。また，下痢や便秘などの便通異常を伴う腹痛や腹部不快感が慢性的に繰り返される，過敏性腸症候群 irritable bowel syndrome（IBS）もよく知られている。

▎便秘

通常に比べて排便の回数や量が少ない状態や，糞便がかたくて排便が困難な状態をさす。腸内容物（便塊）が腸管に長時間停滞し，水分が過度に吸収さ

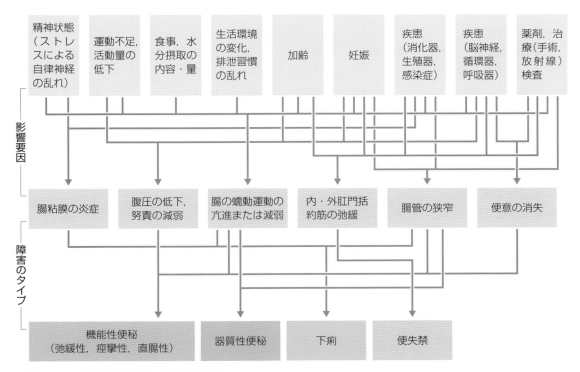

◎図3-13　排便機能障害とその影響要因

れると硬便になる。排便回数・量は個人差が大きいが，一般に３日以上排便がない場合や，週に２回以下の排便は便秘とみなされる。

　便秘は，その原因により，機能性便秘と器質性便秘に大別される。

● **機能性便秘**　腸管の閉塞といった器質的な原因がなく，腸管の運動異常などの機能的な障害により生じる便秘である。発症の仕方により，一過性の急性便秘と，慢性的な慢性便秘に分けられ，慢性便秘はさらに，①弛緩性便秘，②痙攣性便秘，③直腸性便秘に分類される。

　①**弛緩性便秘**　加齢や運動不足などによる腹圧の低下や，腸管の運動の低下で生じる。

　②**痙攣性便秘**　過敏性腸症候群による便秘が代表的なもので，下行結腸やＳ状結腸に痙攣が生じ，便が停滞して生じたものである。

　③**直腸性便秘**　習慣的な便意を過度にがまんする(抑制)などにより，排便反射が鈍麻して便秘となった状態をいう。排便困難症ともいう。

● **器質性便秘**　がんや炎症などによる腸管の狭窄・閉塞による通過障害のための便秘である。

▌下痢

　糞便中の水分量が増加し，水様便や泥状便がたびたび排出される状態で，１日の糞便の重量が200 g 以上，または水分量が200 mL 以上と定義される。症状が２週間以内に治まるものは急性，2〜4 週間持続するものは持続性，4週間以上持続するものは慢性と定義される。急性下痢は感染や薬剤などが，慢性下痢は過敏性腸症候群や炎症性の腸疾患などが原因となることが多い。

　下痢は，さまざまな原因で生じ，さらに複数の原因がからみ合っていることも少なくない。発症機序から，①浸透圧性下痢，②滲出性下痢，③分泌性下痢などに分類される。

　①**浸透圧性下痢**　腸管から吸収されにくい物質により，腸管内の浸透圧が上昇し，腸管内に水分が移動したこと，または水や電解質の吸収が障害されたことで生じる下痢である。薬剤のほか，乳糖不耐症の場合にはラクトースといった糖質が原因となることもある。また，腸管の切除により吸収が障害されていることも原因となる。

　②**滲出性下痢**　細菌感染や潰瘍性大腸炎などにより腸管が炎症をおこし，腸管内に水分が滲出することで生じる下痢をよぶ。

　③**分泌性下痢**　感染や暴飲などが刺激となり，腸管上皮の特定のイオンチャネルが開くとともに，水が分泌されることで生じたものである。

▌便失禁

　不随意に排便がおきる状態である。神経系の障害による便意の消失，内・外肛門括約筋の弛緩などによっておきる。

2 排泄機能障害に関連する看護上のニーズ判別のためのアセスメント

1 排泄機能障害に関連する看護上のニーズ

　排泄機能障害に関連する看護上のニーズは，医学的な基準との比較によって判断するだけでなく，その人の感じる身体的・精神的な苦痛や困難の程度，日常生活や社会参加への影響の大きさによって見きわめることが重要である。

　①**生命維持の危機**　排泄障害は，老廃物の排泄がとどこおることであり，生命の危機に直結しうる。尿の排出障害は，逆行性に腎機能を悪化させる場合があり，無尿や乏尿では循環動態の悪化や急性腎不全などが予測される。排便障害では，消化・吸収障害による栄養状態の悪化や脱水，さらには疼痛や疲労感などが生じ，体力の消耗や循環動態の変調につながり，徐々に全身状態を悪化させる。

　②**苦痛**　症状に伴い，疼痛や腹部膨満感などの苦痛が生じる。また，頻回な排泄行動による身体的な負担や，排泄コントロールの失調による陰部・殿部の皮膚症状なども苦痛となる。

　③**活動制限や ADL の自立困難**　動作に伴う失禁の発生は，心身両面から活動の制限につながる。活動制限が続くと ADL の低下をまねき，生活の自立度を低下させる可能性も出てくる。

　④**効果的な自己管理の不足**　水分摂取や運動，食事，自律神経のはたらきに合わせた生活リズムの調整などといった，生活管理が基本となる。さらに，それぞれの患者の排泄機能障害に合わせた管理も必要となる。生活行動をかえる場合は，時間をかけて生活や排泄の習慣をつくり，確立していく。

　⑤**自尊感情の低下や社会参加の減少**　排泄を自分の意思で調整できない状況は，自尊感情を低下させる。とくに，排泄の介助を受ける場合は，強い羞恥心を感じる。心理的なストレスは，ときに自律神経系に影響し，排泄機能障害や症状を悪化させる場合がある。また，羞恥心や自尊感情の低下から行動が消極的になり，社会参加の機会を失うこともある。

2 看護上のニーズ判別のためのアセスメント

　排泄に関するニーズは，自覚症状や生活への影響を重視して判別するため，相手への配慮を行いつつ，患者や家族，介護者から十分に情報収集する。排泄は，他者と比較する機会が少なく，とらえ方に個人差が生じやすい情報なので，主観的情報と客観的情報を組み合わせながらアセスメントを行う。

◆ 排尿機能障害に関連した情報

　排尿機能障害に関連した情報を収集し，アセスメントを行う（●表3-12）。
● **主観的情報**　排尿に関連した自覚症状は，ていねいに話を聞き，生活や心理面への影響も具体的に把握する。排尿障害の原因・誘因は多様なため，

◘表3-12 **排尿機能障害に関連するニーズ判別のためのアセスメント項目**

① 主観的情報	1)排尿障害に関連した自覚症状	頻尿(夜間, 昼間), 尿意切迫感, 尿失禁 排尿困難(尿勢低下, 尿線途絶, 排尿遅延, 腹圧排尿), 残尿感, 排尿後尿滴下 下部尿路や生殖器の痛み(部位, タイミング〔膀胱充満時, 排尿時, 排尿後, 常時〕)など
	2)排尿障害に伴う心理・社会的な訴え	つらさ, 恥ずかしさ, 家族への気がね, 仕事や外出などの社会参加への影響, 友人関係への影響など
	3)排尿障害に影響する既往歴や生活歴	既往歴:膀胱炎, 前立腺肥大, 脳・脊髄疾患, 直腸・子宮の疾患(手術歴), 糖尿病など 生活歴:排尿回数, 便秘の有無を含めた排便周期, 出産歴, 閉経年齢など 内服薬:排尿障害の治療薬, 排尿機能に影響する薬剤(抗うつ薬, 抗不安薬, 感冒薬, 気管支拡張薬, 血管拡張薬, 抗ヒスタミン薬など) 飲食生活:飲水や食事のパターン, 量, 内容など その他:腹圧のかかる職業や自然な排尿をさえぎる生活習慣・環境など
② 客観的情報	1)フィジカルアセスメント	膀胱(腹部触診, 恥骨上部打診), 腎臓(触診, 叩打診) 必要時, 会陰から肛門部の視診・触診など
	2)観察	尿(尿量, 色調, 混濁など) 排尿日誌:頻度・尿量記録(FVC), 排尿日誌(FVC+尿失禁回数, 水分摂取, 尿取りパッドの使用状況など) パッドテストによる失禁時の尿漏出量測定(60分パッドテスト, 24時間パッドテスト) 飲水量, 食事量, 利尿に関連する飲食物の内容, 発汗量など 排尿障害の日常生活への影響と程度
	3)検査	尿検査(尿一般性状, 尿中化学成分, 尿沈渣, 尿培養, 尿細胞診など) 残尿測定(簡易超音波検査, 導尿による測定など) 下部尿路機能検査(尿流測定, 尿流動態検査, 膀胱内圧測定など) 血液検査(尿素窒素, クレアチニン, PSAなど) 膀胱鏡, 鎖膀胱尿道造影など 必要に応じて, 詳細な腎機能検査や腎臓の画像検査など
	4)質問票(主観的な訴えを半定量化したもの。QOLの視点が加えられたものもある)	主要下部尿路症状質問票, 尿失禁症状質問票, 国際前立腺症状スコアなど
	5)その他	排尿行動に関連する機能の観察や検査(認知機能や日常生活動作の観察, 徒手筋力テスト(MMT), ROMなど) 排尿障害に影響する既往歴や生活歴:医療記録などの確認

関連する既往歴や生活歴, 内服薬の情報を広く収集する。感冒薬などの一般用医薬品には排尿機能に影響する薬もあるため, 飲み薬の情報は患者や家族に必ず確認する。

● **客観的情報** 膀胱のアセスメントを行い, 蓄尿状態を把握する。必要に応じて, 腎臓や会陰部・生殖器・直腸のアセスメントなども行う。

薬剤性の機能障害が考えられる場合は, 日常的に飲んでいる処方薬の情報を, 医療記録やお薬手帳から収集する。

尿の性状や食事・飲水の状況は, できるだけ直接に観察する。また, 排尿記録(排尿日誌)やパッドテスト❶による情報収集は, 機能障害の判断に有用である。日常生活活動や認知能力も, 必要に応じて観察し, 情報を得る。

□NOTE
❶パッドテスト
　尿取りパッドの使用前後の重さの違いで, 失禁量の測定を行うテストをいう。

◎表3-13　排便機能障害に関するニーズ判別のためのアセスメント項目

①主観的情報	1)排便障害に関連した自覚症状	便意の有無, 努責の程度, 排便時の肛門部痛, 残便感, 排ガスの状況, 下血, 腹痛, 腹部膨満感, 腹鳴, 吐きけ・嘔吐, 食欲不振, 全身倦怠感, 疲労感
	2)排便障害に伴う心理・社会的な訴え	ストレス, 不安, 羞恥心, 生活管理・症状改善への関心・意欲
	3)排便障害に影響する既往歴や生活歴	既往歴：消化器疾患, 肛門疾患, 婦人科疾患, 循環器疾患, 呼吸器疾患, 神経疾患・脳血管障害, 治療内容(手術, 放射線治療, 飲食制限・安静を要する検査) 内服薬：排便障害の治療薬, 便秘・下痢の副作用が出やすい薬剤, 鉄剤, 降圧薬 生活歴：年齢, 食事摂取量・内容(食物繊維・乳製品などの摂取状況), 水分摂取量, 生活リズム, 活動量, 運動習慣, 睡眠の量・質, 妊娠, 社会参加の状況(活動範囲, 仕事の種類・内容)
②客観的情報	1)フィジカルアセスメント	腸蠕動音, 腹鳴, 腹部膨満, 腹部の緊満, 便塊・ガスの貯留状況, 打診音(鼓音, 濁音) 肛門周囲の皮膚損傷, 痔核 バイタルサイン(体温, 血圧)
	2)観察	便の性状：量, かたさ・形状(ブリストル便性状スケール〔水様便〜泥状便〜軟便〜普通便〜ややかたい便〜硬便〜兎糞状便〕), 色(黄褐色〜茶色, 黒色タール色, 暗赤色, 鮮紅色, 白色など), 混入物(未消化物など), 臭気 排便回数・時間, 排泄時の姿勢 排泄に関するADL・セルフケア能力, 行動制限, 排泄環境
	3)検査	便検査(便潜血・便培養) 画像検査：X線(注腸造影・排便造影, 放射線不透過マーカーの大腸通過時間測定), 下部内視鏡, 肛門管エコー 血液検査：栄養状態, 電解質バランス

◆ 排便機能障害に関連した情報

　排便機能障害に関連した情報を収集し, アセスメントを行う(◎表3-13)。
● **主観的情報**　排便は日々の心理・社会的な状態に大きく影響されるため, 羞恥心に配慮したうえで症状から生活までを問診する。
● **客観的情報**　便の性状や, 腹部および全身状態について情報収集する。便の性状を観察するには, 必要性を説明して, 排泄物をトイレに流さずに知らせるよう依頼しておく。

3　排泄機能障害に関連するニーズ充足に向けた看護援助

1　自然な排泄を維持・促進するための援助

　排泄は自律神経に支配されているため, 起床・就寝や食事時間といった生活リズムや食生活を整えられるように援助する。寒さは, 尿の生成や排泄機能, さらには排泄行動に影響するので, 室温の調整や下腹部・腰部の保温なども行う。排泄時は, 周囲からの遮蔽や室温などの調整, 音・においの低減

をはかる。

適切な尿の生成と排尿パターンの調整

　自然な排尿の基本は，適切な尿量と排尿パターンの維持である。そのために過不足のない飲水を促し，カフェインやアルコールなどの排尿に影響する食品の過剰摂取を防ぐように説明する。

　加齢による腎機能低下や高血圧，浮腫のある患者は，夜間から朝方に排尿が増えることが多い。１日の必要飲水量を維持しつつ，飲水時間を変更したり，多飲（過度の飲水）の習慣を改善して，排尿パターンを整える。

健康的で正常な便の生成と排便リズムの調整

　適度なかたさの便になるよう，水分摂取量を調節する。また，消化機能にあわせて，摂取が望ましい食品と望ましくない食品を説明する。たとえば，便秘にはプロバイオティクス❶や食物繊維を多く含む食品をすすめ，乳糖不耐症には乳製品を控えるよう指導する。

　腹圧や腸管運動の低下を防ぐためには，適度な運動を指導する。腹部マッサージや腰背部への温罨法によって腸蠕動を刺激することも有効である。

　排便時は，上体を起こして股関節を 90 度近く屈曲した体位をとることで，腹圧がかけやすく，直腸肛門角が開くため，洋式トイレの使用をすすめる。

□ NOTE
❶プロバイオティクス
　腸内細菌叢のバランスを整える作用がある生きた微生物のことをさす。

2　機能障害を補い，適切な排泄を維持・促進するための援助

　排泄機能障害を正確に理解することで，適切な援助が可能になる。そのため，問診と排泄記録は不可欠であり，排尿ではそれに残尿測定が加わる。残尿量は，超音波測定器もしくは一次的導尿によって把握する。

排泄記録（排尿・排便日誌）

　排尿や排便の状況を経時的に記録する。排泄が，いつ，どれくらいあったかだけの記録（頻度・量記録）から，失禁や生活情報などを加えたものまで内容はさまざまである。可能ならば３日間の記録が望ましく，少なくとも１日は記録する。記録内容は，患者，家族，看護師などの記録者が書ける範囲で，かつ機能障害や援助方法の判断に役だつことを患者に合わせて選ぶようにする。

　記録から機能障害の実態を正しく客観的に理解し，患者に適した援助を計画する。記録を書くことで患者や家族の排泄への理解や意欲が高まると，適切な排泄行動を促すたすけとなる。

排泄誘導

　患者の排泄行動の自立に向けて自然な排泄を促す。できるだけトイレでの排泄をすすめ，必要があれば見まもりや移動の援助を行う。誘導の対象となる患者は，機能性の尿・便失禁がある場合が多い。

　排泄誘導の方法を排尿の例で示すと，①時間を一律に設定しての誘導（定時トイレ誘導），②患者の排尿パターンに合わせた誘導（習慣化訓練），③患者に尿意があるのを確認してトイレに誘導し，失禁なく排尿できたら称賛する方法（排尿自覚刺激行動療法）がある。習慣化訓練と排尿自覚刺激行動療法

では，まず排尿記録をつけて，患者の排尿パターンを知る必要がある。排尿自覚刺激行動療法は，尿意を伝える能力の回復につながる。一方，蓄尿機能の障害によって尿意知覚が亢進している場合は，超音波測定器を使って膀胱内尿量を測定し，排尿に適した尿量になってから排尿誘導を行う超音波補助下排尿誘導法が推奨されている。

▌括約筋の訓練

　尿失禁には骨盤底筋群の収縮・弛緩を，便失禁や便秘には外肛門括約筋の収縮・弛緩を指導し，排泄を調節する随意筋の筋力向上やコントロールを高める。指導は，患者に合わせた体位で，頻度や方法は個別性を考慮し，効果を確認しながら行う。バイオフィードバック療法では，括約筋の訓練による局所の反応（筋力）を，機器を使って患者に視聴覚的に示しながら訓練する。

3 排泄障害による二次的な症状の予防

▌皮膚ケア（スキンケア）

　尿や便が皮膚に長時間付着すると，pHの変化や，消化酵素の刺激，皮膚の浸軟により，皮膚損傷のリスクが高まる❶。尿・便失禁のある患者では，洗浄・清拭やおむつ交換で清潔を保つが，適切な洗浄剤や保護剤などを用いて，ケアによる皮膚の損傷を避けることも必要である。洗浄剤の使用は1日1〜2回にとどめ，それ以外は微温湯で流して押さえふきするなどの方法で行う。

　おむつは，機能が多様化しているため，排泄物の量・性状や患者の皮膚の状態，日常生活に合わせて患者に適した物を選んで使う。

▌感染予防

　陰部は，尿道口と肛門が近くにあるため，尿路感染に注意する。正しい方法での清潔ケアや適切な尿量の維持を促す援助とともに，患者の免疫能や栄養状態を向上させて感染への抵抗を高められる援助を行う。膀胱留置カテーテルは，細菌などが侵入しやすい部分の管理に注意し，不必要な長期使用を避ける。

　殿部や陰部の皮膚に，褥瘡などの損傷がある場合は，専門医や皮膚・排泄ケア認定看護師に相談し，全身状態の管理も含めて損傷部位の早期回復をはかりながら，皮膚障害部位への感染を防ぐケアを続ける。

4 薬剤や医療処置を用いた援助

　自然な排泄がむずかしければ，一時的に薬や医療処置で排泄を調整する。薬の投与や処置のあとは，その効果や副作用の観察を必ず行う。

　人工肛門や膀胱瘻などのストーマ造設による排泄口の変更に対しては，受容からセルフケアの確立までを支援する。

◆ 治療による排尿の維持

▌排尿障害治療薬の使用

　排尿機能の調整では，蓄尿障害や排出障害の原因によって，さまざまな薬剤が用いられる。治療薬には，受容体のはたらきを遮断する抗コリン薬や

a_1 遮断薬と，受容体のはたらきを補助するコリン作動薬などがあり，病態によって選択される。治療薬使用中は排尿状態の変化を確認し，効果だけでなく，薬がききすぎることによる排尿障害の悪化にも注意する。

▌利尿薬の使用と輸液

適切な尿量と電解質の維持のため，体内の水・電解質の状態に合わせて利尿薬の使用や輸液療法が行われる。体内の老廃物の排泄が行われ，循環動態が安定しているかに注意し，尿量や血液中の電解質などを観察する。

利尿薬使用後の頻尿は，排泄動作が困難な患者には負担となる。したがって，尿量の観察だけでなく，排泄行動の変化も観察し，援助する必要がある。

▌一時的導尿

尿閉や残尿がある場合に行われる。一時的導尿は，尿による膀胱の過伸展や膀胱内圧の上昇を防ぎ，排尿筋の維持や逆流性の腎機能障害を予防するもので，持続的導尿よりも合併症が少ないとされる。

患者自身が行う一時的導尿を，清潔間欠自己導尿という。患者は適切な手技を習得し，カテーテル挿入時のトラブルを回避する必要がある。患者の病態や日常生活，理解力などに合わせて手技や物品を選び，指導を行う。

▌持続的導尿（膀胱留置カテーテル）

手術や検査，救命時などで，尿流維持や尿量測定が必要な場合に行われる。終末期などの全身状態が低下した場合や，尿汚染を避ける目的の場合は，状況に応じて実施する。長期間の留置では，尿路感染や，粘膜損傷，膀胱の萎縮などのおそれがあるので，観察やケアを続けながら，カテーテルの早期抜去を検討する。

◆ 治療による排便の維持

▌下剤・止痢薬・整腸薬の使用

食事や生活管理だけでは症状が改善・緩和しない場合は，薬物療法が行われる。便秘に対しては下剤を用いて，便の軟化や腸蠕動を促す。下剤のうち，きき目がゆるやかで，長期間服用する種類のものを緩下剤という。大腸刺激性下剤には，肛門から挿入して直腸に作用させる坐薬もある。下痢には，腸蠕動の抑制や腸粘膜保護のために止痢薬（止瀉薬）を用いる。また，乳酸菌製剤などの整腸薬を用いて腸内細菌叢を正常化し，腸の機能向上や症状緩和をはかることもある。薬剤によって習慣性が生じたり，腹痛などの苦痛が出たり，逆に排便機能が悪化することもあるので，効果と副作用を確認しながら，薬剤の種類や量を調節する。

▌摘便

患者が自力で直腸内の硬便を排出できないときには，摘便を行う。直腸粘膜の損傷や腹圧上昇による循環動態の変化，過度な不快感がおこりうるので，左側臥位で腹壁の緊張をとり，指で便塊をこわしながら少しずつ取り出す。

▌浣腸

排便を促す浣腸は，腸蠕動の促進，便の軟化，直腸内圧の上昇などを目的に行われる。50％グリセリン液などを浣腸液として注入するものと，一定の

圧をかけた浣腸液を注入する高圧浣腸❶とがある。腸壁損傷や血圧変動のおそれがあるため，患者を左側臥位にし，カテーテル挿入の長さや注入液の温度管理に注意して実施する。

⑤ 排泄障害に伴う心理・社会的な苦痛への援助

　排泄障害の患者は，強い羞恥心や自尊心の低下を感じやすい。言葉や話す場所・タイミングに気を配り，患者が心理的な苦痛を表出しやすくする。

　適切に治療と生活行動の調整ができれば，患者は日常生活をほぼ支障なく送ることができるようになる。排泄機能を補う製品や社会資源の情報を伝え，ケア用品の使い方などを指導し，患者の生活調整を支援する。

　においや失禁などを気にして社会参加に消極的な患者に対しては，症状の客観的な評価をたすけ，具体的な対処法を提示するとよい。社会参加の援助は，患者や介助者と目標を共有しながら行う。

E 活動や休息に関連する症状を示す対象者への看護

1 身体的不活動・休息障害に関連する症状のメカニズム

a 身体的不活動に関連する症状のメカニズム

1 活動・運動のメカニズム

● **日常生活活動（動作）**　人間は生命を維持し，人間らしく生きるために自立して**日常生活活動（動作）**activities of daily living（ADL）を行う。ADL は，①身のまわりの動作，②生活関連動作，③移動動作，④コミュニケーション，⑤社会生活行為に分けられる（◎表3-14）。

　これらの動作は，自覚的あるいは意図によって生じる随意運動によって行

◎表3-14　日常生活活動（動作）の分類

身のまわりの動作	食事動作，整容動作，更衣動作，排泄動作，入浴動作
生活関連動作	炊事，洗濯，掃除，買い物，乗り物利用
移動動作	独立歩行，杖・補助具歩行，車椅子，電動スクーター移動
コミュニケーション	口頭，筆記，自助具・機器使用コミュニケーション
社会生活行為	役割・担当，生活管理，学業活動，職業活動，趣味関連活動，社会参加活動

NOTE
❶高圧浣腸
　下部腸管の内視鏡検査などの際に，前処置として行われる。

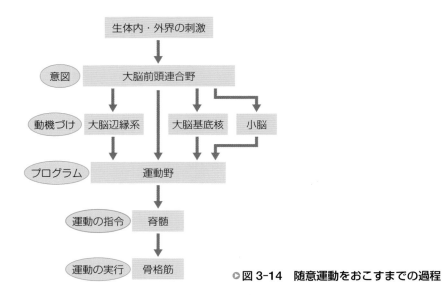

○図3-14　随意運動をおこすまでの過程

われる。随意運動は，生体内・外界の刺激を受けて，大脳の前頭連合野で「○○したい」という意図が生じることで始まる（○図3-14）。次に大脳辺縁系で「そのために動こう」とする動機づけがなされ，大脳基底核や小脳からの情報を受けて運動野で運動のプログラムが組まれる。これに基づいて脊髄を通じて運動の指令が出され，それが運動として実行される。運動の実行そのものは，骨，骨格筋および腱・靱帯，関節などの運動器のはたらきによる。

運動器のはたらき

　リン酸カルシウムを中心としたかたい物質からなる**骨**は，骨格をつくって姿勢を保ち，内臓を保護して抗重力的に ADL を行うのに重要なはたらきをする。

　骨格筋は横紋筋であり，アデノシン三リン酸（ATP）を分解する際に発生するエネルギーを使い，アクチンとミオシンの相互作用によって筋の収縮をおこし，身体運動をおこす。

　関節は，2つ以上の骨が連結し，骨格筋の収縮によって骨と骨でつくられる角度をかえることで，さまざまな向きの身体運動を可能にする。関節の動きには，屈曲と伸展，外転と内転，外旋と内旋などがある。

　腱・靱帯などの結合組織は，関節周囲の骨に付着して，骨格筋の収縮・弛緩による骨の動きを補強あるいは抵抗することで安定した身体運動をおこす。

活動・運動の効果

　運動によって ADL をおこすことができるとともに，運動そのものによって，①筋・骨格系が強化され関節可動域 range of motion（ROM）が維持・拡大される，②過剰に摂取したエネルギーを消費し，生活習慣病の予防になる，③筋肉がポンプ機能を果たして血液の循環を促進する，④換気量が増大し，呼吸器ならびに循環器系の機能が高まる，⑤内分泌系を刺激し，甲状腺刺激放出ホルモン（TRH）やドーパミンなどの，意欲や，やる気に関連するホルモンが放出される，⑥爽快感をもたらし，ストレスを解消する，などの効果

をもたらす。

2 活動・運動障害に関連する代表的な症状と発症の メカニズム

ADL の自立困難

ADL の自立困難とは，食事や整容，更衣，排泄，入浴などの身のまわりの動作，歩行や車椅子移乗などの移動動作を自立して行えない，または最後まで続けることができない状態をいう。自立困難の原因・関連因子には，骨折や骨の炎症，筋力低下，拘縮などの筋・骨格系の障害，麻痺による神経系の障害，疼痛，倦怠感，知覚障害，認知障害，弱い動機づけ，極度の不安，環境による妨げなどがあり，随意運動をおこす全過程に関連する。自立困難は，さらに全面的依存，部分的依存，監視・教育を要する，器具・装具を要するなどのレベルに分類される。

廃用症候群

身体の組織・器官は，使用すれば外部の刺激に対して適応するように反応し，きたえることで機能が向上して強化される。しかし，長期に不活動状態が続くと，組織・器官への適度な刺激あるいは負荷が加わらないため，その組織がもつ本来の機能・器官が低下し，萎縮が生じる。ついには負荷に対しても機能を発揮しなくなり，二次的にさまざまな症状を呈するようになる。これが**廃用症候群**である。

廃用症候群は，身体的影響と合併症をもたらす(●表3-15)。不活動状態をもたらす原因・関連因子には，意識障害や骨折・麻痺，疼痛などによる体動困難や，治療に伴う体動制限の指示などがある。

活動耐性低下

活動耐性低下とは，自分で起き上がり ADL を行う体力や気力，エネルギーの低下，あるいは不足している状態をいう。具体的な症状・徴候には，

●表3-15　**廃用症候群による身体的影響と合併症**

部位	身体的影響	合併症
筋・骨格系	• 下肢および重力負荷の小さい骨格筋の筋力低下，筋疲労の感受性増大，骨密度減少，関節周囲組織の線維化，姿勢維持能力の低下	筋萎縮，骨粗鬆症，病的骨折，関節拘縮，麻痺，尖足
呼吸器・循環器系	• 運動耐容能(最大酸素摂取量の低下)，血漿量・総血液量の減少，心容量と拡張期の左心室の容量の減少，心拍数の不変または増加，心拍出量の不変または減少，重力による血液移行に対する循環調節能の低下	低換気状態，誤嚥性肺炎，起立性低血圧，めまい，立位時の失神，浮腫
代謝	• 基礎代謝の低下，異化作用亢進による窒素排泄量の増加，食欲不振によるタンパク質摂取低下	組織整復の遅延
排泄	• 尿・糞便中のカルシウム増加，尿停滞，腸蠕動運動の低下	尿閉，尿路感染，腎結石，便秘
皮膚	• 長期の皮膚組織の圧迫や血液循環の低下	褥瘡，潰瘍の形成
感覚・知覚	• 環境刺激の減少による感覚刺激の減少，知覚の低下	不安，抑うつ，失見当識，固有受容器の機能低下，倦怠感，自己中心傾向

動作時の血圧の変化や心拍数の変化，不整脈，心電図の変化，倦怠感や衰弱の訴え，呼吸困難，失神などがある。活動耐性低下をもたらす原因・関連因子には，長期の床上安静や，長期の座位中心の生活，高熱や疼痛などによる体力消耗，全身衰弱，体動困難などがある。

b 休息・睡眠障害に関連する症状のメカニズム

1 睡眠のメカニズム

　睡眠は，休息のために重要な生理的過程である。そして休息とは，生命を維持し，次の活動を行うためにエネルギーを保存し，たくわえるための活動の変化である。

　一般的に眠けとともに目を閉じ，無意識状態になって睡眠に入る。睡眠時間は発達段階で異なり，新生児で22時間，乳幼児で14〜16時間，幼児〜前学童期で10〜12時間，学童期で8〜10時間，青年期〜老年期で7〜8時間であるが，個人差も大きい。新生児ではまだリズムは確立していないが，乳幼児になってくると，日中は目がさめて活動し，夜に睡眠をとり，リズムが確立してくる。

概日リズム

　ヒトも含めほぼすべての生物には，約24時間周期の**概日リズム**（サーカディアンリズム）があり，これは生得的なリズムである。人体では，たとえば，血中のホルモン濃度や体温に概日リズムによる変化がみとめられる。概日リズムは，光などの外的要因を一定にしても約24時間周期で生じるが，たとえば体温のリズムは約25時間と，若干のずれが生じる。また，睡眠と覚醒のリズムも24時間からずれていく❶。

　このずれは，昼夜の光の変化に加え，一日のスケジュールなどの社会的因子などといった同調因子によって，24時間に調整される。

睡眠のリズム

　睡眠は，脳波上の特徴から，大きくノンレム睡眠とレム睡眠に分けられる。

　①**ノンレム睡眠**　睡眠の深さによって，浅いほうから第1期〜第4期の4段階に分けられる。おおむね「うとうと」「浅い眠り」「深い眠り」「熟睡」に相当する。

　②**レム睡眠**　急速眼球運動 rapid eye movement（REM）からとられた名称であり，急速な眼球運動を伴い，脳波からは覚醒しているようにみえるが，睡眠は持続した状態にある。

　ノンレム睡眠とレム睡眠は，7〜8時間の夜間睡眠中に4〜6回繰り返し出現する。レム睡眠は，およそ90分間隔で出現し，最初は5〜10分程度，最後のほうでは20〜50分程度持続する。そのぶん，最後のほうのノンレム睡眠は短くなる。

　ノンレム睡眠とレム睡眠のそれぞれの役割は明確ではないが，おおむねノンレム睡眠は脳を沈静化させて生体反応を減少させ，レム睡眠は脳を活性化し，筋肉を休ませるための睡眠といえる。

■NOTE
❶睡眠と覚醒のリズムのずれ
　本文で述べた環境におかれた場合，睡眠と覚醒のリズムは34時間から，まれに48時間にまで延長することがある。

○表 3-16　睡眠中の生体の変化

神経・筋系	• 無意識状態，脳の活動低下，副交感神経支配優位（脈拍数減少，血圧の低下，体温低下，呼吸数減少），筋肉の弛緩
内分泌系	• 分泌増加：成長ホルモン・プロラクチン・黄体形成ホルモン・抗利尿ホルモン • 分泌減少，朝に向けて分泌増加：副腎皮質刺激ホルモン・コルチゾル
消化器系	• 胃の収縮運動の亢進
腎・泌尿器系	• 腎血流量の減少，糸球体の濃縮機能の亢進
免疫系	• サイトカイン分泌量増加

睡眠による生体の変化

　睡眠中はおおよそ副交感神経支配が優位になり，内分泌系のホルモンの分泌や代謝系のはたらきによって，疲労回復，エネルギーの蓄積，身体の成長，性的成熟などを促す（○表 3-16）。

　身体の成長を促す成長ホルモンは，最初のノンレム睡眠の第 3 期と第 4 期に大量に分泌され，プロラクチンはノンレム睡眠期に増加する。したがって睡眠の量だけではなく，睡眠パターンの保持も大切である。

睡眠がとれている状態

　睡眠には，性差や個人差があり，日中の活動の質や量にも影響を受ける。そのため，睡眠がとれている状態を標準化することはむずかしい。日中，眠けがなく気力・体力が充実して活動ができていれば，それがその人にとっての睡眠がとれている状態といえるであろう。

　ただし，健康維持・増進の観点からすると，夜に睡眠をとり日中活動するという睡眠と覚醒のリズムをまもりながら，発達段階に応じた睡眠時間をとることが大切になってくる。

---

column　安静療法はいまも存在するか

　安静とは，身体を臥位や半座位などの安らかで静かな状態を保つことで，身体的・精神的活動によるエネルギーを最小限にとどめ，身体各組織や器官の負担を軽減することである。そして，安静により自然治癒力を高め，身体機能の回復をはかろうとする方法のことを「安静療法」とよんでいた。しかし，近年になって長い期間，静かに臥床していることのほうが，廃用症候群や失見当識，せん妄を生じることが明らかになり，安静の弊害が強く指摘されるようになった。今日では，心筋梗塞や脳出血，切迫流産・早産などの急性症状を呈する患者の初期治療として「絶対安静」の指示が出

されることはあるが，これらは，身体機能の回復をはかるというよりは，活動によって生じる刺激を避けて，病巣の拡大や再出血を予防して現状を維持することと，その間にその他の療法（たとえば，薬物療法）の効果を得ることをねらうものである。したがって，単独で絶対安静を長期間続けることはない。

　ところで医師は，かぜなどで受診した患者に「安静にしてください」とか「睡眠をよくとって下さい」と言うことはあるが，このことで安静療法として治療費を請求することはない。

2 睡眠障害に関連する代表的な症状と発症のメカニズム

　眠れない，眠りすぎる，あるいはリズムが乱れていることに関連した症状を呈するのが**睡眠障害**である。睡眠障害国際分類(ICSD-3)では，睡眠障害を8つに分類している。そのうち臨床看護の場面で，問題になる頻度が高いのが，不眠およびリズム障害である。

■ 不眠

　睡眠の質と量が不十分のために，眠れないという訴えが強くあり，しかも健康に有害な影響を及ぼすほどの状態を**不眠**という。原因・関連因子には，日中の活動の減少，遅い就床時間，早すぎる覚醒時間，ストレス，不安や恐怖，抑うつ，悲嘆，頻回の昼寝，アルコールの摂取，精神刺激性の高い薬の摂取，環境の変化，疼痛や咳嗽・尿意急迫などの身体症状などがある。

　不眠による有害な影響には，自律神経系の失調，易感染状態をもたらす免疫機能の変化，代謝・内分泌機能の変化，疲労，日中の活動の障害，事故や誤認のリスク増加，短期記憶の低下，問題解決や対処の困難，気分の変化，意欲の低下，人との交流障害などがある。

■ リズム障害

　睡眠と覚醒のリズムが乱れ，健康や社会生活に有害な影響をもたらしている状態を**リズム障害**という。リズム障害が不眠と異なる点は，眠けが朝方や日中などのふつうとは異なる時間帯におこることである。リズム障害には，時差・交代制勤務による睡眠リズム異常や，昼夜逆転などがある。昼夜逆転の原因・関連因子には，生活リズムの乱れ，光や食事などの同調因子の乱れあるいは欠如，発達段階，脳の障害，性格・気質などがある。リズム障害では，不眠と同様，自律神経系の失調などをもたらすことがある。それ以上に問題になるのは，日中の過度の眠け，倦怠感，日中の仕事への支障，問題解決・対処障害など，さまざま社会生活への適応困難をもたらしうることである。

2 活動と休息の障害に関連する看護上の ニーズ判別のためのアセスメント

1 活動と休息の障害に関連する看護上のニーズ

　活動と休息の障害に関連した看護上のニーズには，以下のものがあげられる。

　①人間らしさの維持，生命維持の危機　整容や更衣，排泄，入浴などが自力で行えないことで人間らしい生活は崩壊し，また，食事によって水分や栄養をとることができないことで生命維持の危機が生じる。

　②自尊感情へのおびやかし　人間は自立して生きる存在であり，自分のことは自分でしたいという欲求をもつ。自力でADLが行えない，あるいはできることがあるにもかかわらず，それをいかせないことで自尊感情がおびや

かされることにつながる。

　③**自立度に応じた ADL の習得**　個人の自立性を尊重するため，できる能力を見きわめ，自立度に応じた日常生活動作を習得する必要がある。

　④**二次的合併症による心身の異常，生命維持の危機**　廃用症候群による合併症についてはすでに述べた。このような合併症により心身の苦痛は増強し，せん妄を引きおこし，さらには生命維持があやうくなる。

　⑤**睡眠の量的・質的不足**　睡眠は生理的欲求の 1 つであり，眠れない状態が続くと誰もが，「眠りたい」「熟眠感を得たい」と思う。

　⑥**日中の活動の低下，社会生活への適応困難**　不眠や昼夜逆転した生活により，日中の活動が低下し，仕事を休んだり，集中力が低下して事故や誤認のリスクが高くなるなど，社会生活への適応が困難になる。入院中の認知症高齢者では，日中の活動によるさまざまな刺激を受けられずにさらに病状が進行したり，夜間の活動が危険であるために拘束せざるをえない状況をもたらす。

■2 看護上のニーズ判別のためのアセスメント

　活動と休息に関連したアセスメントは，①看護上の問題・ニーズを判別する視点，②問題・ニーズの原因・誘因を明確にする視点，③援助時に活用可能な情報ならびに援助による変化をとらえる情報という 3 つの視点から主観的・客観的情報を収集し，それらの情報の解釈・分析・統合を行う（◉表3-17, 18）。

■ 活動・運動障害に関連した主観的情報
　活動・運動障害に関連した情報を得る前に，まず動作時の息切れやめまい，立ちくらみ，関節痛や筋肉痛の有無，異常な感覚など生命維持や安全にかかわるニーズの情報を得るようにする。次に，ADL に関する情報や困難感などを具体的に聞いていく。また，ADL の自立に向けた目標設定につながることから，自立や依存への思いなどの情報を得ていく。

◉**表 3-17　活動・運動障害に関連するニーズ判別のためのアセスメント項目**

①主観的情報	1）自覚症状	動作時の息切れ・めまい，立ちくらみ，疼痛，倦怠感，疲労感，不安，ADL 困難感，できない動作がある，など
	2）活動・運動障害による心理的訴え	自立や依存への思い，つらさ，など
②客観的情報	1）運動器のフィジカルアセスメント（姿勢，骨格，骨格筋，関節）	脊柱・下肢の形態，姿勢を保持する抗重力筋の力，歩行状態，四肢の筋力（徒手筋力テスト），関節可動域，協調運動（指鼻試験など）
	2）安静時と活動時の呼吸・循環機能	血液検査，呼吸・体温・血圧・脈拍の変化，酸素飽和度，心電図
	3）身体的活動パターン	1 日の生活の流れ，ADL の自立度・能力（FIM や ADL 評価表），運動習慣
	4）筋・骨格系，神経系，呼吸器系，循環器系，全身性の疾患・機能障害の有無	——
	5）活動・運動障害への関連因子	年齢，性別，薬物使用，生活環境，心理的状態，精神的ストレス

◎表3-18　睡眠障害に関連するニーズ判別のためのアセスメント項目

①主観的情報	1)自覚症状	眠れない，途中で目がさめる，熟眠感がない，朝起きられない，疲労感・倦怠感がある，など
	2)睡眠障害に伴う心理的訴え	眠りたい，つらい，仕事に集中できない，など
②客観的情報	1)活動と睡眠のリズム，睡眠パターン	就床時間と起床時間，睡眠の持続時間と覚醒回数，1日の休息時間・休息の状態，日中の活動の様子，午睡(昼寝)の有無
	2)睡眠障害を示す徴候	充血した眼瞼結膜，眼瞼腫脹，目の下のくま，たびたびのあくび，日中のうとうとした様子，集中力の低下，生産性の低下，自律神経系失調の徴候(呼吸，体温，脈拍，血圧)
	3)血液検査	白血球数，ホルモン数値
	4)内分泌系，およびすべての心身の疾患・機能障害の有無	――
	5)睡眠障害への関連因子	年齢，発達段階，性別，薬物使用，アルコール，性格・気質，心理的状態，精神的ストレス，睡眠の環境(慣れない環境，プライバシーの欠如，日の出・日没時間，カーテン，照明，室温，湿度，騒音など)，個人的習慣

◎表3-19　徒手筋力テスト(MMT)

正常(Normal)5	強い抵抗力を加えても，なお重力に打ち勝って，全可動域を完全に動かすことができる。
優(Good)4	多少の抵抗を与えても，なお重力に打ち勝って，全可動域を完全に動かすことができる。
良(Fair)3	抵抗力を与えなければ，重力に打ち勝って，全可動域を完全に動かすことができる。
可(Fair)2	重力による制限を除けば，全可動域を完全に動かすことができる。
不可(Trace)1	関節は動かないが，筋の収縮は軽度にみとめられる。
ゼロ(Z)0	関節が動かないだけでなく，筋の収縮がまったくみとめられない。

■ 活動・運動障害に関連した客観的情報

　運動器のフィジカルアセスメントは，痛みを感じないところから行う。運動機能については，実際に動いてみて，呼吸器系・循環器系の負荷反応をアセスメントするために，動作前・中・後にバイタルサインや酸素飽和度をみながら情報を得ていく。必要時は，看護師がデモンストレーションし，その後，患者の動きをアセスメントするとよい。

　ADL全般のアセスメントは，入院前の平常時にどこまでできていたのか，現在はどのような動作ができるのかの情報を患者・家族から得て，ADLを観察することにより情報を得る。その際，徒手筋力テスト manual muscle testing(MMT)や機能的自立度評価法 functional independence measure(FIM)などの標準化された指標を用いるとよい(◎表3-19，図3-15)。

■ 睡眠障害に関連した主観的情報

　「眠れた」「眠れない」という感覚は主観的なものであり，睡眠不足と不眠との区別はむずかしい。そのため，本人からの自覚症状や訴え，関連因子となる情報を詳細に得ていく。

■ 睡眠障害に関連した客観的情報

　睡眠と覚醒のリズム，および睡眠パターンについては，本人の訴えを聞く

機能的自立度評価法　Functional Independence Measure（FIM）		
レベル	7　完全自立（時間，安全性） 6　修正自立（補助具使用）	介助者なし
	部分介助 　5　監視 　4　最小介助（患者自身：75％以上） 　3　中等度介助（50％以上） 完全介助 　2　最大介助（25％以上） 　1　全介助（25％未満）	介助者あり

セルフケア　　　　　　　　　入院時　　　退院時　フォローアップ
A. 食事　　　　　箸
　　　　　　　　スプーンなど
B. 整容
C. 入浴
D. 更衣（上半身）
E. 更衣（下半身）
F. トイレ動作

排泄コントロール
G. 排尿
H. 排便

移乗
I. ベッド
J. トイレ
K. 風呂，シャワー　風呂
　　　　　　　　　シャワー

移動
L. 歩行，車椅子　歩行
　　　　　　　　　車椅子
M. 階段

コミュニケーション
N. 理解　　　　　聴覚
　　　　　　　　　視覚
O. 表出　　　　　音声
　　　　　　　　　非音声

社会的認知
P. 社会的交流
Q. 問題解決
R. 記憶

　　　　　　　　　合計

注意：空欄は残さないこと。リスクのために検査不能の場合はレベル1とする。

機能レベルとその得点についての解説

自立	7	完全自立	ある活動を構成しているすべての課題を，一部修正することなく，また，補助具や介助なしに通常どおりに，かつ適切な時間内に安全に遂行できる。
	6	修正自立	ある活動に際し，次のうち1つ以上が必要である。 補助具の使用。通常以上の時間。安全（危険）性の考慮。
介助	部分介助	5	監視または準備	患者は身体に直接触れられなくてもよいが，待機，指示または促しなどを必要とする。また，介助者が必要な物品を準備したり，装具を装着したりする。
		4	最小介助	患者は手で触れる程度の介助を必要とする。そして，75％以上の労力を自分で行う。
		3	中等度介助	患者は手で触れる程度以上の介助を必要とする。または50％以上，75％未満の労力を自分で行う。
	完全介助	2	最大介助	患者は50％未満の労力しか行わないが，少なくとも25％は行っている。
		1	全介助	患者は25％未満の労力しか行わない。

▷図3-15　機能的自立度評価法（FIM）

とともに客観的に観察して記録する。また，睡眠障害を示す徴候を観察して情報を得る。

3　活動と休息の障害に関連するニーズ充足に向けた看護援助

　活動・運動に関連する看護援助は，患者の状態に応じて，毎日繰り返されるADLに取り入れるようにする。そして患者ができるようになった動作や変化をとらえて，承認しながら行っていく。また，睡眠の援助は，患者の睡眠に関する訴え・習慣について聞き，患者にあった睡眠促進方法を検討し，

生活リズムの調整をはかるようにする。

1 活動・不動時のよい姿勢・体位の保持と体位変換

　立位時や不動状態にある場合も含め，よい姿勢・体位を保持できるように援助する。よい姿勢とは，力学的に安定し，疲労しにくい姿勢である。

　不動状態の患者の場合では，廃用症候群の予防をはかるために，良肢位を保持しつつ，全身の体圧が分散されるよう，クッションやマットレスを工夫する。また，同一体位により 70 mmHg 以上の接触圧が2時間かかると組織が不可逆的な損傷をおこすことがあるため，2時間以内に体位変換を行う。ただし，たびたびの体位変換が疲労をまねくこともあるため，個々の患者の状態に応じて体位変換スケジュールを組む。

2 患者の ADL 能力に応じた援助

　患者の ADL の能力に応じて，全介助や部分介助，自立への援助を行う。FIM（●171ページ，図3-15）の上部にレベルとして示されているように，全介助や部分介助にも度合いがあり，患者の能力をアセスメントしながら，必要な援助を行う。ADL の訓練は，作業療法士を中心に進められるが，病棟でも継続して訓練を行うためにも，看護師が情報を提供・共有し，指導・訓練にあたる。

　なお，訓練の方針は患者の能力に応じ，①障害されなかった能力を十分に活用する，②回復の見込みがある機能・能力は，積極的に訓練を行う，③戻らないと判断された機能・能力は代償手段を検討し，取り入れる，のいずれかを選択して進める。

3 関節可動域訓練

　関節拘縮の予防と改善を目的として関節可動域訓練（ROM 訓練）を行う。不動状態にある患者では，理学療法士と連携しながら1日1〜2回はベッドサイドにて看護師が他動運動を行う（●図3-16）。

　実施上の手順・留意点は以下の通りである。

（1）全身の筋肉を弛緩させるため，ベッド上で仰臥位で行う。

（2）動かす関節に近い関節を支持して固定する。

（3）健側の上下肢から始め，関節可動域範囲内を動かし，徐々にストレッチする。

（4）患側の上下肢は軽くさすり，痛みがない程度にゆっくりと動かす。

（5）各関節について3〜5回程度行う。

（6）筋緊張や痛みがある場合は，蒸しタオルなどであたためてから実施する。

4 ベッドサイドでできる運動訓練

　ベッドサイドでできる運動機能の低下防止や，転倒予防のための運動を指導し，監視のもとで実施を促す（●図3-17）。運動障害や痛みがある場合は，医師や理学療法士と相談し，無理のない範囲で実施する。ベッドサイドでで

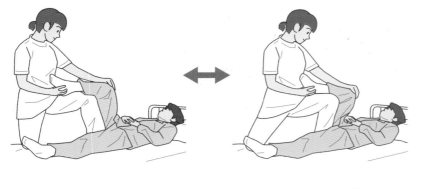

a. 股関節の屈曲運動
患者の太腿を看護者の下肢で
支え，前に押し出すようにし
て股関節の屈曲運動を行う。

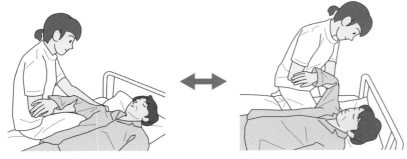

b. 肩関節の上下・水平運動
患者の腕をはさむようにして
肩関節・肘関節を支え，上下・
水平運動を行う。90度以上
には曲げない。

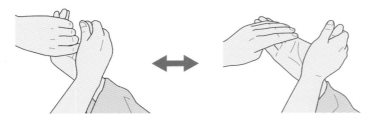

c. 手指関節の掌握運動
片方の手は親指の付け根から，
もう片方の手は残り4本の
指全体にそえて手全体が開く
ようにのばす。

◖**図 3-16　ベッドサイドでできる関節可動域訓練**

きる下肢の運動やバランス運動を，毎日少しずつでも行うようにする。

5　睡眠を促す援助

　睡眠がとりやすい環境を調整し，睡眠を促す方法を患者に指導する（◖表
3-20）。まずは眠りやすい環境を整え，リラックスした状態をつくる。なか
なか改善されない場合は，医師と相談して睡眠薬を投与する。睡眠薬には，
睡眠を導入するものや，催眠効果を発揮するものなどのさまざまな特徴があ
るので，患者の不眠の状態に応じて使用できるよう援助する。

6　生活リズムの調整

　日中は覚醒し，夜間に睡眠がとれるよう，生活リズムを整えていくことが
大切である。リズムを整えるためには，一定の時間帯に日光を浴び，睡眠の
誘導作用のあるメラトニンを昼間は抑制し，夜間に分泌を増加させることが
有効といわれている。病棟においては，午前中に窓から景色を見たり，散歩

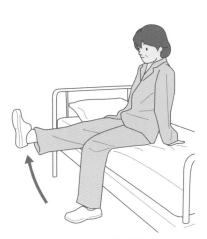

a. 大腿四頭筋運動

ベッドに腰かけて片脚ずつ膝を
のばし，10秒間静止する。これ
を10回程度繰り返す。

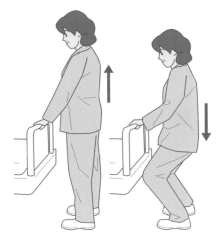

b. スクワット

ゆっくりと腰を落とし，その姿
勢を3秒間保持し，もとに戻す。
これを10回程度繰り返す。

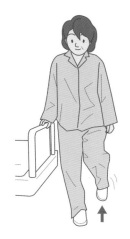

c. 片脚起立運動

片脚を軽く上げた状態で
1分間保持する。左右を
1日3回程度繰り返す。

◎**図3-17　ベッドサイドでできる運動訓練**

◎**表3-20　睡眠を促進する方法**

環境の調整	病室環境は高温多湿・寒冷刺激，騒音を避ける。軽いBGMは効果がある。
足浴を行う	無理のない体位で，38〜40℃のぬるめのお湯であたためる。
安心感を与える	患者のかたわらで話を聞く，手を握る，足・腰をさする。
就寝儀式を行う	イブニングケア，排泄の世話，寝衣・寝具を整え，消灯する。
リラクセーションをはかる	漸進的筋弛緩法，マッサージ，アロマテラピーを取り入れる。
症状のコントロール	疼痛や瘙痒感があるときは，薬物の投与やスキンケアを行う。
睡眠薬を投与する	患者の不眠状態に応じて医師と相談し，睡眠薬を投与する。

に出ることもよいであろう。また，レクリエーションを取り入れて身体活動
の時間を増やしていくのもよい。長い時間や夕方以降の午睡（昼寝）は，夜間，
眠れなくなるため，午後の早い時間に30分程度にとどめるよう指導する。

7　リラックスの促進

　さまざまなリラックス法があるので，病棟でも行えて，患者に合う方法が
あれば適用してみるとよい。

　アロマテラピーは，精油の香り物質の作用により，心身のリラクセーショ
ンをはかる自然療法である。効果が科学的に証明されていないが，補助的療
法として試験的に取り入れられている。入眠効果があるものとして，ラベン
ダー，オレンジやグレープフルーツなどの柑橘系などがあり，ティッシュ
ペーパーに含ませて枕もとに置いたり，足浴時やマッサージのときに，オイ
ルに数滴入れるのも効果的である。

　漸進的筋弛緩法は，顔から始めて足まで漸次，筋肉群を緊張させたり，弛
緩させる運動訓練法である。そのおおまかな流れは，以下のとおりである。

（1）ゆったりとした服装になり，靴は脱ぐ。

（2）らくな姿勢で座る。

（3）目を閉じるか，1点を見すえて，ゆっくりと深呼吸する。

（4）ゆっくりとした規則的な呼吸により，筋肉が弛緩してきたことを感じたら，漸進的筋弛緩法を始める。

（5）腹式呼吸で息を吸い込むときに筋肉を緊張させ，息を吐きながら筋肉を弛緩させる。

（6）（5）を①顔，顎，口腔，②頸部，③右手，④右腕，⑤左手，⑥左腕，⑦背中，肩，胸部，⑧腹部，⑨右大腿，⑩右下腿と足，⑪左大腿，⑫左下腿と足の順に行っていく。

（7）最後に1，2，3と数えて息を深く吸い込み，終了のかけ声とともに終了する。

F 認知や知覚に関連する症状を示す対象者への看護

1 認知や知覚の障害に関連する症状のメカニズム

1 認知・知覚のメカニズム

　人間は呼吸，循環，栄養，代謝，排泄といった生命を維持する活動に加え，外界からの情報を受け取り，判断，対応する，新たな知識を学習する，自分の考えを他者に伝える，会話するといった行為を通して，日常生活や社会生活を営んでいる。このような人間らしさを象徴する感覚や知覚，注意，記憶，思考，言語などといった知的活動の過程を総称して**認知**とよぶ。認知は，神経系のはたらきによる。

● **感覚**　感覚は，視覚や聴覚，嗅覚，味覚，体性感覚（触覚，痛覚，温・冷覚，圧覚）などの感覚受容器を通して受け取ったり，外界あるいは身体内部からの情報である。この情報は，感覚神経を介して大脳皮質にある各感覚野へと伝達される。感覚野に伝えられた情報は，さらに連合野へと伝達され，過去に経験した知識などと照合され，解釈されることによって外界の実体を認識する。この一連の過程を**知覚**という。

● **注意**　注意とは，ある対象に意識を向けることであり，人間は複数の刺激があるなかで特定の対象に意識を集中させたり，同時に2つの刺激に注意を向けたりと，状況に応じて対象への注意の向け方を適切に変化させることができる。

● **記憶**　記憶は，①新しい情報を取り入れる**記銘**，②記銘した情報を保存する**保持**，③記憶した情報を想起する**再生**の3段階からなる。また，記憶は

保存期間により，①数秒〜数分単位で消える**即時記憶**，②数分〜数日間の**近時記憶**，③数週間〜数十年間の**遠隔記憶**に分けられる。

● 思考　思考とは，頭のなかのイメージや言語に対し，判断や推測などの分析をしていく過程である。思考は言語機能を基盤に発達し，人間は知的な思考に基づいて，合理的・社会的な行動を表出する。

● 言語　言語には，①「話す」「書く」ことによって感情や意思を伝える**表出機能**と，②「聞く」「読む」ことによって対象が表出している言葉を理解する**受容機能**がある。

2　認知や知覚の障害に関連する代表的な症状と発症のメカニズム

認知や知覚に関連する障害は大きく認知障害と感覚障害に分けられる。

◆ 認知障害に関連する症状・症候

▌見当識障害

見当識障害とは，現在の時間や場所，人，状況について正しく認識して把握できないことをいう。見当識障害は日常会話のなかで確認が可能なため，認知機能低下の徴候を把握するうえで重要な視点になる。

▌注意障害

注意障害は，以下の3つに分類される。

①**注意持続性の障害**　注意散漫，または注意集中困難ともよばれる。1つのことに意識を長時間集中できない障害である。

②**注意選択性の障害**　複数の刺激のなかから必要な刺激を選び出せない障害である。

③**注意転換性**　転導性の障害といい，なにかに集中している最中に，ほかの刺激に対し適切に注意を向けられない障害である。

▌記憶障害

記憶障害は，①新しいことが覚えられない**記銘障害**と，②記憶したことが想起できない**健忘**がある。さらに健忘は，発症以後の記憶が障害される前向健忘と，発症前にさかのぼって一定期間の記憶が失われる逆行性健忘に分けられ，頭部外傷や脳器質疾患によっておこる。

▌思考障害

思考障害は思考形式と思考内容の異常に大別され，統合失調症，神経症などの精神疾患や意識障害に伴いみとめる場合がある。**思考形式の異常**には，考える筋道が一貫せず非論理的な**思考過程の障害**と，自分の意思に関係なく考えや観念が生じる**思考体験様式の障害**がある。**思考内容の異常**としては，事実と異なる思考内容を強く確信し，説明しても訂正できないさまざまな**妄想**がある。

▌知覚異常

知覚異常は，感覚機能に障害がないのに異常な知覚が生じることであり，幻覚と錯覚がある。

● **幻覚**　実在しないものを知覚することであり，幻視，幻聴，幻嗅，幻味，体感幻覚などがある。肢体切断された人が，失った肢体が存在するかのように感じる幻肢や，失われた肢体部位に痛みを感じる幻肢痛は，体感幻覚に含まれる。

● **錯覚**　実際に存在するものを異なったものとして知覚することで，錯視・錯聴などがある。

失行・失認

● **失行**　運動機能や意識の障害がないのに動作や行為が適切にできない状態であり，次の3つがある。

　①**構成失行**　図形の模写などができない。

　②**着衣失行**　衣服を正しく着ることができない。

　③**観念失行**　指示は理解しているが動作ができない。

● **失認**　感覚機能に障害がないのに脳に入力された感覚情報を正しく認知できない状態であり，次のようなものがある。

　①**視覚失認**　見ているものがなにであるかわからない。

　②**半側空間無視**　障害のある大脳の部位（頭頂葉）と逆側の空間を認識できない状態である。左右どちらもおこりうるが，右の大脳半球の障害による左側の空間無視が生じることが多い。

　③**聴覚失認**　音を聞いてもなんの音かわからない。

　④**触覚失認**　物に触れてもなにであるかわからない。

言語的コミュニケーション障害

　言語的コミュニケーション障害には，言語中枢の障害による失語と発声・調音器官の障害による構音障害がある。

● **失語**　障害のされかたによって，失語は次のように分類される。

　①**運動性失語**　ブローカ野の障害によるもので，言葉の理解はできるが，発語が困難になる。

　②**感覚性失語**　ウェルニッケ野の障害によるもので，言葉の意味が理解できず，流暢に話すが内容は意味不明となる。

　③**全失語**　運動性失語と感覚性失語の合併したもので，あらゆる言語機能が障害された状態である。

● **構音障害**　声の高さ・強さ，声の質（嗄声，鼻声など），母音や子音のゆがみ，発話速度やリズムに変化が生じたものを構音障害とよぶ。おもな原因は，①麻痺や神経障害，②パーキンソン病，③小脳疾患，④発声・調音器官の形態異常，⑤聴覚障害などである。咀嚼・嚥下障害を伴う場合もある。

◆ 感覚障害に関連する症状・症候

視覚障害

　視覚障害では，視力低下や視野異常があらわれる。

　①**視力低下**　ものの見え方，つまり，ものの存在や形状を認識する能力が低下した状態である。

　②**視野異常**　視覚伝導路の障害により，視野狭窄，視野欠損などが生じ

た状態である。

聴覚障害

聴覚障害には，音の聞こえがわるくなる難聴や耳鳴がある。

● **難聴**　障害部位によって，伝音(性)難聴，感音(性)難聴に分けられ，それが混合する場合もある。

①**伝音性難聴**　伝音性難聴は，①外耳道の閉塞・狭窄，②鼓膜の可動性低下，③耳小骨の可動性低下により，音の聞こえが小さくなり，耳をふさいだときのような聞こえ方になる。

②**感音性難聴**　感音性難聴は，①内耳の機能低下，②聴覚伝導路の変性・障害により，音がかすれて聞こえる状態である。たとえるなら電波状態のわるいラジオのような聞こえ方で，なんの音や話なのかがわからなくなる。

③**混合性難聴**　伝音性と感音性のどちらの難聴も存在している状況である。

● **耳鳴**　耳鳴は難聴の随伴症状として多くみられ，聴覚伝導路の炎症や腫瘍，変性などが原因となって生じると考えられている。連続で聞こえたり，断続的に聞こえたりと，音のあらわれかたや種類はさまざまである。

嗅覚障害

嗅覚障害は，障害部位によって，鼻腔上部のにおいを検知する嗅覚受容体の障害と，検知されたにおい刺激を大脳嗅覚野に伝える嗅覚伝導路の障害に分けられる。

嗅覚障害の症状として，以下のようなものがある。

①**嗅覚減退・嗅覚消失**　においを感じる能力が低下・喪失する。

②**嗅覚過敏**　においを異常に強く感じる。

③**嗅覚錯誤(錯嗅)**　本来とは異なったにおいを感じる。

④**嗅覚幻覚(幻嗅)**　実際にはないにおいを感じる。

嗅覚障害がある場合，後述の味覚障害を合併していることが多く，食欲や注意力，気力の低下をもたらす。

味覚障害

味覚障害には，以下のような症状がある。

①**味覚減退・味覚消失**　味を感じる能力が低下・喪失する。

②**味覚過敏**　味が異常に強く感じる。

③**錯味**　本来と異なった味が感じられる。

④**味覚異常**　口の中になにもないのに苦味や甘味を感じる。

味覚障害の原因には，口腔内の乾燥や炎症，味覚に関連する神経の損傷や炎症，亜鉛欠乏，薬剤の副作用などがある。

体性感覚障害

体性感覚障害は，皮膚の表面に加わる刺激の感じ方に異常をきたすもので，症状として，感覚鈍麻・感覚消失，感覚過敏，しびれ，神経痛などがある。体性感覚障害の原因の多くは，①刺激を検知する皮膚に変化を生じさせるもの❶や，②皮膚で検知した刺激を大脳へ伝える末梢神経の障害❷が原因となる。

2　認知や知覚に関連する看護上のニーズ判別のためのアセスメント

1　認知や知覚に関連する看護上のニーズ

　認知機能や感覚機能の障害に関連した看護上のニーズとして，以下のものがあげられる。

　①**生命維持の危機**　意識障害によって急激に認知機能の低下が生じている場合は，認知障害の出現が生命維持の危機を示す徴候となる。急激な認知機能の変化は，バイタルサインの変化でもあることを認識してアセスメントすることが重要である。

　②**自立した日常生活の困難**　記憶障害や，見当識障害，失行・失認などの認知障害や，重度の視覚障害や，聴覚障害などの感覚障害は，日常生活の自立を妨げる。

　③**精神的苦痛，不安**　認知障害がある人は，自身の状況がわからず，不安や混乱に陥りやすい。また，感覚障害は，周囲の状況把握が困難となることや，不快な症状が長期間持続することで，不安や，いらだち，恐怖などの精神的苦痛をもたらす。

　④**危険回避能力の低下**　感覚障害は，外界からの情報を適切に把握できないため，危険が迫っていることの認識が遅くなり，事故を避けることができず，けがを負いやすい。

　⑤**社会生活の制限およびQOLの低下**　認知や感覚の障害により，ADLやコミュニケーション能力が低下すると，社会生活は制限され，QOLの低下につながる。

2　認知や知覚に関連する看護上のニーズ判別のためのアセスメント

● **アセスメントのためのスケール**　認知・知覚機能をアセスメントする際には，その前提として，意識が清明であるかどうかを確認することが重要である。

　意識レベルの評価には，ジャパン-コーマ-スケール Japan coma scale（**JCS**）や，グラスゴー-コーマ-スケール Glasgow coma scale（**GCS**）などが用いられる（●表3-21, 22）。意識レベルの低下や，突然の認知機能低下がある場合は，生命に危険を及ぼす身体疾患の徴候かもしれないので，全身状態の把握を最優先する。

　生命維持の危機的状態ではないことを確認したあとに，対象者との会話，身体診査や看護ケアを実施している最中の対象者の反応および協力の程度などを通して，認知や知覚に関連したアセスメントを行う。

　認知や知覚に関連する主観的・客観的情報は，外界の情報を受け取る感覚機能と，外界からの情報を分析・判断・処理する認知機能に大別して整理す

◉表 3-21　ジャパン-コーマ-スケール（JCS）

覚醒の有無	意識レベル（大分類）	刺激に対する反応	意識レベル（小分類）
刺激がなくても覚醒している	Ⅰ	だいたい意識清明だが，いまひとつはっきりしない	1
		見当識障害がある	2
		名前や生年月日が言えない	3
刺激を加えると覚醒する（やめると眠り込む）	Ⅱ	ふつうの呼びかけで容易に開眼する（合目的的な運動ができ言葉も出るが，間違いが多い）	10
		大きな声または身体を揺さぶることにより開眼する（手を握って放すなどの簡単な命令に応じる）	20
		痛み刺激を与えつつ呼びかけを繰り返すとかろうじて開眼する	30
刺激をしても覚醒しない	Ⅲ	払いのける動作をする	100
		少し手足を動かしたり顔をしかめる	200
		痛み刺激にまったく反応しない	300

◉表 3-22　グラスゴー-コーマ-スケール（GCS）

大分類	小分類	スコア
開眼機能（E）	自発的に	4
	呼びかけにより	3
	痛み刺激により	2
	開眼しない	1
言語機能（V）	見当識あり	5
	会話混乱	4
	言語混乱	3
	理解できない声	2
	発語しない	1
運動機能（M）	命令に従う	6
	痛み刺激に払いのけ	5
	四肢屈曲反応	4
	異常四肢屈曲（除皮質硬直）	3
	異常四肢伸展（除脳硬直）	2
	まったく動かない	1

る。なお，痛みも認知や知覚に関連する問題に含まれるが，本書では別項（◉206 ページ）で取り上げる。

◆ 認知に関連した主観的・客観的情報

　認知機能の変化は，対象者自身が自覚している場合とそうでない場合がある。そのため，認知機能に関連した主観的情報は，対象者の心理状態に配慮しながら確認する。

　また，認知機能に関連する客観的情報は，見当識や，記憶，注意・集中力，思考・判断力，言語的コミュニケーション能力などについて，外観や行動，会話，質問や指示に対する反応などから把握する（◉表 3-23）。そのほかに，認知障害の原因となる疾患・治療の有無や，神経学的検査所見，日常生活お

○**表3-23　認知機能に関連するニーズ判別のためのアセスメント項目**

①主観的情報	1)認知機能の変化に関する自覚	新しいことを覚えたり，学習することについてむずかしくなったと感じているか
	2)認知機能の変化に伴う心理的訴え	自身の状況がよくわからず不安や恐怖を感じていないか，自尊心の低下など
②客観的情報	1)意識	呼びかけや痛み刺激に対する応答 (JCS，GCS)
	2)見当識	時間：年月日，曜日，時間，季節がわからない 場所：自分がいる場所がわからない 人　：目の前にいる人が誰かわからない
	3)記憶	新しいことを覚えられない，何度も同じことを聞く
	4)外観・表情・行動	身だしなみの乱れ，季節・場・年齢にふさわしくない服装，場にふさわしくない表情・しぐさ，目つきの変化，姿勢や動作の違和感
	5)気分・情動	突然に怒り出す，不安，焦燥感，感情鈍麻，情動失禁
	6)注意・集中力	落ち着きがない，話や作業に集中できていない，呼びかけなどに応じない
	7)思考・判断	話のつじつまが合わない，論理的に考えて判断できていない，事実と異なる認識をしている
	8)知覚	幻覚，錯覚，妄想，幻肢・幻肢痛の有無
	9)会話・コミュニケーション	声の大きさ・高さの変化，話すスピード・リズムの変化，話が理解できない，読み書きができない，意味不明な言葉や，独語・多弁の有無
	10)認知障害の原因となる疾患・治療	脳血管疾患，脳腫瘍，水頭症，認知症，脳機能に影響を及ぼす身体疾患，せん妄，アルコール依存症，全脳照射を伴う放射線治療など
	11)日常生活への影響	便・尿失禁，過食・拒食・異食，徘徊，不眠・昼夜逆転，ADLの低下，治療やケアの拒否，対人関係の悪化

よび対人関係への影響なども確認する。

　認知機能のスクリーニングツールの例として，改訂長谷川式簡易知能評価スケール（HDS-R）がある（○表3-24）。HDS-Rは，見当識，記憶，計算，数字の逆唱などの9項目からなり，30点満点中20点以下の場合は，認知症が疑われる。

◆ **知覚に関連した主観的・客観的情報**

　感覚機能の変化は対象者自身が自覚していることが多いので，主観的情報として自覚症状や障害に伴う心理的訴えについて確認する。客観的情報については，各感覚機能に応じた検査や，感覚障害の原因となる疾患・薬剤の有無，随伴症状，補助具の活用状況，日常生活行動への影響などから把握する（○表3-25〜29）。

◉表3-24　改訂長谷川式簡易知能評価スケール（HDS-R）

No.	質問内容		配点	記入
1. お歳はいくつですか？（2年までの誤差は正解）			0　1	
2. 今日は何年の何月何日ですか？　何曜日ですか？ （年月日，曜日が正解でそれぞれ1点ずつ）	年		0　1	
	月		0　1	
	日		0　1	
	曜日		0　1	
3. 私たちが今いるところはどこですか？ （自発的に出れば2点，5秒おいて家ですか？　病院ですか？　施設ですか？ 　のなかから正しい選択をすれば1点）			0　1　2	
4. これから言う3つの言葉を言ってみてください。あとでまた聞きますのでよく覚えてお いてください。 （以下の系列のいずれか1つで，採用した系列に○印をつけておく） 1：a)桜　b)猫　c)電車　　2：a)梅　b)犬　c)自動車			0　1 0　1 0　1	
5. 100から7を順番に引いてください。 （100−7は？　それからまた7を引くと？　と質問する。最初の答えが不正 　解の場合，打ち切る）	（93）		0　1	
	（86）		0　1	
6. 私がこれから言う数字を逆から言ってください。 （6-8-2，3-5-2-9を逆に言ってもらう， 3桁逆唱に失敗したら打ち切る）	2-8-6		0　1	
	9-2-5-3		0　1	
7. 先ほど覚えてもらった言葉をもう一度言ってみてください。 （自発的に回答があれば各2点，もし回答がない場合以下のヒントを与え正解であれば1 　点） a)植物　b)動物　c)乗り物			a：0　1　2 b：0　1　2 c：0　1　2	
8. これから5つの品物を見せます。それを隠しますのでなにがあったか言ってください。 （時計，鍵，タバコ，ペン，硬貨など必ず相互に無関係なもの）			0　1　2 3　4　5	
9. 知っている野菜の名前をできるだけ多く言ってください。 （答えた野菜の名前を右欄に記入する。 途中で詰まり，約10秒待っても答えない場合にはそこで打ち切 る） 0〜5=0点，6=1点，7=2点，8=3点， 9=4点，10=5点			0　1　2 3　4　5	

（加藤伸司・長谷川和夫ほか：改訂長谷川式簡易知能評価スケール（HDS-R）の作成．老年精神医学 2(11)：1342，1991 による）

3 認知機能障害・感覚機能障害に関連する ニーズ充足に向けた看護援助

a 認知機能障害に関連するニーズ充足に向けた 看護援助

　認知機能障害はその原因により，一過性に出現している場合と不可逆的な
ものがある。一過性の認知障害は，原因疾患の治療と並行して対象者が安
全・安楽に過ごせるように援助する。一方，不可逆的な認知障害は，対象者
と家族がその障害と折り合いをつけ，その人なりの生活方法を確立できるよ

◉**表 3-25　視覚障害に関連するニーズ判別のためのアセスメント項目**

①**主観的情報**	1）視覚障害に関連した自覚症状	視力低下，かすみ目，まぶしい（羞明），暗所で見えにくい（暗順応低下），目が疲れる（眼精疲労），目がゴロゴロする（異物感），眼痛など
	2）視覚障害に伴う心理的訴え	不自由さ，不安，恐怖感，イライラなど
②**客観的情報**	1）視診	眼球の混濁，充血，流涙，眼脂，まばたきの頻度など
	2）検査	視力検査，視野検査，眼圧測定，眼底検査，超音波検査，X 線検査，CTなど
	3）視覚機能に影響を及ぼす疾患	角膜炎，白内障，緑内障，網膜剝離，黄斑変性症，糖尿病性網膜症などの眼疾患
		外傷，高血圧，糖尿病，脳神経疾患など
	4）随伴症状	頭痛，吐きけ・嘔吐，高血圧など
	5）日常生活への影響	対象物と眼の距離が異常に近い・遠い，転倒やけがをしやすいなど
	6）代替手段	眼鏡，コンタクトレンズ，拡大鏡などの使用状況

◉**表 3-26　聴覚障害に関連するニーズ判別のためのアセスメント項目**

①**主観的情報**	1）聴覚障害に関連した自覚症状	難聴，耳鳴，耳閉感，耳痛など
②**客観的情報**	1）視診	耳垢，耳漏（耳だれ），眼振など
	2）検査	ウェーバーテスト，リンネテスト，オージオメトリー
	3）聴覚機能に影響を及ぼす疾患・薬剤	外傷，外耳道炎，外耳道真菌症，中耳炎，耳硬化症，突発性難聴などの耳疾患
		脳神経疾患，髄膜炎，聴神経腫瘍，帯状疱疹など
		抗菌薬，抗がん薬，ループ利尿薬，鎮痛薬など
	4）随伴症状	めまい，吐きけ・嘔吐など
	5）聴覚機能に影響する生活状況	耳掃除の頻度・方法，騒音の曝露（工場，ゲームセンターなど），水泳・潜水など
	6）日常生活への影響	会話や音に対する反応，声の大きさ，話の速度，音源と耳の距離，いらだち，不安など
	7）代替手段	補聴器，拡声器などの使用状況，手話，筆談など

◉**表 3-27　嗅覚障害に関連するニーズ判別のためのアセスメント項目**

①**主観的情報**	1）嗅覚障害に関連した自覚症状	においがわからない，変なにおいがする（こげくさい，甘い，腐敗臭，薬品臭，煙，油，アンモニアなど具体的な表現），においの感じ方の変化・程度・きっかけ
②**客観的情報**	1）視診	鼻粘膜の発赤・腫脹，鼻汁・鼻出血の有無，鼻中隔の変形など
	2）検査	基準嗅力検査，静脈性嗅覚検査，鼻鏡検査，X 線検査，内視鏡検査，CTなど
	3）嗅覚機能に影響を及ぼす疾患	慢性副鼻腔炎，アレルギー性鼻炎などの鼻疾患
		感冒，アルツハイマー病，頭部外傷など
	4）随伴症状	鼻汁・鼻閉，口呼吸，味覚障害，食欲低下，意欲低下
	5）日常生活への影響	食事摂取状況（食事量，内容，好みの変化，体重減少）など

◦**表 3-28　味覚障害に関連するニーズ判別のためのアセスメント項目**

①主観的情報	1)味覚障害に関連した自覚症状	味がしない，変な味がする，砂をかむような感じ
②客観的情報	1)視診	口腔内の乾燥・発赤・発疹・潰瘍・痛みの有無
	2)検査	血液検査(血清亜鉛)，電気味覚検査，濾紙ディスク検査など
	3)味覚機能に影響を及ぼす疾患・薬剤	口内炎，舌炎，舌苔，歯肉炎，扁桃腺炎など口腔疾患
		感冒，中耳炎，亜鉛欠乏，顔面神経麻痺，聴神経腫瘍，肝不全，シェーグレン症候群，脳血管疾患，多発性硬化症，うつ病，頭頸部への放射線治療，抗がん薬など
	4)口腔衛生	歯みがきの方法・回数，歯科治療の状況，義歯の不適合
	5)日常生活への影響	食事摂取状況(食事量，内容，好みの変化)，体重減少など

◦**表 3-29　体性感覚障害に関連するニーズ判別のためのアセスメント項目**

①主観的情報	1)体性感覚障害に関連した自覚症状	手足の感覚が鈍い(感覚鈍麻)，しびれ，少し触れただけで痛い，手足が異常に熱い・冷たい
②客観的情報	1)検査	血液検査，表在感覚機能検査，パッチテスト，皮膚生検，X線検査，CT，MRI，脊髄造影など
	2)体性感覚機能に影響を及ぼす疾患・薬剤	接触性皮膚炎，アトピー性皮膚炎，強皮症，熱傷・凍傷，放射性皮膚炎，褥瘡などの皮膚疾患
		糖尿病，末梢神経障害，脊髄神経障害，脳血管疾患，多発性硬化症，抗がん薬など
	3)随伴症状	運動麻痺，頭痛，不眠，集中力低下など
	4)日常生活行動への影響	しびれなどによる巧緻動作の低下，転倒やけがをしやすいなど

うに援助することが重要になる。

1 認知障害がある人への援助

　認知障害は，身体の不調や周囲の環境変化の影響を受けて症状が変化しやすく，基本的ニーズの充足においても支援が必要になる。対象者が安定して日常生活を過ごせるように体調や環境を整え，対象者に合ったかかわり方を工夫することが重要になる。

見当識を維持・促進するための援助

　見当識が障害されると，自身のおかれている状況がわからず不安や混乱に陥りやすい。日時，場所，時間などに関する現実への認識を方向づけ，見当識を維持・促進するために**リアリティオリエンテーション**を行う。具体的には，日常会話のなかで現在の日時や場所を確認できる話題を織りまぜたり，かかわる際に必ず自分の名前を名のるなどして，見当識の意識づけを行う。

認知障害に応じたコミュニケーションの工夫

　認知障害の程度によっては，「なにが飲みたいですか？」などのオープンエンドクエスチョン(開かれた質問)や，「食堂に行っておやつにしましょう」などのような一文に複数の指示が含まれる文の理解がむずかしい場合がある。

その人の認知機能に応じて，「お茶を飲みますか？」などのクローズドクエスチョンや，短い文で，具体的に話しかけるようにする。話しかける際は，表情ゆたかにジェスチャーを交えたり，スキンシップを活用し，その人に伝わるように工夫する。

　対象者が言葉の意味を理解していないようであれば別の言葉に言いかえたり，すぐに返答がなくてもしばらく待つ姿勢も必要である。また，話に集中できるよう，周囲の雑音が少ない静かな場所でコミュニケーションをとるようにする。

▌セルフケア能力を維持・補完する援助

　失行・失認などでは，食事，排泄，入浴，整容，更衣などの日常生活動作を適切に行えない。それらの動作ができないからと全介助するのではなく，その人の認知機能や運動機能をアセスメントし，見まもりや，声かけ，補助具の使用，一部の介助などといった，残存能力をいかしてセルフケアができるよう支援する。

▌自尊心の低下や不安に対する心理的支援

● **快の感覚を引き出す**　認知障害により日常生活や社会生活に支障をきたした状態が続くことは，不安や抑うつなどの不安定な心理状態をもたらす。また，認知障害のある人を子ども扱いし，赤ちゃん言葉で話しかけるといったかかわりは，対象者の自尊心を著しく傷つける。記憶障害により新しいことが覚えられず，過去の記憶が失われていたとしても，いま現在の自分におこっていることは認識しており，うまくできない自分にいらだちや不安を感じて生活していることを理解して接する必要がある。その人の残存能力に目を向け，日常生活のなかでできていることを認め，心地よいといった快の気持ちを引き出せるよう援助する。

2 言語的コミュニケーション障害がある人への援助

▌言語の理解力・表現力に応じたコミュニケーションの工夫

　言語機能の障害がある人とコミュニケーションする際は，対象者の正面から視線を合わせ，単語や短い文でゆっくりと明瞭に話しかける。理解が可能であれば紙に書いて示したり，絵や写真，実物を見せたり，ジェスチャーなどの非言語的コミュニケーションを活用する。

　言葉の理解はできるが，発語が困難な運動性失語や構音障害の人とのコミュニケーションは，静かな場所で緊張せず十分な時間をかけて話せるよう環境に配慮する。その人の表情や状況から話の意味を推測し，対象者の伝えたいことを理解しようとする姿勢が重要になる。

b 感覚機能障害に関連するニーズ充足に向けた看護援助

　感覚機能の障害は，生命の危険に直結する障害ではないが，日常生活においてさまざまな不自由さや苦痛を伴うだけでなく，危険を察知して回避する能力も低下する。また，感覚障害は外見から理解しにくく，対人関係や社会

生活にも影響を及ぼしやすい。したがって，感覚機能障害をもつ人には，障害されている感覚機能を維持・補完する支援や，障害による苦痛や危険の軽減，対人関係の調整などの援助が必要となる。

1 感覚機能を維持・補完するための援助

■ 視覚・聴覚機能に応じた補助具の使用

眼鏡やコンタクトレンズ，補聴器などの視覚・聴覚機能を矯正する補助具は，その人に合った機能か，また使用方法が適切かを確認する。

■ 視覚・聴覚機能の障害に応じたコミュニケーションの工夫

視覚障害がある人に文書を読んでもらう際は，文字の大きさや，背景と文字の色のコントラスト，室内の照明の明るさなどに配慮する。視覚からの情報を補うように，音声による説明，ボディタッチなどを交えてコミュニケーションする。

聴覚障害がある人とのコミュニケーションは，その人の聴覚機能に応じた声の大きさ・高さ，および話す速度に配慮する。加齢に伴い高音域の聴機能の低下がみられるので，低い声で話しかけると聞こえやすい。また，周囲に雑音があると一層，聞こえがわるくなるので，静かな場所で会話できるように環境を整える。そのほか，筆談や，ジェスチャー，手話なども活用する。

聴覚・聴覚障害のある人は，与えられた情報を誤って認識したり，内容の理解が不十分でも遠慮してみずから確認しないことがある。とくに重要なことがらについては，対象者が正確に理解しているかを必ず確認する。

■ 味覚・嗅覚機能に障害がある人への生活指導

● ビタミン・亜鉛の補給　味覚・嗅覚機能の障害は，ビタミンや亜鉛の欠乏と関連していることが多く，野菜や油脂の摂取不足，食品添加物の摂取といったかたよった食生活が原因と考えられる。また，味覚・嗅覚障害があると食欲が低下し，さらなる栄養障害を引きおこしやすい。ビタミンや亜鉛を多く含みつつ，バランスのとれた食事摂取を促し，食事の形態や味つけにも留意する。

● 口腔ケア　口腔内の汚染・炎症や鼻炎などが味覚・嗅覚障害の原因となっている場合がある。食事前後の口腔ケアや，口腔内の湿潤を保つ援助を行う。また，鼻炎で鼻汁が多い場合は，片方ずつかみ，強くかまないように指導する。

2 身体損傷や事故を予防するための援助

視覚障害がある人は，段差や障害物に気づかずに転倒しやすい。対象者が安全に生活できるように環境を整え，必要時には歩行に付き添う。

聴覚障害がある人は，電話やインターホンの音，アラーム音，サイレンなどが聞こえず，思わぬ事故につながりやすい。周囲に配慮しつつその人の聞こえる大きさの音量に設定したり，音のかわりに光の点滅で知らせる装置を用いたり，緊急または重要な連絡は個別に直接伝達したりするなどの援助を行う。また，聴覚障害に伴いめまいやバランス障害がある人に，後ろから声

をかけたり肩をたたいたりすると，振り向きざまにバランスをくずして転倒する危険がある。聴覚障害がある人とのコミュニケーションは，必ず正面から話しかけるようにする。

　体性感覚障害がある人は，痛みや圧迫，熱さ，冷たさなどを知覚しにくいため，危険回避行動がとれず，熱傷や皮膚損傷などをおこしやすい。体性感覚障害がある人への援助にあたっては，全身の皮膚を観察し，また身体損傷を予防することが重要である。シャワーや給湯器の温度，カイロ・湯たんぽなどの暖房器具の使用時は，十分注意する。また，下肢のしびれなどがある人は，転倒の危険もある。転びにくいはき物や，杖などの補助具を活用するとともに，安全な環境を整える。

3　身体的苦痛や不快症状の緩和

　体性感覚障害によりしびれや違和感などの不快症状がある場合には，刺激となる素材の衣服や寝具を避け，局所の安静や，温罨法・冷罨法，マッサージなどで不快症状の軽減をはかる。

4　不安や心理的苦痛の緩和

　感覚機能障害のある人は，その障害を代償するためにつねに緊張しながら生活している。また，コミュニケーションがうまくとれずにいらだちを感じたり，危険を察知する能力の低下により恐怖感をいだいている。さらに，自身が体験している苦痛や不安を他者には理解してもらえないなどという葛藤をかかえていることも多い。

　このような心理状態が長期間続くと，他者とかかわることを避けて引きこもりがちになり，社会性や QOL の低下に結びつく。感覚障害がある人の不安や心理的苦痛を軽減し，良好な対人関係が築けるように支援する。

G　コーピングに関連する症状を示す対象者への看護

1　コーピングに関連する症状のメカニズム

1　ストレス

　ストレスとは，もともとは工学分野で使われていた言葉で，外部から加えられた力による物体のゆがみを意味していた。
● **セリエによる定義**　1936 年，生理学者のセリエ H. Selye は，これを生体に適応し，外界から生体に加わる刺激を**ストレッサー**とよんだ。ストレッサーによって生じる反応は**ストレス**とよばれ，環境への生物的適応過程であ

るとした。

　セリエは，ストレスの反応を次の3つの期に分類している。

　□1 **警告反応期**　ストレッサーにさらされた際，それに耐えるための身体の内部環境を急速に準備する時期である。

　□2 **抵抗期**　ストレッサーに対する適応反応が続いている時期である。身体的には安定しているものの，適応反応を続ける限りエネルギーが必要になる。

　□3 **疲憊期**　エネルギーが枯渇すると，疲憊期になる。適応反応が衰えはじめ，心拍・血圧・血糖値・体温が低下しはじめる。この時期が長期に継続すると，身体疾患を引きおこすことになる。

● **ストレッサーの分類**　これらのストレス反応を引きおこすストレッサーについて，セリエは次のように分類している。

　(1)物理的ストレッサー：寒冷，騒音，放射線など

　(2)化学的ストレッサー：酵素，薬物，化学物質など

　(3)生物的ストレッサー：炎症，感染，カビなど

　(4)心理的ストレッサー：怒り，緊張，不安，喪失など

● **社会的再適応評価尺度**　アメリカの心理学者ホルムズ T. H. Holmes と医学者のレイ R. H. Rahe が一般成人を対象として，どのようなできごとがストレッサーとなるのかを評価し，**社会的再適応評価尺度**を1968年に発表した（▶表3-30）。

　この尺度は，「配偶者の死」「離婚」「刑務所での懲役」など人生のライフイベント❶がストレッサーとなることを示している。ライフイベントにはそれぞれ点数がつけられており，過去1年間のうち体験したライフイベントの合計点が300点以上だった場合，今後1年間に身体的もしくは精神的に健康障害を生じる可能性が80%であるとされている。

NOTE
❶ライフイベント
　就学や就職，結婚や出産といった人生のできごとをさす。

2　ストレスモデルとコーピング

　同じストレッサーにさらされても，個人によって，それをストレスと感じてストレス反応が生じる人や，ストレスと感じないが身体的にストレス反応が生じる人，ストレスと感じずさらに身体的にもストレス反応が生じない人がいることも明らかになってきた。

　そこで，ストレッサーがストレス反応を引きおこす際に，個人的要因と緩衝要因が関与していると考えられた（▶図3-18）。個人的要因として年齢や性格，物事の受けとめ方，価値観などが，緩衝要因として社会的支援や周囲の人間からのサポート，活用できる資源などがあげられている。

● **心理学的ストレスモデル**　ストレスについて研究していたアメリカの心理学者のラザルス R. S. Lazarus は，ストレッサーであるできごとよりも，それを個人がどのように解釈するかでストレス反応が生じるという心理学的ストレスモデルを提唱した（▶図3-19）。いいかえるなら，ストレスはストレッサーにより生じるのではなく，個人の受けとめ方や対処能力によって引きおこされるものであると考えたのである。そしてラザルスは，ストレスを，脅

○**表3-30　社会的再適応評価尺度**

できごと	ストレス値	できごと	ストレス値
配偶者の死	100	息子や娘が家を離れる	29
離婚	73	姻戚とのトラブル	29
配偶者との離別	65	自分の特別な成功	29
拘禁（期間）	63	妻が働き始める，仕事をやめる	26
親密な家族メンバーの死	63	学校に行き始める，終了する	26
自分のけがや病気	53	生活条件の変化	25
結婚	50	個人的な習慣の変更	24
失業（解雇）	47	上役（ボス）とのトラブル	23
婚姻上の和解	45	労働時間や労働条件の変化	20
（定年）退職	45	住居の変化	20
家族メンバーの健康上の変化	44	学校の変化	20
妊娠	40	気晴らしの変化	19
性的な障害	39	宗教活動の変化	19
新しい家族メンバーの獲得	39	社会活動の変化	18
ビジネスの再調整	39	1万ドル以下の抵当やローン	17
経済状態の変化	38	睡眠習慣の変化	16
親密な友人の死	37	同居家族数の変化	15
ほかの仕事への変更	36	食習慣の変化	15
配偶者との口論の数の変化	35	休暇	13
1万ドル以上の借金（抵当）	31	クリスマス	12
借金やローンでの抵当流れ	30	軽微な法律違反	11
職場での責任の変化	29		

※ 再適応に最も努力を有するできごとのストレス値を100とし，0～100のスケールでストレス値を示した。
（T. H. Holmes, R. H. Rahe：The social readjustment rating scale. *Journal of Psychosomatic Research*, 11（2）：213-218, 1967 より作成）

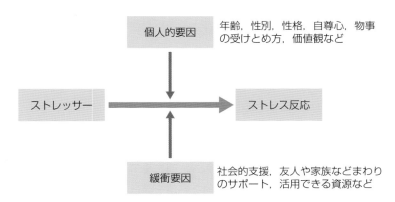

○**図3-18　ストレスモデル**

威をもたらすできごとを緩和したり，除去しようとしたりする認知的・行動的努力であると定義した。
● **コーピング**　心理学的ストレスモデルのなかでラザルスは，ストレスを強く感じるできごとに対して，そのストレッサーが有害であると判断すると，急性ストレス反応が生じ，それに対して**コーピング**❶coping（対処）を行うと考えた。そして，コーピングの能力と活用できる資源を評価して対応できたとき，環境に適応できることになるとした。一方で，コーピングに失敗した場合，慢性的なストレス反応が引きおこされることになる。

NOTE
❶コーピング
　語源は「問題に対応する，切り抜ける」という英語の「cope」である。

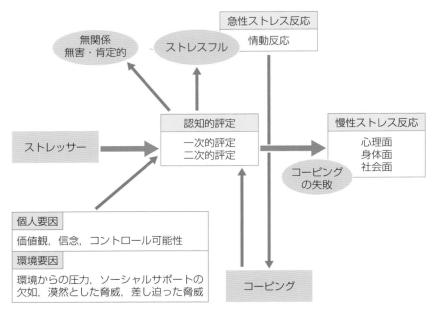

◯**図 3-19　心理学的ストレスモデルの概要**
(小杉正太郎編著：ストレス心理学——個人差のプロセスとコーピング．pp.34-51，川島書店，
　2002 より作成)

　このようにコーピングとは，ストレスを強く感じる問題や状況のもとで，
苦痛をやわらげたり，その苦痛のもとになっている問題を解決したりするた
めに，考えや行動を変化させることで適応しようとする過程である。した
がってコーピングは，個人が環境に適応し，個人の健康を維持するために必
要な反応であるといえる。

●**コーピングの方略**　ストレッサーに対するコーピングには２つの方略が
ある。

　１つは，**問題解決型対処**である。これはストレスの原因を突きとめて原因
を除去し，状況を明らかにして変化させ，問題を解決する方略である。

　もう１つは，**感情調整型対処**である。これは，問題の原因が解決しなくて
も，感情的に納得することで環境に適応し，対処することである。問題を解
決するという行動よりも，ストレッサーによって生じた否定的な感情を発散
したり，受けとめ方をかえたりすることで受容しようとする方略である。

　実際のコーピングは，２つの方略のうちのどちらかを用いるのではなく，
個人の能力と資源を評定したうえで，問題解決型と感情調整型の対処を組み
合わせることが有効になる。

3　不適切なコーピングによって生じる症状と疾患

　ストレッサーに適切に対処できない場合は，身体的な反応である症状があ
らわれ疾患が引きおこされる。

▌身体的な反応と心身症

　現在，人々がさらされるストレッサーは，ライフイベントや，日々の人間

関係などといった心理的なものであることが多い。ストレス反応として生じる血圧上昇や心拍量の増加などは，これらのストレッサーへの対処としては無効であるが，ストレッサーにさらされるとこれらの身体反応が生じ，長引くと身体的疾患を引きおこすことになる。

　なお，過敏性腸症候群や本態性高血圧，アトピー性皮膚炎，筋緊張型頭痛，慢性疼痛などで，その発症の経過に心理社会的な要因が密接に関与している場合は，心身症と診断される。

■ 身体的な反応と急性ストレス障害・心的外傷後ストレス障害

　自然災害や戦争，犯罪の犠牲，愛する人との死別などの強いストレッサーに直面したとき，人は恐怖感や無力感をいだきつつ，個人が有しているコーピング能力で対処しようとする。しかし，それが個人のコーピング能力をこえていた場合，恐怖のできごとを何度も思い出すフラッシュバックや，現実感や感情が喪失してしまう乖離性症状，そしてつねに神経が過敏になる状態が続く覚醒亢進状態などの精神症状をおこすことがある。

　このような強いストレッサーにさらされて，4週間以内に上記のような精神症状が生じる場合には，急性ストレス障害 acute stress disorder（ASD）と診断され，その後の発症の場合は心的外傷後ストレス障害 post-traumatic stress disorder（PTSD）と診断される。ASD も PTSD も，日常生活に大きな影響をもたらす障害である。

2 コーピングに関連する看護上のニーズ判別のためのアセスメント

　コーピングに障害が生じている場合のアセスメントの視点には，次のものがある。
（1）ストレッサーとなっているできごとや体験はなにか。
（2）ストレッサーを対象者本人はどのように受けとめているのか。
（3）患者が従来もっているコーピングパターンはなにか。
（4）解決のために利用できる資源はなにか。

1 不適切なコーピングの背景の理解

　突然に，患者が治療計画を遵守しなくなったり，生じている問題を否認したり，社会の規範に反するような他者への攻撃的な発言をみせることがある。このような行動がみられる背景として，ストレッサーへのコーピングが不適切である場合がある。

●アセスメント　このような患者のアセスメントにあたっては，まず対象者のこれまでの社会生活の背景を理解することが必要である❶。次に，本人の行動で，誰がどのように困っているのかをアセスメントする。他者に攻撃的な発言をする場合は，その他者との関係性に問題があることが推測される。

　他者との関係性に問題がない場合は，不適切な行動は，適切にコーピングができていないことによるものと考えられる。その場合には，コーピングし

NOTE
❶もともと社会生活に適応できずに問題行動が生じている場合は，精神障害の可能性があり，まずはその対応が必要である。

ようとしているが，それがうまくいかないという患者の気持ちに寄り添うことが必要である。そのうえで，なにがストレッサーになっており，そして患者が従来もっているコーピングの方略はなにかをアセスメントしていく。

2 ストレッサーの受けとめ方の把握

　過敏性腸症候群や緊張型頭痛❶などの疾患をかかえる患者が，適切な治療を受け，適切な治療行動をとっているのに，症状が改善しない，あるいは症状がおさまってもすぐに再発する場合がある。このような場合，患者は苦しんでいる症状は自覚している一方で，症状を引きおこしている要因をストレッサーと自覚しておらず，環境に過剰に適応していることが多い❷。
● アセスメント　このように，周囲から見るとストレッサーにさらされているのが明らかであるにもかかわらず，患者がそれを自覚していないときには，ストレッサーの受けとめ方についてアセスメントしていく必要がある。

3 コーピングパターンや使用できる資源の情報収集

　ASD や PTSD などのように明らかにストレッサーが存在している患者の場合，アセスメントとしてまず，患者のいままでのコーピングの方略や，使用できる資源などの情報を収集していく。
　一方で，破局的なできごとに遭遇したあとに，フラッシュバック・乖離性症状・覚醒亢進状態などの精神症状があらわれたとき，そのできごとは，たとえば虐待や性的犯罪の被害といった思い出したくないできごとの場合がある。そのような場合は，ストレッサーの探求よりも，患者の心理的な苦痛に寄り添いながら，コーピングの方略や，使用できる資源などの情報について収集する必要がある。

3 コーピングに関連するニーズ充足に向けた看護援助

　コーピングが不適切であるとアセスメントされた患者への看護援助にあたっては，不適切であると決めつけずに，まずは以下の事項について確認をしていく。
（1）ストレッサーをどのように受けとめているのか。
（2）従来からもっているコーピングスキルはどのようなものか。
（3）環境に適応するために使用できる資源はなにか。
（4）どうしていまの状態になっているのか。
　これらを確認したうえで，患者のもっている能力やまわりの資源を調整しながら，適切なコーピングができるように支援することが必要である。その際，看護師の考えを押しつけるのではなく，患者の希望を引き出すようにかかわることが重要である。

NOTE
❶緊張型頭痛
　締めつけられるような原因のない頭痛で，ストレスなどによる頭頸部の筋の緊張が関係していると考えられている。
❷心身症患者によくみられる，ストレスを感情的に認識できていない状態を失感情症という。

1　症状の緩和への援助

◆ 身体症状の緩和

　前述したように，身体疾患において適切な治療を受けているのに症状が改善しない，あるいは症状が何度も繰り返す場合は，患者がストレッサーを自覚していないことが多い。このような場合，患者が自覚している最大のストレッサーは身体症状ということになる。したがって，まずは身体症状の苦しさに寄り添いながら，自覚されていないストレッサーについて説明することが必要となる。

　そのうえで本人が望むのならば，なにがストレッサーであり，どのようにコーピングをしていけばよいのか，そして用いることのできる資源はなにかをともに考えていく。最終的な目標は，対象者がストレッサーを自覚し，適応するために適切な行動をとることができ，身体症状が少しでも緩和することである。

◆ 精神症状の緩和

　ASD や PTSD などの場合，患者は遭遇したできごとに対して恐怖感や無力感をいだいており，そのあとにあらわれる精神症状に著しい苦痛をおぼえている。まずは対象者の苦痛や不安に寄り添いながら，本人が安心を感じられる環境を整えることが必要である。

　患者が心理的に安定してくると，本人がもっている本来の力を発揮することができるようになる。心理的に安定したところでニーズを話し合い，患者のコーピングの方略に即して目標を共有したうえで，必要ならば解決のために利用できる資源を調整していくこと。最終的な目標は，ストレッサーにさらされた対象者が適応するために適切な行動をとることができ，本人が苦痛や苦悩が軽減したと実感できることである❶。

2　患者の気持ちに寄りそう援助

　治療計画を遵守しなかったり，その問題を否認したりすることは，長期的には患者に不利益をもたらす可能性があるが，患者は長期的な見通しよりも目の前の脅威に対応することに精一杯な状況である。不適切なコーピングが生じているときは，患者自身が苦悩している状況であることを理解し，まずは気持ちに寄り添うことが必要である。

● 環境の調整　患者の気持ちに寄り添ったうえで，まずは安心感を得られる環境を提供する必要がある。安心感を得て不安が少しでも解消されれば，患者がもっている力を発揮できるようになる。患者のニーズを明らかにしたうえで，患者のもっているコーピングの方略に即して目標を定め，適切にコーピングできるように支援していく。

　また，他者への攻撃的な発言があらわれている場合には，患者の安寧のニーズと，まわりの影響を最小限とすることの，どちらに重きをおくのかを

NOTE
❶以前は，遭遇したできごとの体験をふり返り，体験したことの意味づけをする心理的デブリーフィングという手法が用いられていた。しかし，この手法は恐怖体験や無力感を再現するだけで，回復には効果がないといわれている。無理につらい体験を言語化させることは，かえって症状を悪化させることになる。

検討することが必要になる。なにを目標とするのかは，患者本人のみならず影響を受けているまわりの人々も含めて検討していく。またこの場合でも，患者が安心できる環境を提供することが大切である。患者が安心感を得てもっている力を発揮する準備が整ったならば，患者本人のニーズと，まわりの人々のニーズを明らかにし，目標の設定と解決の方法を話し合うことが必要である。

H 安全や生体防御機能に関連する症状を示す対象者への看護

1 安全や生体防御機能の障害に関連する症状のメカニズム

　安全とは「安らかで危険がないこと」[1]という意味である。人を取り巻く環境には，ウイルスなどの病原微生物や危険物など，さまざまな危険因子が存在する。それらの危険因子から身体をまもるため，人にはさまざまな防御機能が備わっており，それらが円滑にはたらくことにより支障なく社会生活を営むことができる。

1 安全や生体防御機能に関連するメカニズム

◆ 生体防御

　身体の安全をまもるため，人体には異物が体内に侵入するのを防ぐしくみと，体内に侵入した異物を排除するしくみがあり，これを**免疫**という。
● **自然免疫**　生体防御の第一段階は，皮膚や粘膜により異物の侵入を防ぐ物理的バリアと，汗や皮脂，消化液などによって異物を排除する化学的バリア，常在細菌の生物学的バリアである。これらを通過して体内に侵入した異物には，あらゆる異物に反応する自然免疫（非特異的免疫）がはたらく。細胞・組織が傷害されて生じる炎症反応や，好中球やマクロファージなどによる貪食作用，ナチュラルキラー細胞（NK細胞）による異物の排除がみとめられる。
● **獲得免疫**　自然免疫で排除できなかった異物には，獲得免疫（特異的免疫）❶がはたらく。抗体を産生して免疫応答をおこす液性免疫と，リンパ球が直接抗原に免疫応答をおこす細胞性免疫に分けられ，樹状細胞やT細胞，B細胞といった免疫細胞がはたらく。
● **リンパ節**　リンパ節は，リンパ管に入ってきた異物をとらえ，免疫反応

NOTE
❶獲得免疫
　獲得免疫には，身体にある自分のもの（自己）と自分でないもの（非自己）を見分け，非自己である異物（抗原）を排除するはたらきがある。

1）新村出編：広辞苑，第7版．p.118，岩波書店，2018.

をおこす。ふだんはほとんど触れることができないが，炎症がおこるとダイズほどの大きさになる。

◆ 神経系のはたらき

　人は感覚を駆使して日常生活を送り，危険を察知・回避する予防行動をとっている。感覚には，視覚や聴覚，嗅覚，味覚，体性感覚，内臓感覚などがある。生体内外の情報（刺激）やその変化は，感覚の受容器である感覚器で受け取られ，その情報は中枢神経に送られ，情報を統合・分析し，適した行動をするよう効果器（骨格筋など）に指令を出している。

● **感覚器**　外界からの情報を受け取る感覚器には，光を感知する視覚器（眼），音を聞く聴覚器（耳），におい・味をとらえる嗅覚器（鼻）・味覚器（舌）がある。身体の傾きなどを察知する平衡覚の感覚器は内耳にある。触覚器である皮膚には，接触しているものを感じる触覚，適温かどうか察する温度覚，圧力を感じる圧覚，痛みを感じる痛覚などが存在する。これらの多様な感覚器が円滑に機能することで，身体にとって危険であるか否かの情報を受けとめることができる。

● **情報の処理**　目の前にボールが飛んできたときや，熱いものを触ったときなどは，感覚器からのさまざまな情報を統合し，危険であるか否かを判断する必要がある。その結果，瞬時に目をつむる，手をひっこめるなどの適切な反応をとることができる。

　このように情報を危険なものと判断し，行動を引きおこすのは大脳のはたらきによる。大脳の指令通りに身体を動かすには運動機能が必要となる。骨格筋・骨・関節などが円滑に機能することにより，回避などの適切な行動をとることができる。

　視覚障害や聴覚障害などの感覚器の障害や，刺激が情報として脳に送られる伝達経路や脳の障害，運動機能の低下などが生じ，これらの流れのどこかが阻害されると，身体は危険にさらされる。患者や看護師が自身の安全をまもれるように，これらのメカニズムを理解しておくことが重要である。

2 安全や生体防御機能の障害に関連する代表的な症状と発症のメカニズム

◆ 皮膚・粘膜障害（物理的・化学的バリアの障害）

　皮膚表面は頑丈な角質層でおおわれているため，傷がない限り，ほとんどの異物は皮膚から侵入することができない。さらに，表皮の細胞は，垢として脱落するため，皮膚に付着した異物も除去されることになる。

　皮脂腺から分泌される皮脂は，皮膚表面を弱酸性に保つ。多くの細菌は中性の環境下で増殖するため，皮膚表面を弱酸性に保つことにより細菌の増殖が阻止されている。胃粘膜からは胃酸が分泌されており，pH1という強酸によりほとんどの微生物が殺菌される。眼や鼻の粘膜からの分泌物および唾液には，リゾチームや免疫グロブリンの一種のIgAなどといったさまざま

な殺菌物質が含まれている。腟粘膜からの分泌物は強い酸性であり，細菌の増殖を防いでいる。

　これらの機能をもつ皮膚表面や粘膜表面が，さまざまな刺激で脆弱になり連続性が失われると，皮膚・粘膜による防御機能は大幅に低下し，異物が容易に体内に侵入する。原因となる刺激は，外傷や火傷，皮膚・粘膜の疾患，局所の血流障害，全身の栄養障害，加齢や感染，薬剤や血管に挿入されたカテーテルなどの治療・処置，失禁，不衛生な状態などさまざまである。

◆ 気道浄化の障害

　気道は，外界の空気を取り入れる部位で，空気とともに細菌やウイルスなどの異物が侵入しやすい。外界と連続する気道の表面は粘膜でおおわれており，粘液を産生して表面をつねにうるおし，異物の侵入を防いでいる。

　鼻腔内に付着した異物は鼻腔や鼻粘膜で捕捉され，咽頭に送られ，胃酸などで消化される。気管・気管支は，異物の刺激を受けると粘液を大量に分泌して異物を捕捉する。異物は線毛により咽頭方向へ移動させ，飲み込まれて排除されるか，咳嗽・くしゃみにより体外に排出される。

　分泌物の減少や，乾燥した環境，脱水症，喫煙などによる線毛運動の低下，加齢や中枢神経系の疾患により咳嗽反射が低下するなど，さまざまな要因で気道浄化が効果的に行われない場合，呼吸状態の悪化をまねく。

◆ 発熱・高体温・低体温

　体温調節の中枢は，間脳の視床下部にある。皮膚や脳内，内臓などからの温度変化の情報に反応して，体温がある一定の基準値（セットポイント）になるように調節している。体温調節は，体内で産生する熱（熱産生）と，体外に放出する熱（熱放散）の増減で行われる。

● **発熱**　発熱物質により，体温が正常以上に上昇することを発熱といい，生体防御反応の1つである。プロスタグランジン E_2 が体温中枢に作用し，セットポイントを高温側にずらすことで生じる。その結果，悪寒とふるえ（戦慄）が生じ，熱産生が増加する。発熱による適度な体温の上昇は，細菌類の増殖を抑制し，免疫にかかわる細胞の活性を高め，組織の代謝を亢進し，治癒過程を促進する。

● **高体温**　熱産生が異常に増加した場合や，熱中症のように熱放散が十分にできないことによって生じる体温の上昇を高体温という。体温調整機能が作動せず体温が上昇しつづける。42℃をこえる過度な体温上昇は，酵素やほかのタンパク質を変性させ，不可逆的な障害を生じさせる。

● **低体温**　低体温とは，深部体温が35℃以下の場合をいう。32〜35℃では意識があるが，体温の低下とともに判断力が低下して昏睡から死亡へと進行する。原因には，寒冷環境や，熱放散の増加，熱産生の低下，体温調節機能の低下などがある。高齢者は身体・生理機能の低下や疾患，服薬，社会的孤立などで，熱産生と熱放散のバランスがくずれやすく，容易に低体温に陥る。

◆ 易感染状態

　易感染状態とは，免疫機能に障害があり，病原微生物に対する抵抗力が低下した状態をいう。易感染状態の原因には，免疫機能を担うマクロファージや好中球の障害や，リンパ球の障害，抗体・補体の障害，これらすべての障害などがあり，また先天的なもの，後天的なもの，医原的なものがある。先天的なものには先天性好中球減少症や無γグロブリン血症などがあり，後天的なものには後天性免疫不全症候群（エイズ）などがある。

　高血糖状態による好中球の貪食機能の低下のように疾患に伴うものだけでなく，免疫抑制薬や抗がん薬，ステロイド薬などの投与も原因となる。抗がん薬は，造血幹細胞の白血球・赤血球・血小板などへの分化を阻害する。これらの血球のうち，細胞の寿命が短い白血球，とくに好中球が抗がん薬の影響をうけやすいため，高度な好中球減少がおこる。

　易感染状態が続くと，通常の成人では病原性を示さないような微生物により感染症を発症したり（日和見感染），繰り返し感染症を発症するなどの症状を示す。

◆ 転倒

　転倒とは，直立歩行からバランスをくずして転び，足底以外の身体の一部が地面（床面）についた状態をさす。転倒のほとんどは歩行中に発生する。歩行は，身体バランスや，股関節・膝関節・足関節の動き，筋力などのさまざまな運動機能が組み合わさってはじめてなりたち，さらに外部環境に応じた迅速かつ柔軟な調節も重要となる。

　加齢や不活動，疾患に伴いこれらの運動機能が衰えると，転倒の危険性が高くなる。高齢者は加齢変化により，特徴的な歩行を示すようになる（▶図3-20）。

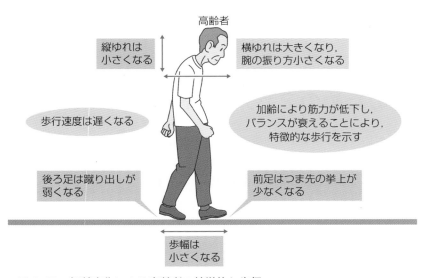

高齢者

縦ゆれは小さくなる

横ゆれは大きくなり，腕の振り方小さくなる

歩行速度は遅くなる

加齢により筋力が低下し，バランスが衰えることにより，特徴的な歩行を示す

後ろ足は蹴り出しが弱くなる

前足はつま先の挙上が少なくなる

歩幅は小さくなる

▶**図3-20　加齢変化による高齢者の特徴的な歩行**

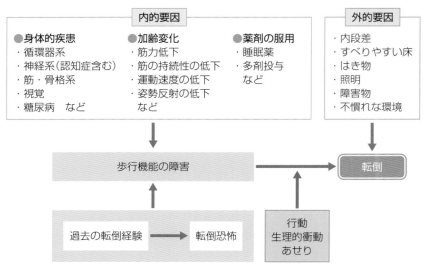

●図 3-21　転倒の要因

　転倒は，内的要因と外的要因が合わさって生じる（●図3-21）。転倒により
骨折などの外傷や，生活機能の低下を引きおこし，高齢者にとっては要介護
状態に陥るきっかけとなるため，転倒を予防することは重要である。

◆ 誤嚥

　誤嚥とは，気管内に異物が侵入することをいう。咀嚼された食物は，舌の
運動で咽頭へ送られる。食物が咽頭後壁にふれると，嚥下反射がおこり，食
物は咽頭を通過して食道に流れる。このとき喉頭蓋が気道を閉鎖し，食物が
気道内に入ることを防いでいる。

　嚥下反射は，咽頭粘膜の受容体から，舌咽神経と迷走神経によって延髄の
嚥下中枢に伝わり，咽頭の筋群に指令が出て生じる。したがってこれらの神
経の麻痺や，脳血管疾患，咽頭がんや食道がん，加齢に伴う筋力低下などが
あると，誤嚥が生じやすくなる。

2　安全や生体防御機能に関連する看護上の ニーズ判別のためのアセスメント

　これまで述べてきたように，生体のさまざまな防御機能は，生命の安全を
確保するために必要不可欠な機能である。したがって，この機能の破綻は重
篤な症状をまねくため，看護援助のために患者のニードをアセスメントする
ことは非常に重要である。

1　バリア機能のアセスメント

　皮膚や粘膜，およびその分泌物に異常がないか観察する。患者が皮膚の異
常に気づいて症状を訴えることもあるが，清拭やバイタルサインの測定時な

どに観察し、異常を察知する。皮疹やドライスキン、浸軟といった皮膚の脆弱化や、創傷や褥瘡、熱傷といった皮膚・粘膜の連続性が断たれた症状の有無を確認していく。

　患者から訴えがあった場合はその部位を観察し、そののち全身を観察する。皮疹などの異常がみとめられた場合は、色や部位、大きさ、分布状態、配置、滲出液の有無などを確認する。創傷がある場合は、創傷の治癒過程（○268ページ）が順調に進行しているかのアセスメントを行う。

2　免疫機能のアセスメント

　免疫機能の状態を把握するため、関連する検査項目の数値とその推移を確認する。白血球数や、白血球像、免疫細胞、免疫グロブリン、血清補体価の血清中濃度などを把握する。感染を疑う場合は、血小板、C反応性タンパク質（CRP）、プロカルシトニン、および血液培養検査の結果なども把握する。

　感染徴候を早期に発見するためアセスメントも行う。熱感や疼痛の有無、症状の出現時期、増強時の状況や日常生活への支障などを確認する。触診は患者の訴えがあった部位からはじめ、リンパ節の腫脹や圧痛の有無に注意しながら進める。

3　日常生活と環境のアセスメント

　加齢や疾病などの要因により、視覚・聴覚・嗅覚・味覚・触覚・平衡感覚、および運動機能などの感覚・身体機能は低下する。それらの機能を把握するため、神経機能や感覚、活動に関するアセスメントを行う必要がある。

　感覚・身体機能の評価と、ADLの両方をアセスメントすることで、自立してできることとそうでないことを明確にし、看護にいかすことが重要である。

　高齢者や入院などで環境が変化した患者は、さまざまな要因から転倒・転落の危険性が高いため、転倒・転落リスクアセスメントを行う。医療機関では、日常生活でも観察によって評価するアセスメントシートが使用されている（○表3-31）。アセスメント結果は、転倒・転落リスクのスクリーニングだけでなく、転倒・転落の要因をさぐり、その予防に向けた援助につなげることが重要である。

　患者を取り巻く医療環境には、転倒・転落以外のリスクもあり、事故を防ぐ必要がある。温熱パックによる熱傷といった治療・処置の際の事故だけでなく、ドアに指をはさんだりなどの入院生活のなかでの事故もおこりうることを頭に入れ、療養環境をつねにアセスメントする姿勢が重要である。

● 表 3-31　アセスメントシートの項目の例

分類	特徴
年齢	65 歳以上である
既往歴	転倒・転落したことがある （日常的にスポーツなどでの転倒・転落を除く）
感覚	平衡感覚障害がある（めまいなど）
	視力障害がある（日常生活に支障がある）
	聴力障害がある（通常会話に支障がある）
運動機能障害	足腰の弱り，筋力低下がある
	麻痺がある
	しびれ感がある
	骨・関節異常がある（拘縮，変形）
活動領域	自立歩行できるが，ふらつきがある
	車椅子・杖・歩行器を使用している
	自由に動ける
	移動に介助が必要である
	寝たきりの状態だが手足は動かせる
認識力	認知症状がある
	不穏行動がある
	判断力・理解力・記憶力の低下がある
	見当識障害・意識障害がある
薬剤	睡眠安定剤服用中
	抗精神薬服用中
	鎮痛薬服用中
	麻薬使用中
	下剤服用中
	降圧利尿薬服用中
	点滴中である
排泄	尿・便失禁がある
	頻尿がある
	夜間トイレに行くことが多い
	室内にトイレがない
	ポータブルトイレを使用している
	車椅子トイレを使用している
	BT を使用している（ウロストミーである）
病状	38℃以上の発熱中である
	貧血症状がある
	手術後 3 日以内である
	ドレーン類が挿入中である
	リハビリ開始時期，訓練中である
	病状・ADL が急に回復・悪化している時期である
患者特徴	N—C は認識できているが押さないで行動しがちである
	N—C が認識できなくて使えない
	行動が落ち着かない
	何事も自分でやろうとする
	環境の変化（入院生活・転入）に慣れていない
	自宅ではふとんで寝ている（ベッドでない）

（畑中卓司：転倒転落防止マニュアル．日本医師会．〈www.med.or.jp/anzen/manual/menu.html〉
〈参照 2022-01-18〉による．一部改変）

3 安全や生体防御機能の障害に関連するニーズ充足に向けた看護援助

1 生体防御機能を維持するための援助

◆ 皮膚・粘膜の機能を維持するための援助

　皮膚の防御機能を維持するために，**洗浄（保清），保湿，保護**を行う。皮膚表面のよごれは，皮脂や汗，古くなった角質やほこりなどからなる。皮膚表面のよごれを除去するには，界面活性剤を含む洗浄剤が必要となる。健康な皮膚の場合は，アルカリ性の洗浄剤を使用しても問題ないが，脆弱な皮膚の場合は，弱酸性・低刺激性の洗浄剤を使用する。洗浄剤はよく泡だて，皮膚をこすらず，泡で洗浄するようにする。洗浄後は，洗浄剤の成分が残らないよう，洗い流すか十分な押さえぶきをする。

　皮膚の乾燥は防御機能の低下をまねくため，皮膚の保湿は重要である。保湿剤はこすらず，押さえるように塗布する。使用量は，塗布後の皮膚にティッシュペーパーをはり，すぐはがれるのではなく，ゆるやかにはがれる程度を目安とする。

　瘙痒感は，かくことで創傷をつくり，防御機能を低下させるだけでなく，睡眠が妨げられたり，集中力を低下させたり，生活に支障をきたす可能性がある。観察したうえで患者の訴えをよくきき，洗浄・保湿を適切に行い，薬剤を適切に使用することが重要である。

　高齢者の脆弱な皮膚は，医療用テープが剝離したり，四肢がベッド柵や衣類にすれたというような少しの刺激で創傷が生じる。その予防には，テープ類の使用をさける，四肢を靴下やアームカバーで保護するなどの外力からの保護が重要になる。

　また，失禁による皮膚障害を予防するため，皮膚に排泄物が付着しないような保護を適宜行う。洗浄と保湿のあとに撥水性の皮膚保護剤などを塗布する。

◆ 感染予防への援助

　口腔や鼻腔，陰部，肛門周囲は細菌が繁殖しやすく，これらの部位の粘膜の清潔の保持は防御機能の維持になる。とくに易感染状態にある患者では，重要である。また，口腔ケアや陰部ケアといったこれらの部位の清潔行動を，患者自身が効果的に実践できるよう，セルフケア能力のアセスメントを行う。そして，日常生活のなかに清潔行動が取り入れられるよう，患者の生活習慣などをよく聞くことが重要になる。

　また，ストレスは免疫機能に影響を及ぼす。ストレッサーには，騒音などの環境要因や，睡眠不足や疲労などの身体的要因，人間関係などの社会的要因があげられる。患者がこれらに適切に対処できるよう援助することも必要

である。

◆ 栄養摂取の援助

　エネルギーや栄養素，とくにタンパク質の摂取が減少している場合や，過剰摂取による肥満の場合，免疫機能が低下する。必要なエネルギーと栄養素が摂取できるように援助する。また，ビタミンや微量元素も免疫機能に関与しており，欠乏時や過剰摂取時には免疫機能の低下をまねく可能性がある。患者の食事摂取状況を注意深く観察する。

　口腔からの摂取が望ましいが，むずかしい場合は，非経口的栄養摂取法（●150ページ）により栄養素を補給する。

◆ 服薬継続への援助

　自己免疫疾患やアレルギー疾患の治療には免疫抑制薬が用いられるため，患者の免疫機能は低下している。そのうえ，治療は長期にわたることが多く，その間，感染を予防するための自制的な生活を維持することが求められる。しかし，症状の緩和や，薬剤の副作用の忌避といった理由で服薬を中止したり，うっかりと服用を忘れたりすることはめずらしくない。患者の思いや心身の状態，理解度などを把握し，服薬継続に向けた方法を患者とともに考えていくことが重要である。

2　患者に合った安全をまもるための援助

　ここでは，視覚に障害がある場合の看護援助と，聴覚に障害がある場合の援助，転倒・転落防止のための援助について述べる。

◆ 視覚障害のある患者への援助

　視覚障害のある患者への看護援助は，先天性か後天性か，視力をほとんど活用できない盲なのか，ロービジョンであるのかによって大きく異なる。視野や暗順応などの患者の視機能，症状の進行，ADLおよび対象が現状をどのように受けとめているかなどを把握し，ADLの拡大に向けた援助を行う。看護師は安全な環境を整えるとともに，患者自身でできることが増えるようにはたらきかけるようにする。

　屋内での環境整備で大切なことは，室内環境を確認し，患者のベッド周囲のものを確認することや，廊下や手すりの前などに不要なものを置かないこと，床をぬらさないことなどである。物の配置をかってに移動しないように配慮し，配置に危険を感じた場合は，患者と相談のうえで移動する。患者にとっての安全で安心な環境が保たれることで，不安や緊張が軽減し，事故防止やADLの自立が促される。

　視覚障害のある患者の転倒を防止するため，看護師は基本的な歩行介助の方法にのっとって安全に誘導する（●図3-22-a）。1人で歩行する場合は，防御姿勢か伝い歩きを行う（●図3-22-b, c）。防御姿勢をとることで，身体を障害物などにぶつけることを避けることができる。

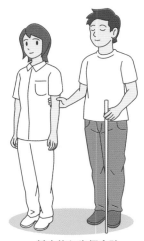 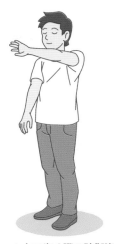 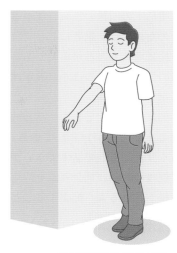

a．基本的な歩行介助　　　　　b．１人で歩く際の防御姿勢　　　　c．壁がある場合の伝い歩き

◉**図 3-22　視覚障害のある患者の歩行**

　また，食事や排泄，入浴や整容などの ADL の自立を阻害しないように，自分でできることと援助を必要とすることを区別しながら援助することも重要である。

　たとえば食事援助では，食器の位置を，時計の文字盤になぞらえて「１時に主菜の鶏肉」「５時にみそ汁」のように方向を説明するクロックポジションが有効である。さらに，献立がイメージできるよう，食材や調理法などを説明したり，調味料をどのくらい加えるか，スプーンを使用するか，エプロンやタオルの使用についても患者に確認しながら援助する。

　視覚障害のある患者は，音声のみから相手の様子や感情を判断する。視覚障害のある患者にとって，重要なコミュニケーション手段であることを心にとめ，言葉づかいや声量，声の抑揚・リズムなどに気を配ることが重要である。

　視覚障害は，心理的・社会的側面でも，生き方に影響を及ぼす。視覚障害を受け入れるには時間がかかるため，患者への心理的援助はもちろん，家族をはじめとする患者の周囲にいる人々への支援も必要である。

◆ 聴覚障害のある患者への援助

　聴覚障害のある患者への看護援助は，先天性か後天性か，障害を受けた時期，難聴の種類と程度，および対象が現状をどのように受けとめているかによって大きく異なる。聴覚障害は動作や移動にそれほどの不自由はなく，一見して生活には問題がないようにみえる。

　しかし，日常生活において音から得ている情報は多く，聴覚に障害があると危険回避に必要な情報が得られないばかりか，疎外感や孤立を感じるなどの社会的不利も大きい。コミュニケーションの改善や，聴覚障害によって生

じる生活上の困難の軽減をはかることが重要である。

　そのためには，患者にとって負担が少ないコミュニケーション手段を患者と一緒に考えることが重要である。コミュニケーションの手段としては，補聴器の装着や筆談のほか，近年はコミュニケーションを支援するアプリなどが活用されている。

　加齢に伴う変化として，高音域をしめる子音が聞きとりにくく，ぼんやりと聞こえることが知られている。この場合，看護師はよりはっきり，かつゆっくりと耳もとで話すよう心がける必要がある。

　退院後の生活に社会資源を活用することもあるため，ソーシャルワーカーと連携がとれるよう配慮することも重要である。

◆ 転倒・転落防止のための援助

　病院における転倒・転落は，内的要因と外的要因，さらに患者の行動の相互作用のなかで発生する（●198ページ，図3-21）。転倒・転落のリスクアセスメントを行い，リスクの高い患者を特定し，個々の要因に応じた多角的な援助計画を立案し，転倒・転落予防のための看護援助を実施する。患者の状況は日々変化するため，アセスメントはそのつど行い，援助計画に反映させることが重要である。

　また，転倒・転落が発生した場合は，その状況をふり返り，転倒した患者の再転倒の防止や，同様の特性や状況にある患者への予防計画を立案することも必要となる。

　外的要因に対しては，ベッドの高さの調整や，コード類の整理，柵の適切な使用，キャスターのついた用具の固定，足もとへの照明の設置などにより，患者が転倒しにくい環境を整える援助が重要である。また，患者の状況にあったはき物・衣類・歩行補助具を使用することも重要である。

　転倒は，内的要因や外的要因に加え，自分自身の転倒リスクを十分に認識していない患者の「動きたい」という意思による行動も引きがねとなる。患者の性格や信念，心理状態を把握し，患者・家族に転倒リスクについて説明し，患者の安全意識を高めることが必要である。

　また認知機能に問題がある場合など，自分自身の動作能力に対する理解が低下すると，1人で歩行するなどの危険な行動につながる。排泄など転倒のきっかけとなる行動を予測し，ニーズを充足させるようなかかわりが重要である。このような場合，患者がベッドから降りようとする行動を早期にキャッチするために離床センサーが活用されている（●図3-23）。どのタイミングで報知してほしいのかを検討して，適したセンサーを設置する。転落を想定して，低床ベッドを使用する，衝撃吸収マットを設置する，ヒッププロテクターを装着するなど，衝撃緩和策も行う必要がある。

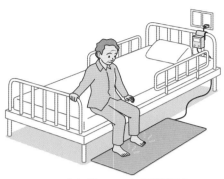

a. センサーマットを踏むこと
によりナースコールが鳴る

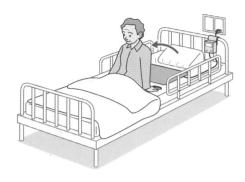

b. センサーマットから離れるこ
とによりナースコールが鳴る

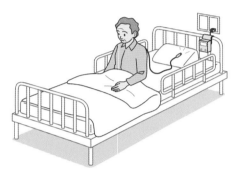

c. クリップが外れることに
よりナースコールが鳴る

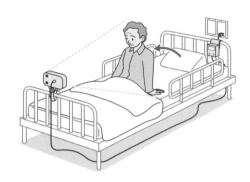

d. 赤外線センサー

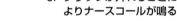

▷ 図 3-23　離床センサーによる転倒・転落防止対策

I　安楽に関連する症状を示す対象者への看護

1　安楽に関連する症状のメカニズム

　身体的安楽とは,「痛みや煩わしい自覚症状がない状態」[1]とされる。ここ
では,身体的安楽を妨げる痛みと,吐きけ・嘔吐に関連する症状と,発症の
メカニズムを取り上げる。

1）日本看護科学学会看護学学術用語検討委員会（第9・10期）：看護学を構成する重要な用語集,公益法人日本看護科学学会
（https://www.jans.or.jp/modules/committee/index.php?content_id=32）（参照 2021-06-15）.

1 痛みのメカニズム

◆ 痛み

　身体の組織になにか有害な刺激が加わると，その刺激を受容器が受け，脊髄を通って中枢へ伝達され痛みが生じる。痛みは身体的にも心理的にもストレス因子となり，患者だけでなく家族の QOL をも著しく低下させるため，できるだけ早急に取り除き，安楽に過ごせるように対策を講じることが求められる。

▌痛みの定義

　国際疼痛学会では痛みを，「実際の組織損傷もしくは組織損傷が起こりうる状態に付随する，あるいはそれに似た，感覚かつ情動の不快な体験」[1]と定義している。また，痛みの専門看護師のマッカフェリ M. McCaffery は「痛みとは，現にそれを体験している人が表現するとおりのものであり，それを表現したときにはいつでも存在するものである」[2]と述べている。

　現在，臨床的に確立した痛みを測定する方法はない。したがって，痛みはあくまでも主観的な体験であり，感じている本人にしかわかりえないものである。しかし，たとえ痛みの原因がはっきりしていなくても，医療者は患者の訴えを受けとめ，患者が痛いと感じている体験に寄り添い真摯（しんし）に対応することが大切である。

▌痛みに影響する因子

　痛みの感じ方は，その人の経験や認識，おかれた環境，状況などさまざまな因子によって影響を受ける。心理的な要因は重要であり，不安・恐怖・孤独感などが強ければ痛みに影響を及ぼす。

　がん患者に対しては，全人的苦痛（トータルペイン，◯71ページ，図2-6）の考え方がよく用いられる。痛み以外の症状や，心理的側面，社会的側面，霊的（スピリチュアル）な側面が，その人の痛みなどの症状に影響を及ぼすという考え方である。とくに死が差し迫った患者では，生きる意味を失ったり，自分で自分のことができなくなり自己価値が低下することなどにより，霊的な苦痛（スピリチュアルペイン）が強くなる。つまり，身体的苦痛だけに焦点をあてて治療をしても，心の苦悩が緩和されなければ，その人の痛みは取り切れない。そのため，全人的なアプローチが非常に重要になってくる。

　慢性疼痛の場合であっても，社会的苦痛や心理的苦痛は非常に大きな問題となることからもわかるように，全人的なアプローチは，悪性疾患の患者に限らず，すべての痛みのある人にあてはまるものである。

1）日本疼痛学会：改訂版「痛みの定義：IASP」の意義とその日本語訳について．(http://plaza.umin.ac.jp/~jaspain/pdf/notice_20200818.pdf)（参照 2021-06-15）.
2）McCaffery M., Beebe A. 著　季羽倭文子監訳：痛みの看護マニュアル．メヂカルフレンド社, p.10, 1995.

◆ 痛みの分類とメカニズム

痛みの分類

　痛みは原因によって，**侵害受容性疼痛**と**神経障害性疼痛**に分けられる（◉表 3-32）。

　侵害受容性疼痛はさらに体性痛と内臓痛に分けられる。**体性痛**は皮膚や骨，筋肉などに原因がある痛みであり，切創や，骨折，筋肉痛などがあてはまる。**内臓痛**は，内臓実質の炎症や皮膜の伸展，管腔臓器の攣縮・閉塞・伸展などによって生じる痛みであり，消化器系の炎症や，がんの転移による肝臓の被膜の伸展などによる痛みが含まれる。

　神経障害性疼痛は，神経の損傷に伴って発生する痛みである。帯状疱疹後神経痛や三叉神経痛，坐骨神経痛がよく知られている。

痛みがおこるメカニズム

　侵害受容性疼痛は，末梢の侵害受容器で感知された痛み刺激（侵害的機械刺激や熱刺激，発痛物質による刺激）が，脊髄後角から大脳皮質の体性感覚野に伝達されることによって生じる（◉図 3-24）。

　一部の侵害受容性疼痛では，原因とは異なる場所に痛みが生じることがあり，**関連痛**とよばれる。代表的なものとして心筋梗塞では左上腕に，虫垂炎では臍周囲，肝臓の病変では右背部に痛みが生じる。

◉表 3-32　痛みの病態による分類

分類	侵害受容性疼痛		神経障害性疼痛
	体性痛	内臓痛	
障害部位	皮膚，骨，関節，筋肉，結合組織などの体性組織	食道，小腸，大腸などの管腔臓器 肝臓，腎臓などの被膜をもつ固形臓器	末梢神経，脊髄神経，視床，大脳（痛みの伝達路）
侵害刺激	切る，刺す，叩くなどの機械的刺激	管腔臓器の内圧上昇 臓器被膜の急激な伸展 臓器局所および周囲の炎症	神経の圧迫，断裂
例	骨転移に伴う骨破壊 体性組織の創傷 筋膜や筋骨格の炎症	がん浸潤による食道，大腸などの通過障害 肝臓の腫瘍破裂など急激な被膜伸展	がんの神経根や神経叢といった末梢神経浸潤 脊椎転移の硬膜外浸潤，脊髄圧迫 化学療法・放射線治療による神経障害
痛みの特徴	うずくような，鋭い，拍動するような痛み 局在が明瞭な持続痛が体動に伴って悪化する	深く絞られるような，押されるような痛み 局在が不明瞭	障害神経支配領域のしびれ感を伴う痛み 電気が走るような痛み
鎮痛薬の効果	非オピオイド鎮痛薬，オピオイドが有効 廃用による痛みへの効果は限定的	非オピオイド鎮痛薬，オピオイドが有効だが，消化管の通過障害による痛みへの効果は限定的	鎮痛薬の効果が乏しいときには，鎮痛補助薬の併用が効果的な場合がある

（日本緩和医療学会緩和医療ガイドライン委員会編：がん疼痛の薬物療法に関するガイドライン 2020 年版．p.23，金原出版．2020 による）

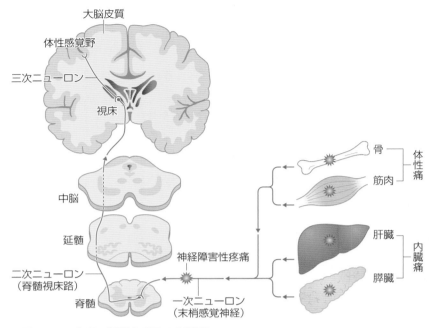

◉図3-24　**疼痛の種類と痛みの伝導路**

　神経障害性疼痛は，末梢の侵害刺激ではなく，伝導路となる神経そのものが損傷されたり圧迫されたりすることにより生じる。通常，神経障害性疼痛では障害された神経支配領域に沿って痛みが生じるのが特徴である。

　化学療法による末梢神経障害の場合は，神経毒性の蓄積により四肢末端に神経障害性疼痛が生じる。いずれの神経障害性疼痛でも一般的な鎮痛薬の効果が乏しく，異常な神経インパルスを抑える鎮痛補助薬（◉213ページ）の併用が必要となることが多い。

2 吐きけ・嘔吐のメカニズム

◆ 吐きけ・嘔吐

　吐きけとは，吐きたくなるような切迫した不快な自覚症状である。また，嘔吐とは胃内容物を反射的に口から出すこととされる。吐きけ・嘔吐は非常に不快な体験であり，QOL を著しく低下させるため，早急に適切な対応をとることが求められる。

　吐きけは痛みと同様に主観的な症状であり，感じている本人にしかわかりえないものである。そのため，吐きけを感じている個々の患者の体験をありのままに受けとめることが大切である。

◆ 吐きけ・嘔吐のメカニズムと原因

　吐きけ・嘔吐は，さまざまな刺激により嘔吐中枢が刺激されて生じる。嘔吐は，嘔吐中枢が刺激される経路によって，中枢性嘔吐と末梢性嘔吐に大別される（◉図3-25）。

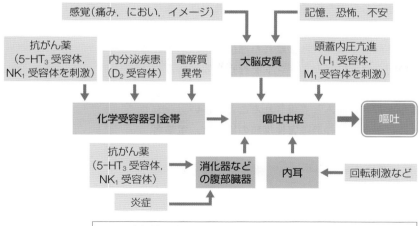

感覚(痛み, におい, イメージ)　　記憶, 恐怖, 不安

抗がん薬
(5-HT$_3$受容体,
NK$_1$受容体を刺激)

内分泌疾患
(D$_2$受容体)

電解質
異常

大脳皮質

頭蓋内圧亢進
(H$_1$受容体,
M$_1$受容体を刺激)

化学受容器引金帯　→　嘔吐中枢　→　嘔吐

抗がん薬
(5-HT$_3$受容体,
NK$_1$受容体)

消化器など
の腹部臓器

内耳

回転刺激など

炎症

▆▆▆：中枢性嘔吐の経路
▆▆▆：末梢性嘔吐の経路
5-HT$_3$受容体：セロトニン(5-HT)の受容体
NK$_1$受容体：ニューロキニン1受容体の略で, サブスタンスPが結合
D$_2$受容体：ドパミン受容体の一種
H$_1$受容体：ヒスタミン受容体の一種
M$_1$受容体：ムスカリン性アセチルコリン受容体の一種

◗図3-25　吐きけ・嘔
吐が生じる
メカニズム

①**中枢性嘔吐**　原因として, 脳腫瘍などの脳の病変や, 化学受容器引金帯❶
chemoreceptor trigger zone(CTZ)を刺激する抗がん薬などの物質, 内分泌疾患
などがある。

②**末梢性嘔吐**　原因として, 腸閉塞などの腹部臓器の疾患や, メニエール
病❷などの平衡覚の障害を引きおこす疾患❸などがあげられる。

吐きけ・嘔吐の原因によって, 効果のある制吐薬が異なる。そのため, 原
因を明らかにしたうえで, それに合わせた治療・ケアを行うことが重要であ
る。

2 安楽に関連する看護上のニーズ判別のための アセスメント

1 痛みのアセスメント

痛みのアセスメントの目的は, 個々の患者の痛みの特徴を明確にし, 痛み
の種類を推察し, 疼痛マネジメントを効果的に行うことである。以下に述べ
る痛みのアセスメント項目にそって系統的に情報を集め, 総合的にアセスメ
ントする。看護師は患者と密接にかかわる職種であり, 痛みのアセスメント
を的確に行うことは重要な役割である。

● **日常生活への影響**　患者にとって痛みは, それ自体による苦痛はもちろ
んのこと, QOLが低下することも重大な問題となる。患者の日常生活にど
のような支障があるのかをアセスメントする。

● **痛みの部位**　複数部位に痛みがある患者もいるため, 痛みのあるすべて

の部位を，身体図を用いて確認する。また，体性痛では局在性がはっきりしており，内臓痛では局在性は比較的乏しいといった特徴をふまえてアセスメントする。関連痛や神経障害性疼痛では原因とは離れた部位に痛みが生じるため，痛みの原因を確認しながら慎重にアセスメントを行う必要がある。

● **痛みの性質**　痛みの性質から，痛みの種類をある程度判断することができる。内臓痛では鈍い痛みや重苦しい痛みと表現されることが多い。一方で，体性痛では鋭い痛みであることが多い。神経障害性疼痛の場合は，電撃痛，焼けるような痛みなどの特異的な痛みが生じるため鑑別がしやすい。

● **痛みの強さ**　できる限りペインスケールを用いて強さを評価してもらう。代表的なペインスケールとして VAS（visual analog scale）や NRS（numerical rating scale），VRS（verbal rating scale）がある（◉図3-26）。これらの３つはどれを使用してもかまわないが，混乱をさけるために，それぞれの患者で統一したものを使用する。

　痛みの強さは，痛みが出現したときや鎮痛薬の効果が最大となる時間などを目安に評価する。看護師が鎮痛薬の効果をタイムリーに評価することができると，疼痛マネジメントがよりスムーズに行える。

● **痛みの経過と１日のパターン**　痛みが生じたきっかけと，１日の痛みの変化のパターンをアセスメントする。たとえば，定時薬の切れ目に痛みが出現する，家族が帰ると痛みが悪化する，などである。痛みのパターンを把握することで，薬の投与量や投与時間の工夫，精神面でのアプローチを重点的に行うことができる。突然の痛みの場合，消化管穿孔や心筋梗塞などの緊急性を伴う疾患の可能性もあるので注意を要する。痛み日記として，NRS の結果や，鎮痛薬の内服時間を，体温表などに経時的に記載しておくと変化がわかり，パターンが把握しやすい（◉図3-27）。

● **痛みの増強因子・緩和因子**　痛みが増強するきっかけとなる体動や排泄，

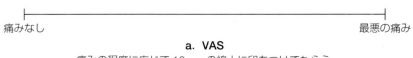

痛みなし　　　　　　　　　　　　　　　　　　　　　　　　最悪の痛み

a. VAS
痛みの程度に応じて 10 cm の線上に印をつけてもらう。

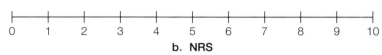

0　1　2　3　4　5　6　7　8　9　10

b. NRS
0〜10 までの 11 段階に分け，最悪の痛みを 10 として印をつけてもらう。

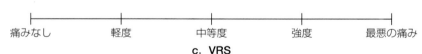

痛みなし　　　軽度　　　中等度　　　強度　　　最悪の痛み

c. VRS
痛みの強さを 3〜5 段階（図は 5 段階）に分けた言葉で示し，印をつけてもらう。

◉**図 3-26　代表的なペインスケール**

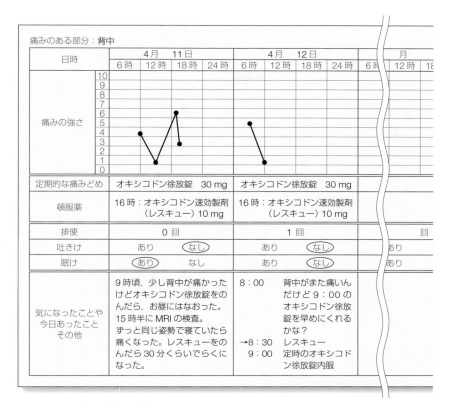

痛みのある部分：背中

日時		4月　11日				4月　12日				月		
		6時	12時	18時	24時	6時	12時	18時	24時	6時	12時	18
痛みの強さ	10 9 8 7 6 5 4 3 2 1 0											
定期的な痛みどめ		オキシコドン徐放錠　30 mg				オキシコドン徐放錠　30 mg						
頓服薬		16時：オキシコドン速効製剤（レスキュー）10 mg				16時：オキシコドン速効製剤（レスキュー）10 mg						
排便		0 回				1 回				回		
吐きけ		あり　　(なし)				あり　　(なし)				あり		
眠け		(あり)　　なし				あり　　(なし)				あり		
気になったことや今日あったことその他		9時頃，少し背中が痛かったけどオキシコドン徐放錠をのんだら，お昼にはなおった。15時半に MRI の検査。ずっと同じ姿勢で寝ていたら痛くなった。レスキューをのんだら30分くらいでらくになった。				8：00　　背中がまた痛いんだけど9：00のオキシコドン徐放錠を早めにくれるかな？ →8：30　　レスキュー 　9：00　　定時のオキシコドン徐放錠内服						

○図 3-27　痛み日記の例

食事，精神面などの因子を観察する。あわせて，安静やマッサージ，加温などの緩和因子もアセスメントする。悪化因子は，日常生活の調整で極力少なくしたり，予防的な鎮痛薬の使用を検討する。緩和因子は，積極的にケアに取り入れていくとよい。

● **治療の効果と副作用**　いままで受けた痛みの治療，あるいは現在の治療の効果をアセスメントする。痛みと日常生活の改善の程度，副作用の程度を，患者とともに評価する。

● **心理・社会面，スピリチュアルな面**　心の苦悩は痛みに大きく影響する。心理面にも目を向け，社会面とスピリチュアルな面も含めた全人的苦痛の観点から，痛みに影響する因子をアセスメントし，身体面への対応と並行してケアをしていくことが不可欠である。

2　吐きけ・嘔吐のアセスメント

　吐きけ・嘔吐のアセスメントは，痛みと同様に系統的に情報を集め，総合的に判断する。吐きけの原因を明らかにすることと，患者への影響を把握することが重要である。看護師のアセスメントにより，重大な疾患が早期に発見されることもある。

● **発現時期**　吐きけ・嘔吐がいつから始まったか，きっかけがなかったかを確認する。

● **程度と頻度**　患者が感じている吐きけの程度や，嘔吐回数を把握する。とくに頻繁に嘔吐する場合は，体力の消耗や電解質バランスのくずれにも注意が必要である。

● **吐物の性状**　病態によって吐物の性状が異なるため，吐物の性状を把握する。消化管出血の場合には血性の吐物，消化管閉塞がある場合には緑色や茶色の吐物になる。

● **原因の把握**　吐きけ・嘔吐のおもな原因がおこる状況がないかどうかを確認する。とくに，電解質異常や消化器疾患，脳圧亢進症状，吐きけ・嘔吐の原因となる治療の有無を確認する。薬物については，投与直後から出現するものもあれば，長期使用や血中濃度の上昇により出現する副作用もあるので注意する。また，便秘の患者では，腸蠕動が低下していることにより吐きけが出現しやすいため，排便状況を確認する。がんの脳転移ではめまい，ふらつきを伴うことが多く，合併する症状がないかも確認する。

● **出現パターン**　どのようなときに吐きけ・嘔吐が出現するかを把握する。たとえば，内耳に起因する吐きけ・嘔吐では，頭を動かしたときや体動時に出現することが多く，CTZ に関連する吐きけ・嘔吐では，薬物の血中濃度が高まる時期に出現する。また，消化管狭窄では，必然的に飲食後に出現することが多くなる。頭蓋内圧亢進症状としての吐きけ・嘔吐が見られる場合は，酸素低下に伴い脳圧が亢進しやすい早期に出現しやすい。

● **腹部の状態**　排便状況や腸音，ガスの有無，腹部膨満の程度を確認する。腸蠕動が亢進しすぎても，低下しすぎても吐きけ・嘔吐の原因となりえる。腸閉塞も原因となる。腹部腫瘤や腹水貯留，多量のガスの貯留は腹部膨満を引きおこし吐きけ・嘔吐の原因となる。

● **日常生活への影響**　吐きけ・嘔吐は食生活への影響のみならず，外出が困難になるなどの活動性の低下や不眠などをもたらし，QOL に大きな影響を及ぼす。患者が感じる影響の度合いをアセスメントする。

● **心理面**　吐きけ・嘔吐は，心理面の影響も大きく，不安や予期不安，恐怖感，さまざまな苦悩などが吐きけを引きおこすこともしばしばである。とくに吐きけ・嘔吐の原因が明確にならない場合は，心理面でのアセスメントを十分に行う必要がある。

3　安楽に関連するニーズ充足に向けた看護援助

1　痛みのある患者の援助

◆ 薬物療法

▌鎮痛薬の分類

　鎮痛薬は，非オピオイド鎮痛薬とオピオイド(医療用麻薬)に大きく分類される。

● **非オピオイド鎮痛薬**　非ステロイド性消炎鎮痛薬 non-steroidal anti

inflammatory drugs（NSAIDs）とアセトアミノフェンがある。NSAIDs は，発痛物質であるプロスタグランジンの産生を抑制する作用により鎮痛作用を発揮する。NSAIDs の連続使用は，胃腸障害や腎障害，血小板減少などの副作用を生じやすく，胃粘膜保護薬の併用や，定期的な血液学的検査が必要となる。

　アセトアミノフェンは抗炎症作用がほとんどないため，NSAIDs とは区別される。副作用が少なくて比較的安全に使用できる。

● **オピオイド**　麻薬性鎮痛薬やその関連合成鎮痛薬などの総称で，痛覚の伝達を抑制する。代表的な薬剤は，モルヒネ塩酸塩水和物，フェンタニルクエン酸塩，オキシコドン塩酸塩水和物である。薬剤ごとに特徴が異なるため，症状や病態に合わせて選択される。オピオイドの副作用には，眠けや，CTZ への作用による吐きけ・嘔吐，呼吸抑制作用などとともに，消化管の運動抑制作用がある。これらの副作用は対策が可能である。

　消化管の運動抑制作用の結果生じる便秘は，あらわれる頻度が最も高く，ひどくなると吐きけ・嘔吐や腹痛の原因ともなる。看護師は日々の排便状況を把握し，適切な排便管理を行う。

　吐きけ・嘔吐に対しては，最初の1〜2週間は予防的に制吐薬を併用することが多い。眠けや呼吸抑制は，過量投与や急激な増量をしない限りは臨床的に問題にはならないが，患者の強い眠けや呼吸状態を慎重に観察する必要がある。

　看護師は，オピオイドの副作用，および耐性と依存性について正しく理解し，適切な情報を患者に伝える，適切に使用できるようにはたらきかける必要がある（●表3-33）。

● **使用法**　通常，最初に非オピオイド鎮痛薬が使用されるが，強い痛みを伴う処置や手術，がん疼痛に対しては，非オピオイド鎮痛薬と合わせてオピオイドを積極的に使用し，痛みをがまんさせないようにする。

鎮痛補助薬

　鎮痛補助薬とは，主たる薬理作用として鎮痛作用を有しないが，鎮痛薬と併用することによりその鎮痛効果を高めるという，特定の状況下で鎮痛効果を示す薬物である。鎮痛補助薬には，抗うつ薬や抗痙攣薬，抗不整脈薬，ステロイド薬などが含まれる。一部保険適用となっていない薬剤もあるが，糖

column　オピオイドに対する誤解

　オピオイドは，「がんの終末期に使うもの」「使ったらやめられない」「依存になる」といった誤った認識をされていることが多く，その使用を躊躇する患者も少なくない。実際には，がんの痛みなどの症状がある患者では，精神的依存はおこしにくく，効果がなくなることはない。また，少量から開始して急激な増減を避ければ，呼吸抑制も臨床的に問題とはならず，必要がなくなれば漸減・中止することも可能である。

◎表3-33 **オピオイドに対する耐性と依存性**

用語	定義
耐性	オピオイドに限らず，長時間薬物に曝露されることによって生じる生体の生理学的適応状態である。耐性が生じているかどうかは，同じ効果が得られることが見込まれるにもかかわらず，薬物を増量しても同じ効果がみとめられなくなったことで判断する。オピオイドの場合，吐きけ・嘔吐，眠けなどには耐性を形成するが，便秘や縮瞳には耐性を形成しない。痛みの原因となっている腫瘍の増大がないにもかかわらず効果が弱くなること，あるいは腫瘍の増大に伴った痛みに対してオピオイドを使用してもそれに見合った鎮痛効果が得られないことで判断される。
身体依存	オピオイドに限らず，長時間薬物に曝露されることによって生じる生体の生理学的適応状態である。身体的依存が生じているかは，薬物を中止した場合に，薬物に特徴的な離脱症候群が生じることで判断する。身体依存は，オピオイドの長期投与を受けるがん患者の多くでみとめられるが，痛みのためにオピオイドが投与されていれば生体に不利益を生じないこと，精神依存とは異なること，オピオイド以外の薬物でも生じる生理的な順応状態であることを理解する必要がある。
精神依存	精神依存は，薬物に対して抑えがたい欲求があり，症状がないにもかかわらず脅迫的に薬物を使用し，有害な影響があるにもかかわらず薬物を持続して使用し，その薬物を求めるために違法な行為をおこしてしまう状態である。オピオイドには，がん患者の痛みに対して長期間使用しても，精神依存はまれである。しかし，がん治療によりがんが寛解したサバイバーや非がん性慢性疼痛を訴える患者に対してオピオイドを使用することにより，気づかないうちに精神依存に陥っている可能性もあるため注意が必要である。

（特定非営利活動法人日本緩和医療学会緩和医療ガイドライン作成委員会編：がん疼痛の薬物療法に関するガイドライン．p.78-80，金原出版，2020より作成）

尿病神経障害や帯状疱疹後神経痛，がんによる神経障害性疼痛などに対しては，鎮痛薬と合わせてしばしば用いられる。

　看護師は，これらの薬剤を理解し，その効果をアセスメントし，患者に指導する重要な役割を担っている。

◆ 痛みに対するケア

　痛みを緩和するおもな非薬物的介入として，以下のものがあげられる。効果が科学的に証明されているものは少なく，単独で疼痛緩和をはかることはあまり期待できないが，個々の患者で効果をみながら，薬物療法と合わせて補完的な疼痛緩和方法として活用されている。

▌マッサージ

　マッサージには，筋肉の緊張緩和や痛みの閾値の上昇，血行やリンパの流れの改善，リラクセーション効果があるとされる。マッサージには長期的な効果は期待できないが，レスキュードーズ（追加鎮痛薬）の効果が出るまでの間など，補完的な方法として有用である。また，患者とスキンシップをはかることを通しての効果も期待できる。

　多様な方法が考案されているが，まだ確立されたものはなく，個々の患者が心地よいと思える方法でマッサージを行うのがよいであろう。骨病変や出血傾向，リンパ浮腫のある患者などでは病態に十分に注意し，強い刺激や叩打は避けるようにする。

▌加温・冷却

　加温とは，ホットパックや蒸しタオル，入浴などであたためることである。加温は，皮膚の血管拡張による血行改善と，組織の酸素および栄養供給を促

進させる作用があると考えられているが，痛みの緩和への効果は明らかではない。個々の患者で効果があるようならば，ケアとして取り入れてもよいだろう。加温にあたっては，皮膚病変や出血，炎症がある部位や，貼付剤をはっている部位は避けるようにする。感覚の低下した人では低温熱傷に十分注意する。

　冷却は，コールドパックや氷枕などで冷やすことである。冷却の作用は，血管を収縮させることで透過性を変化させ，代謝，酸素消費，腫脹，発痛物質や乳酸の産生を減少させること，および炎症に対しては酵素によってもたらされるものと考えられているが，疼痛に対する効果は明らかではなく，熱感がある場合など，好みに応じて使用する。感覚低下や循環障害がある場合には注意が必要である。

気分転換法

　気分転換法は，聴覚や視覚，触覚など，疼痛以外のことに意識を集中させることにより，痛みの感覚から自己を遮断させる感覚遮断の方法の1つである。刺激がないと，自然と意識が身体のことに集中してしまうため，意図的に痛みから意識をそらすケアが有効と期待されている。気分転換法には，音楽，ユーモアのある会話，散歩，気に入ったテレビやDVDの鑑賞などがある。これらは簡便な日常のケアとしても実施可能であり，痛みの閾値を上げる因子となる可能性もある。

患者教育

　痛みやオピオイドに対する誤解は，痛みの緩和の大きな障壁となる。痛みをがまんすることの弊害や，オピオイドに関する正しい情報を提供し，個々の患者の誤解を修正する必要がある。適切な患者教育を行うことで，痛みそのものが改善され，緩和を促進する効果があることが明らかになっている。

---

plus	**がん疼痛の治療**

　がん疼痛(がん性疼痛)は，持続する強い痛みであり，痛みが出現してから必要時に鎮痛薬を投与(頓用)するのではなく，時間を決めて定期的に投与し，痛みがなるべく出現しないように予防することが重要となる。WHOは，鎮痛薬を使用するにあたっての基本原則を示している(●表)。この原則にそった投与ができるように援助していく。また，定期的に鎮痛薬を投与しても生じる突発的な痛み(突出痛)がある場合には，すみやかにレスキュードーズ(追加鎮痛薬)を使用して対応する。

　がん疼痛に対する鎮痛薬の種類と量の選択は，個人差が大きいこともあり標準は決められていない。従来はWHOによって示された「3段階除痛ラダー」にそって選択されてきたが，薬剤や治療法が増えた現在，このラダーは指針として扱われるようになっている。鎮痛薬は，患者ごとに種類を選択し，患者が受け入れられる痛みと副作用となるように量を増やしたものが，その人にとっての適切な鎮痛薬の使用である。

● 表　WHO の鎮痛薬使用の基本原則（2018 年改訂）

- 経口的に
- 時間を決めて
- 患者ごとに
- そのうえで細かい配慮を

(特定非営利活動法人日本緩和医療学会ガイドライン統括委員会編：がん疼痛の薬物療法に関するガイドライン. p.40, 金原出版, 2020 による)

　ただし，正しい情報を提供してもなお患者の抵抗感が強い場合には，患者の病気に対する思いなどが反映されている場合もあり，納得できるまで見まもることも必要である。

▍心理・社会的・スピリチュアルな側面でのケア

　痛みには，心の問題が大きく影響する。看護師は，患者の不安に寄り添いながら全人的苦痛の観点から，痛みに影響を及ぼす要因を減らすかかわりが求められる。また，痛みが続くと不安や恐怖が強くなり，さらに痛みに悪影響を及ぼすことは明らかであり，痛みはできるだけがまんせず早いうちに緩和することが重要であることの理解も促していく。

　緩和のための介入が効果をもたらさない患者には，気がかりや悩みごとをかかえていないか，不安や恐怖，抑うつがないかなどのアセスメントを重点的に行う。ADLの低下した患者や死に直面している患者では，なにもできない自分に対して，迷惑ばかりかけて申し訳ないといった自己価値の低下や生きる意味の喪失などがスピリチュアルな痛みとして表出される。たとえ寝たきりであっても患者ができることに目を向けたり，患者が自律して意思決定を行えるようにすること，患者の人生をともにふり返りみずからの存在価値を見いだせるようにスピリチュアルな面へのケアを行っていく。

　また，オピオイドに抵抗感が強い患者に対しては，単に情報提供ばかりを行うのではなく，その背後にある病気や痛みに対する思いに耳を傾けることが重要である。病気の受けとめ方や，痛みのもつ意味に目を向けた傾聴が求められる。

❷ 吐きけ・嘔吐に対する援助

◆ 吐きけ・嘔吐に対する治療

　吐きけ・嘔吐の原因により薬剤を使用するといったように原因に応じた治療が原則である。

　消化管の異常などによる末梢性嘔吐には末梢性の制吐薬が，CTZへの刺激などの中枢性嘔吐には中枢性の制吐薬，内耳が原因なものに対しては乗り物酔いと同様に抗ヒスタミン剤が用いられる。頭蓋内圧亢進症状に対してはまずステロイド薬が使用される。制吐薬を定期的に使用しても改善されない場合は，ほかの原因を検討する。

　薬剤が原因の場合は，可能であればその薬剤を中止することも検討する。腸閉塞の場合には，経鼻胃管やイレウス管を挿入し，消化液を排出させることがある。終末期の患者では，QOLを重視し，患者の希望によってはこれらの管を入れずに様子をみることもある。便秘が原因となっている場合には，下剤や摘便，浣腸を用いて排便コントロールをしっかりと行う必要がある。不安が強い場合は，抗不安薬を使用する場合も多い。

　また，吐きけ・嘔吐が強い場合は，脱水にならないように補液を行うことが多いが，過剰な輸液は浮腫や胸水・腹水などを助長させる場合もあり，注意して観察する。

◆ 吐きけ・嘔吐に対するケア

▊ 食事の工夫

　食事は，希望に応じて食べ物をさまして提供したり，さっぱりしたものや水気の多いものを提供したりする。終末期患者では，QOL を重視して経鼻胃管を入れながら流動食を摂取したり，希望に応じて飲み込まずに咀嚼だけで食べ物を味わってもらう場合もある。

▊ 環境調整

　においや室温，光などの環境によって吐きけ・嘔吐が誘発・悪化することがあり，室内の換気や温度，採光の調整を行う。嘔吐時には吐物をすみやかに処理し，冷水でのうがいを促す。

　また，腹部を圧迫しない体位や，締めつけのない衣服を選択するとともに，リラックスできる環境をつくる。

▊ 心理面・社会面・スピリチュアルな面

　不安や苦悩は，吐きけ・嘔吐にも多大な影響を及ぼす。病気に対する不安や死に対する恐怖，さまざまな苦悩が吐きけ・嘔吐の要因となる。がんの化学療法などに伴う吐きけ・嘔吐を一度体験すると，それ以降は，投与前から吐きけ・嘔吐が出現する予期嘔吐を生じることもある。

　吐きけ・嘔吐があるときには患者に寄り添い，安心できる対応に努め，全人的苦痛の観点からアプローチしていくことが大切である。

参考文献

1. 穴澤貞夫ほか編：排泄リハビリテーション——理論と臨床．中山書店，2009．
2. 安部正敏：たった 20 項目で学べるスキンケア．学研メディカル秀潤社，2016．
3. 荒川唱子：看護に活かす代替補完療法とその効果．EBNursing，4(3)：259-328，2004．
4. 江本愛子編著：実践ロイ理論活動と休息(アクティブ・ナーシング)．講談社，2004．
5. 大島弓子・滝島紀子：実践ロイ理論排泄の援助(アクティブ・ナーシング)．講談社，2005．
6. 奥宮暁子ほか編：症状・苦痛の緩和技術(シリーズ生活をささえる看護)．中央法規，1995．
7. 川口孝泰ほか編：排泄の援助技術——リンクで学ぶ看護基本技術ナビゲーション．中央法規，2005．
8. 河野友信，久保千春編：ストレス研究と臨床の軌跡と展望(現代のエスプリ別冊現代のストレス・シリーズ 4)．至文堂，1999．
9. 郡司篤晃ほか：身体活動と不活動の健康影響．第一出版，1998．
10. 小杉正太郎編著：ストレス心理学——個人差のプロセスとコーピング．川島書店，2002．
11. 後藤百万・渡邉順子編：徹底ガイド排尿ケア Q&A．総合医学社，2006．
12. 小此木啓吾：対象喪失——悲しむということ．中央公論新社，1979．
13. 斎藤宏・矢谷令子・丸山仁司：姿勢と動作——ADL とその基礎から応用，第 3 版．メヂカルフレンド社，2010．
14. 酒井徹・鈴木克彦編著：改訂 感染と生体防御(管理栄養士講座)．建帛社，2018．
15. 佐々木雅也編著：ナース・介護スタッフ・管理栄養士のための栄養管理これだけマスター．メディカ出版，2009．
16. 佐藤祐造編：運動療法と運動処方——身体活動・運動支援を効果的に進めるための知識と技術，第 2 版．文光堂，2008．
17. ジェロルド，S.グリーンバーグ著，服部祥子ほか訳：包括的ストレスマネジメント．医学書院，2006．
18. 鈴木みずえ：転倒予防——リスクアセスメントとケアプラン．医学書院，2003．
19. シスター・カリスタ・ロイ著，松木光子監訳：ザ・ロイ適応看護モデル，第 2 版．医学書院，2010．
20. 関口恵子編：根拠がわかる症状別看護過程——こころとからだの 61 症状・事例展開と関連図，改訂第 2 版．南江堂，2010．
21. 相馬朝江編：目でみる症状のメカニズムと看護(Nursing Mook29)．学研メディカル秀潤社，2005．

22. 東京ストレスマネジメント編：ストレス活用法──新しいエネルギー源の発見. 日経サイエンス社, 1985.
23. 鳥羽研二監修：高齢者の転倒予防ガイドライン. メディカルビュー社, 2012.
24. 中屋豊：図解入門よくわかる栄養学の基本としくみ. 秀和システム, 2009.
25. 中村隆一ほか：基礎運動学, 第6版. 医歯薬出版, 2003.
26. 奈良信雄編：疾患からまとめた病態生理 FIRST AID. メディカル・サイエンス・インターナショナル, 2007.
27. 日本緩和医療学会緩和医療ガイドライン作成委員会編：がん疼痛の薬物療法に関するガイドライン 2020年版. 金原出版, 2020.
28. 日本転倒予防学会監修：日本転倒予防学会認定転倒予防指導士公式テキストQ&A. 新興医学出版社, 2017.
29. 信田さよ子：依存症. 文藝, 2000.
30. パトリシア・A. ポッター, アン・グリフィン・ペリー著, 井部俊子監修：ポッター&ペリー看護の基礎──実践に不可欠な知識と技術. エルゼビア・ジャパン, 2007.
31. 長谷川和夫編：やさしく学ぶ認知症のケア. 永井書店, 2008.
32. 早川弘一監訳：ガイトン臨床生理学. 医学書院, 2005.
33. 檜山明子：転倒予防のための看護ケア. 総合リハビリテーション：48(9)877-882, 2020.
34. 米国睡眠医学会著, 日本睡眠学会診断分類委員会訳：睡眠障害国際分類, 第3版. ライフ・サイエンス, 2018.
35. リチャード・S. ラザルス, スーザン フォルクマン著, 本明寛ほか訳：ストレスの心理学──認知的評価と対処の研究. 実務教育出版, 1991.

第 4 章

治療・処置を受ける
対象者への看護

A 輸液療法を受ける対象者への看護

　私たちは食べ物を食べ，エネルギー源を取り入れることで生命を維持している。同時に必要な水分も経口的に取り入れている。しかし，ひとたび病気になると，これまで経口的に取り入れていた水・栄養素・電解質が欠乏し，ホメオスタシス(恒常性)が維持できなくなる。これらを補う方法として輸液療法が行われる。

　今日では，病院で輸液療法をしている患者を一般的に目にするようになってきたが，薬剤を静脈血管内に直接注入する特徴から，一歩間違えれば，生体の内部環境のバランスをくずす危険性が高い。看護師は，その特徴や目的を理解し，効果的かつ適切に管理していくと同時に，輸液療法を受けている患者のニーズを知り，可能な限り苦痛を取り除き，その人らしい生活が送れるよう援助していくことが求められる。

1 輸液療法

1 輸液療法の目的

　輸液療法の目的は，静脈血管を介して体液のバランスを維持し，アンバランスを是正して生体の内部環境を保ち，各組織や器官がそれぞれの機能を維持できるようにすることである。具体的には以下のような目的があげられる。

■ 水・電解質バランスの維持・補正

　からだが正常に機能している状態では，生命を維持するのに必要な水・電解質を経口的にとることが可能である。しかし，疾患などにより飲食物が経口的にとれない，または不十分になると，電解質が不足する。嘔吐・下痢・大量発汗では，これらの電解質を失う。とくに水分やNa^+が不足すると，脱水症となる。輸液療法は，不足した電解質を補い，維持することで体内の内部環境を保つことを目的としている。

■ 酸塩基平衡の維持・補正

　栄養素がエネルギーにかわると，水と二酸化炭素が産生される。二酸化炭素は気体のため，体内では弱酸である炭酸として存在している。からだは，酸を毎日摂取することになるが，これらの酸を蓄積することなく体外へ排出している。これらの排泄は，おもに腎臓と肺がその役割をはたしている。肺では二酸化炭素として排泄され，腎臓では尿中の重炭酸として排泄される。これらのはたらきをはじめ，ヘモグロビン系やリン酸系などの体液の緩衝系が加わり，からだでは大きくバランスをくずすことなく，血液(細胞外液)のpHは厳密に弱アルカリ性(pH 7.40±0.05)に保たれている。

　たとえば，嘔吐による酸性消化液の消失がおきた場合には，代謝性アルカローシスとなり，下痢などでアルカリ性の消化液の消失が発生した場合には，代謝性アシドーシスとなる。輸液療法は，アルカリ化剤や酸性化剤を用いて，

酸と塩基の不均衡を是正することを目的としている。

栄養素の維持・補給

　疾患により長期間，経口摂取が不可能な場合や，経口摂取が可能であっても栄養が十分にとれない場合，消化管に障害がある場合に輸液療法が行われる。その目的は，体内の水・電解質代謝，酸塩基平衡を維持し，内部環境を保つだけでなく，栄養面においても欠乏状態となるため，糖質・タンパク質（アミノ酸）・脂肪・ビタミン・微量元素といった栄養素を補うことにある。また食事と同じような熱量や栄養を保つための高カロリー輸液が中心静脈から投与されることもあり，これにより生命の維持が可能となる。必要なカロリー量と栄養素は患者の活動量や病態などから決定されるが，身体状況によって必要量が変更されるため，アセスメントを継続し，適切な栄養状態が保たれるようにする。

循環血液量の維持・改善

　事故やけがによる大量出血がおきたときに，体液量の減少や循環血流量の不足がおきる。循環不全では血圧が低下し，意識障害を伴い生命の危険が生じるため，緊急的な処置が必要になる。このような場合に，細胞外液と組成が似た輸液の投与，不足している血液成分の補充として輸血を行う。

その他

● 薬剤投与　抗菌薬や抗がん薬を投与する際に，各薬剤を希釈するために生理的食塩水や5%ブドウ糖液などに溶解して輸液が行われる。

● 緊急時の血管の確保　ほかには患者の急変時に備えて，すぐに必要な薬液を投与できるように，末梢側から数本の点滴静脈用ラインを確保しておく場合がある。これによりなんらかの理由で1本のラインが閉塞して使えなくなっても，ほかのラインを用いて薬剤投与が可能になる。

2　輸液療法の特徴

　病気の治療に伴い輸液療法を受ける患者は「針の痛みはどれくらいか」「輸液の効果がいつあらわれて，何日続くのか」「輸液療法の危険性にはどのようなものがあるのか」について心配したり，不安をおぼえる。また，輸液のラインにつながれている拘束感と，これまでの日常生活との違いからとまどいや不自由さを感じる。

◆ 生理的ニーズ

輸液量と循環

　体内の水分，つまり体液の量は，年齢や性差により異なるが，一般成人男性では体重の約60%（女性は約50%）で，40%が細胞内液，20%が細胞外液である。細胞内液と細胞外液は，動的に平衡状態を保っている。体液量は心臓・肺・腎臓などの機能によっても調整されているため，体液の恒常性は臓器の機能によって影響されるといえる。

　輸液は直接血管内に入るため循環血液量が一気に増し，生体が処理できる許容量をこえると心拍出量が増大し，心臓に負担がかかる。適切な輸液量は

●表 4-1 輸液量のおおまかな目安

身体の症状	輸液量/時間
急性期・ショック状態	1,000 mL/時，その後，意識レベルの改善があれば 500 mL/時
一般的（病状が不明かつ循環・腎臓に問題がない場合）	100 mL/時をこえない
心不全，肺水腫による呼吸不全	50 mL/時

病状により異なるが，一般に 100 mL/時をこえない量が循環器系に影響を及ぼさない範囲とされている（●表 4-1）。とくに，心臓のポンプ機能が低下している心不全患者の場合には，肺うっ血による水分の貯留をおこして呼吸困難に陥る場合があるので，慎重に管理することが重要となる。

■ 食事と栄養

欠食により体液の恒常性を維持するための輸液療法は，からだに見合う分の水分・電解質・栄養素が必要となる。輸液では，糖質・タンパク質（アミノ酸）・脂肪の 3 大栄養素と，エネルギーの補給が中心となる。欠食が長期化すると，末梢静脈栄養法 peripheral parenteral nutrition（PPN）ではエネルギーの補給が追いつかないため，食事と同等のカロリーを補給する目的の中心静脈栄養法 total parenteral nutrition（TPN）が行われる。

中心静脈栄養による高カロリー輸液では，高濃度の糖質が含有されているため，注入速度が急激だと高血糖を生じる。輸液の急速投与の結果，腎臓では浸透圧物質（電解質，尿素）により尿細管内の浸透圧が上昇し，これを等張に保つように Na^+ と水の再吸収が減少するため，多尿となる。体液異常の原因となる電解質・水分の喪失やバランスにもしっかりと目を向けていくことが必要となる。

水分の出納，つまり摂取量と排泄量は，患者の腎臓が正常に機能していれば，バランスがとれている。よって，食物と飲水，代謝水に加え，尿量と便中水分，不感蒸泄（呼吸，皮膚から放出される水分）のバランスを観察する（●図 4-1）。

しかし，栄養を輸液で補完できるからといって，食事や栄養のニーズを満たしていることにはならない。経口摂取が重要なのは，生体が栄養素を取り込み，生命の維持を目的としているだけではなく，人間にとって楽しみや満足感・幸福感をもたらすからである。輸液療法を行っていてもつねに患者のニーズを考えながら，患者にかかわっていくことが重要となる。

■ 排泄

輸液により水分が静脈内に多量に注入されるため，循環血液量が増し，それにともない腎血流量が増加することで尿量が増す。その結果，トイレに行く回数が増え，輸液スタンドやラインを気にしながら移動しなければならず疲労が増す。とくに夜間では，慣れない環境のため転倒・転落をおこす危険性が高くなる。小児や高齢者の場合は，事故の危険性がとくに高まるので注意を必要とする。

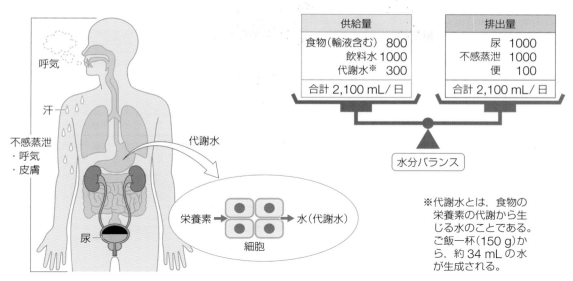

供給量
食物（輸液含む）　800
飲料水 1000
代謝水※　300
合計 2,100 mL／日

排出量
尿　1000
不感蒸泄　1000
便　100
合計 2,100 mL／日

水分バランス

※代謝水とは，食物の栄養素の代謝から生じる水のことである。ご飯一杯（150 g）から，約 34 mL の水が生成される。

呼気
汗
不感蒸泄
・呼気
・皮膚
尿
代謝水
栄養素 → 水（代謝水）
細胞

○**図 4-1　水分バランスを維持するしくみ**

■ **清潔**

　身体の清潔を保持することは，人間の基本的欲求である。とくに輸液療法を持続して行う患者は，輸液ボトル・ライン類につねにつながれた状態のため，自分自身で清潔を保ちにくい。身体の清潔が保持できなくなると皮膚の機能が破綻し，感染や病気の悪化をまねくばかりではなく，自尊心も傷つくことになる。積極的に清潔を保ち，皮膚の生理機能を維持することは，病気からの回復を促進させることにつながる。なお，輸液ボトル・ライン類の取り扱いは複雑なため，寝衣の着脱時には介助が必要になる。

◆ **安全・安楽のニーズ**

■ **身体的な影響**

　輸液療法を行うにあたっては身体的問題が発生する（○表 4-2）。
　1 疼痛（痛み）　針の刺入時や高浸透圧薬の投与時，薬剤滴下の速度が速すぎる場合に血管痛を引きおこすことがある。
　2 神経損傷　静脈周辺には多くの神経が走行している。針を刺入したときに，患者が手のしびれなどを訴えた場合は，神経損傷を疑う必要がある。
　3 静脈炎　輸液の pH や浸透圧により引きおこされる化学的静脈炎や，針やカテーテルの血管内膜への刺激による機械的静脈炎，細菌が血管内に侵入することによっておこる細菌性静脈炎が問題になる。
　4 血管外漏出　薬剤が静脈血管外にもれ出すと，針やカテーテル刺入部周囲の腫脹が観察される。針やカテーテルの静脈血管内の固定の仕方や，患者の動きが原因となる。薬剤によっては，皮膚組織の壊死や難治性の皮膚潰瘍の原因になるため，注意が必要である。
　5 肺塞栓　輸液の準備が不十分で，薬液が輸液のライン内を満たしておらず，気泡（小さい空気）がたまり，薬液の流れとともに静脈内に入ることで，

◎表4-2　輸液療法により患者におこりやすい身体的問題

原因	合併症	症状	対処法
針・カテーテルに関する原因	神経損傷	刺入部周辺の疼痛，しびれ，橈骨神経麻痺，尺骨神経麻痺など	神経走行の確認，しびれ・激痛の訴え時にすみやかな針の抜去
	静脈炎	血管痛，刺入部周辺の疼痛，発赤	滴下速度の遵守，高浸透圧薬剤滴下時の疼痛の観察，針・ラインの適切な固定
	血管外漏出による皮膚損傷・皮膚壊死	刺入部周辺の腫脹，発赤，疼痛，皮下の硬結，皮膚の損傷	滴下が規則正しいか，疼痛の有無，刺入部位の変更，部位の消毒，抗菌薬投与，ステロイド薬投与など
	肺塞栓	呼吸困難，チアノーゼ	輸液ライン内の空気除去，輸液ポンプの適切な使用
	感染症・血流感染	38℃以上の持続する弛張熱，刺入部周辺の発赤	針の抜去，抗菌薬投与
代謝に関する原因	電解質異常	多量の発汗，吐きけ，嘔吐，痙攣，しびれ，意識混濁	血清値の確認，電解質補正液の使用
	高血糖	浸透圧利尿，口渇，尿糖の出現	血糖値の確認，脱水の補正，輸液速度をゆるやかに，インスリンの投与
	低血糖	顔面蒼白，四肢冷感，痙攣	血糖値の確認，10%ブドウ糖液の投与，インスリン過剰投与の有無の確認

塞栓となることがある。

⑥**感染**　通常，静脈と外界はつながれていない。治療上必要であるから，針やカテーテルが静脈血管内に刺入される。そして血管内に留置されることで，外界とのつながりによる感染の危険性が高まる。針やカテーテルの局所的な部位だけでなく，血流感染もつねに念頭にいれておく必要がある。

心理的な影響

①**心配・不安**　治療とはいえ，からだに針を刺し，薬剤が注入されることは誰でも不安をおぼえる。また「輸液が1日何時間行われ，何日間続くのか」「薬剤の副作用はどのようにあらわれるのか」というような非日常的な環境自体が心配であり，不安となる。

②**活動の制限と拘束感**　輸液を実施している間はつねに輸液スタンドにかけた輸液のボトルやラインにつながれており，自由に動くことに制限が加わる。輸液をしている間は，「針が外れやしないか」「終わるまでじっとしていよう」というように，自分自身でも行動を制限しようという意識がはたらく。そのため患者は不自由な状態をしいられることになる。

③**焦燥感**　医療者側から十分な説明がされない，もしくは説明された内容を理解していない場合に，輸液がいつまで続き，いまの病状がどの程度回復するのかについて疑問をもつと焦燥感につながる。社会的役割を担い，家族や，会社のことなどを心配している状況にある場合は，とくにこのような焦燥感をもちながら輸液療法を受けていることが考えられる。

2 輸液療法を受ける対象者への看護援助

1 インフォームドコンセントと患者支援

　患者・家族に対して輸液の目的や，輸液による副作用などのおこりうる弊害について十分に説明を行ったうえで，患者・家族の同意を得ることが重要である。看護師は，患者・家族に対し，輸液を行うことで期待される効果や副作用について，わかりやすい言葉で説明し，患者・家族がかかえる不安を軽減し，患者・家族のニーズを充足することが求められる。たとえ患者・家族が治療を拒否したとしても，看護師は，患者・家族とともに考え，ほかの方法をさがしていく姿勢で接することが重要である。そして患者・家族が意思決定をしていく過程を見まもり，支援する役割を担う。

2 安全で確かな輸液療法の実施

　輸液療法は医師の指示で行われるが，看護師はその薬剤が患者にとって適切で，使用の妥当性があるかを確認したうえで実施することが重要である。輸液療法が安全で適切に行われるように，輸液療法準備時に 6R❶ を確認し，実施する。正しい手技で輸液療法を行うことで，安全・安楽のニーズを充足させることができる。

　１感染予防　薬剤の調合や，輸液セットの取り扱いなどの輸液の準備，針・カテーテルの刺入の際は，無菌的な操作が必要となる。輸液が長期間行われるときは，定期的に針やカテーテル，ラインの交換を行う（◐表4-3）。とくに中心静脈カテーテルでは，カテーテル関連血流感染 catheter-related blood stream infection（CRBSI）を引きおこすことがあり，発症すれば生命に危険が及ぶため十分に注意する。

　２針の刺入と固定，ラインの固定　針の刺入は，周辺にあるさまざまな神経の走行を考え，神経を避けて行う。患者が刺入時に激しい疼痛やしびれを訴える場合はすぐに針を抜き，痛みやしびれを確認することが重要である。また日常生活動作にともない針が刺入部から抜けないように，ドレッシング材❷ で固定する。こうすることで血管内を針が動かないようになり，血管痛を軽減できる。また，血管内膜に損傷を与えないことにもなり，静脈炎の予

▭ NOTE

❶**6R**
　6R とは 6Right であり，正しい患者・正しい薬剤・正しい量・正しい方法・正しい時間・正しい目的を意味する。

▭ NOTE

❷**ドレッシング材**
　滅菌された，透明で収縮性のある皮膚保護剤をいう。

◐**表4-3　針・カテーテル・輸液ラインの交換頻度**

カテーテル・輸液ライン*	交換頻度
末梢静脈カテーテル	3〜4 日ごとに交換する。
末梢静脈輸液ライン	薬剤交換時に交換（そのつど交換）する。
中心静脈カテーテル	感染予防を目的とした交換はしない。
中心静脈輸液ライン	72 時間以上の間隔を開け，週1回は交換する。

*輸液ラインは，脂肪乳剤，血液，血液製剤を用いた際には 24 時間以内に交換する。

防にもなる。

　③**血管外への薬剤のもれの有無の確認**　薬液によっては血管外にもれ出す（血管外漏出）と難治性の皮膚炎をおこすものがある。針の刺入部とその周辺の皮下に発赤や腫脹がないかを観察しつつ，患者の痛みの訴えに注意深く対応する。薬剤の血管外漏出を疑う場合は，針を抜去し，必要時は冷罨法などを行う。

　④**ラインの閉塞予防**　活動時の体位の変化で輸液の流れがとまるときや，長時間ラインが屈曲したままでいると血栓が形成される。血栓が形成されると，患者は輸液ラインの変更を余儀なくされ，針を刺しなおすため苦痛が生じる。看護師は，患者の活動に伴う滴下の変化を観察し，血液の逆流の有無や滴下速度が一定であるか注意深く確認する。

　⑤**循環動態の変動を最小限にする**　輸液療法を余分な負荷をかけず適切に行うためには，一定の輸液量で滴下されるように管理されなければならない。医師から処方された薬剤は，その患者にどのような治療効果をもたらすのか，また患者の循環機能や腎機能に対して時間あたりの輸液量は妥当かを考え，判断できることが必要になる。決められた時間で輸液療法を実施するために，どのような種類の輸液ラインを使用するのか，輸液量の管理は手動なのか輸液ポンプが望ましいのかを考えて実施する。

　輸液ラインの器具には一般用（成人用）の20滴で1mLのものと，微量用（小児用）の60滴で1mLとなるものがあるため，輸液量と所要時間により適切なラインを選択する。

3 日常生活に対する援助

◆ 食事と栄養

　口から食べることは私たちの基本的欲求であり，生きるための大きな楽しみの1つともいえる。しかし，輸液をしているから，食べなくてもだいじょうぶ，と誤解している患者もいる。このような患者には，経口摂取は消化管の機能を維持し，腸管からの食物の吸収は，からだの栄養状態を適切な環境に保つのに重要なことを説明する。患者には，可能な限り経口摂取ができるように，形態や味の工夫，温度などといった患者の嗜好を取り入れた食事となるように留意する。また，栄養摂取量や水の出納バランスを把握するために，輸液内容と経口摂取量（食事と水分），排泄量を観察する。

　活動に制限がある患者の場合には，食事前に含漱やおしぼりで手をふくなどで，清潔な環境を整えるとともに，少しでも経口摂取が進むよう援助する。また必要時，経口摂取の介助を行う。

　移動動作が可能な患者に対して，輸液用の静脈を選択するときは，関節の動きに伴う滴下の速度変化を最小限にするためと，日常生活を制限しないために，利き腕の静脈は避けるようにする。

　また，仰臥位から座位などへの変化といった体位の変化により，滴下の速さがかわることがある。滴下速度の変化をよく観察し，適宜，滴下調節する。

移動動作が可能でも，輸液スタンドや輸液ボトル・ラインが引っぱられることで生じる針やカテーテルの誤抜去や，ラインにつながれていることによるラインのからまりが生じる。転倒・転落を避けるために，配膳・下膳の際は，必要時介助するようにする。

◆ 排泄

　輸液による腎血流量の増加に伴い，尿量は増える。尿の色やにおいの変化も予測されるため，患者には前もって十分に説明しておくことが必要である。移動動作や排泄動作が安全に行えるように，輸液ラインの長さの調節や，輸液スタンドの取り扱いについても十分に説明する。少しでも心配や不安なことがあれば，遠慮なくたずねるように言葉かけをしておく。

　夜間は，睡眠からの覚醒状態によるふらつきや，足もとが暗いなど，転倒や転落などの危険が伴うため，室内へのポータブルトイレの設置や，車椅子での移動の検討，看護師が付き添うなどといった安全面の配慮が必要になる。

◆ 清潔

　患者には輸液中の寝衣として，前開きで袖口の広いものが望ましいことを説明しておく。輸液のボトルやラインがつながっているため，寝衣交換には介助が必要になる。入浴やシャワーが許可されていない患者の場合は，全身清拭・洗髪などの援助を行い身体の清潔を保つ。その際，刺入部の周囲の清拭は慎重に行う。また，輸液ラインが屈曲して，薬剤の流れがとまらないように注意する。

　入浴・シャワーが許可されている患者の場合は，刺入部位を防水タイプのドレッシング材およびビニールなどで保護し，密閉した状態を保ち，湯が直接かからないようにするなどで，針・カテーテル刺入部からの感染をおこさないように注意する。ドレッシング材と皮膚の間にすきまがあると水が浸入するため，シールをしたあとの確認をしっかり行う。

　刺入部位がぬれてしまった場合は，入浴後に刺入部を消毒し，保護しなおす。寝衣の着脱時に，ラインの引っ掛かり，針・カテーテルの誤抜去がおきないように注意する。

◆ 活動と休息・睡眠

　輸液療法を行いながらも，なるべく患者の日常生活に支障をきたさず，活動を制限しないように針・カテーテルの刺入部位を選ぶ。ラインを固定する際は，静脈内の薬液の流れを妨げて滴下の速度に影響を及ぼすことのないように，固定する部位の工夫が必要である。

　輸液ラインはその人の活動範囲を考慮し，長すぎたり短すぎたりしないようにする。また，輸液スタンドとともに移動する際は，ゆっくりとした動作とすることなど，スタンドの取り扱いの説明をする。あらかじめ車輪の動きに問題がないかを確認することが必要である。

　輸液療法を持続する必要のない場合には，一時的にヘパリンロック❶を行

□NOTE

❶ヘパリンロック

　血液が凝固しないような薬剤を注入したうえで，針・カテーテル部分のみを留置し，ラインを取り除くこと。

うことで，外出時にラインを気にすることなく活動できるため，患者の状況に応じて選択する。

　輸液の滴下状態や，終了時間が気になり休息や睡眠がとれない患者には，①寝返りなどでラインが引っぱられても，針は固定されていることや，②滴下状況の観察を何度も行うこと，③輸液が終わる時間を見はからい，輸液ボトルの交換や針の抜去を行うこと，などといった具体的な説明をしておく。

　看護師の対応によって，患者は安心感や信頼感をもつことができ，その結果として休息が得られる。患者と日常的に話し合い，患者がかかえる問題を明らかにし，問題に対処していくことが患者の苦痛の軽減をはかり，心理的な安寧につながることを認識しておく。

4 患者および家族への輸液管理の指導

　一昔前は，輸液療法が必要な患者は入院を余儀なくされていた。しかし，現在では，自宅で患者自身や家族が輸液を管理しながら生活することが可能になっている。自宅で自己管理をしながら日常生活や仕事が継続できるため，患者の QOL の向上が期待できる。

　自宅で輸液管理をする場合，皮下埋め込み型中心静脈アクセスポート central venous access port device（CV ポート）を使用することがある（◐図 4-2）。これは中心静脈カテーテルの一種で，本体が完全に皮下に埋め込まれているため，CV ポートを使用しない期間は，カテーテルの取り扱いなどが不要であることが利点である。また，薬剤などの注入が終わったあとに針を抜去し，皮膚をドレッシング材で保護すれば入浴も可能になる。

　一方，輸液管理が不適切だと，感染や合併症の危険性がある。そのため，清潔操作や輸液セットの準備，実際の使用方法，観察事項，異常時の対処法といった輸液管理の基本的な指導が必要になる。患者や家族が安心して継続して管理できることが，その人らしい生活への支援になるため，定期訪問時に，看護師はつねに患者や家族から知識や技術について不安や心配なことはないかたずねるなど，こまやかな配慮をすることが必要とされる。

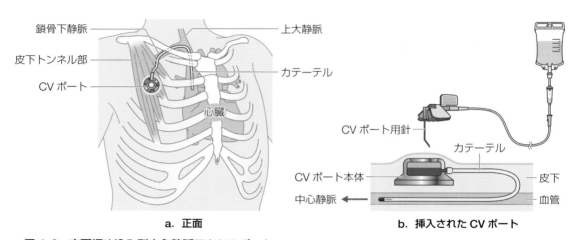

◐図 4-2　皮下埋め込み型中心静脈アクセスポート

B 化学療法を受ける対象者への看護

1 化学療法

　化学療法とは，一般に化学物質を用いたがん薬物療法を意味する。がん薬物療法に用いられる薬物を**抗がん薬**という。抗がん薬には，直接細胞を傷害する**細胞傷害性抗がん薬**をはじめ，細胞のがん化に関係する分子を標的とする**分子標的治療薬**，ホルモン依存性に増殖するがんに作用する**内分泌（ホルモン）治療薬**，がんによって抑制されていた免疫機能を活性化する**免疫チェックポイント阻害薬**などがある。

1 化学療法に用いられる薬物と作用機序

▌細胞傷害性抗がん薬

　一般に，細胞は，細胞分裂を行う増殖期と，細胞分裂を行わない休止期（非増殖期）があり，両者のバランスによって細胞の増殖が制御されている。休止期の細胞は必要に応じて増殖期に入り，細胞分裂を行って必要な量の細胞が供給される。この一連の過程を**細胞周期**という。がん細胞は，この制御機構が破綻しており，無秩序・無制限に増殖する。

　細胞傷害性抗がん薬は，細胞周期における DNA の合成を阻害するなどして細胞分裂を阻止し，がん細胞の増殖を抑制する。細胞分裂のどの時期をどのように傷害するかによって，①アルキル化薬，②代謝拮抗薬，③抗がん性抗生物質，④プラチナ製剤，⑤微小管阻害薬，⑥トポイソメラーゼ阻害薬に分類される（◯図4-3）。

　細胞傷害性抗がん薬は，がん細胞だけでなく正常細胞にも作用する。一般に，がん細胞は正常細胞よりも細胞分裂が活発であるため，抗がん薬を短期間で繰り返し投与することにより，がん細胞を中心に殺滅する効果が期待される。しかし，細胞分裂が盛んな正常細胞への影響は避けられず，副作用の症状となってあらわれる。

▌分子標的治療薬

　近年，分子生物学の進歩により，がん細胞の増殖にかかわる因子や受容体が次々に同定されてきた。分子標的治療薬は，これらの特定の分子を標的にして作用する薬剤として開発された（◯図4-4）。分子標的治療薬によって，増殖シグナルを遮断されたがん細胞は，増殖をやめるだけでなく，細胞死をおこして死滅する。

　分子標的治療薬は，がん細胞に対してより選択的・特異的に作用するため，正常細胞への影響は細胞傷害性抗がん薬に比べて少ない。しかし，特有の副作用が発生する。

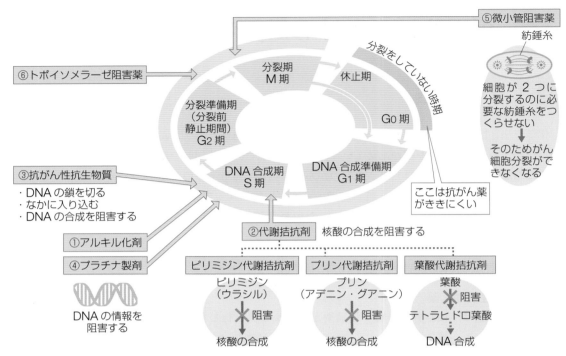

図4-3 細胞周期と抗がん薬の作用

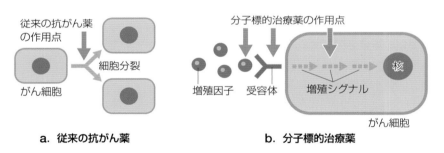

a. 従来の抗がん薬

b. 分子標的治療薬

図4-4 従来の抗がん薬と分子標的治療薬の作用する場所の違い

2 化学療法の副作用（有害反応）

　細胞傷害性抗がん薬の影響を受ける正常細胞として，造血幹細胞や口腔粘膜細胞，消化管上皮細胞，毛母細胞などがあげられる。これらの細胞が傷害されることにより，吐きけ・嘔吐，口内炎，下痢，脱毛などといった患者にとって不快や苦痛をもたらす症状から，骨髄抑制のように自覚はないが生命の危機につながる症状まで，さまざまな症状が副作用としてあらわれる（◎表4-4）。

　また，投与からの時間経過によりあらわれる副作用は異なる（◎図4-5）。投与直後は，アレルギー反応や発熱，皮疹，急性の吐きけ・嘔吐などがあらわれ，その後も，さまざまな臓器や器官に影響を及ぼす。

　副作用症状は患者にとって不快や苦痛を伴うものであり，副作用がつらい

○ 表 4-4　抗がん薬のおもな副作用

副作用	症状・障害
血液毒性	白血球減少，好中球減少，血小板減少，貧血
消化器毒性	吐きけ・嘔吐，食欲不振，下痢，便秘
粘膜毒性	口内炎，口腔内潰瘍，食道炎，出血性膀胱炎
肺毒性	間質性肺炎，肺線維症
心毒性	心筋障害，心電図異常，不整脈，心不全
肝毒性	肝機能障害，肝壊死
腎毒性	腎機能障害，尿細管障害
神経毒性	末梢神経障害，中枢神経障害
皮膚毒性	角化，肥厚，色素沈着，発疹，爪床変化，蕁麻疹
脱毛	—
過敏症	呼吸困難，血圧低下，血管性浮腫，蕁麻疹，顔面紅潮，紅斑，胸痛，頻脈
そのほか	性機能障害，二次発がん，血栓性静脈炎，血管外漏出，高カルシウム血症，倦怠感など

（西條長宏監修，山本昇著：がん化学療法の副作用と対策. p.4，中外医学社，1998 による，一部改変）

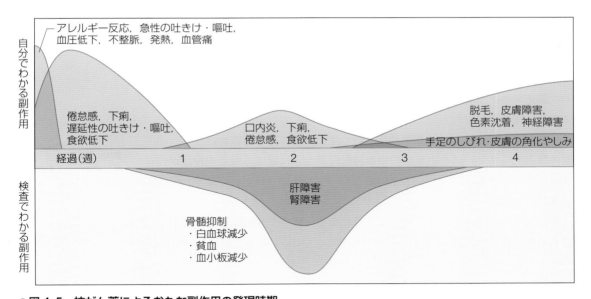

○ 図 4-5　抗がん薬によるおもな副作用の発現時期

から治療を受けたくないという患者もいる。副作用症状が悪化すれば，本来の治療計画の変更や中断を余儀なくされ，生命にかかわる状況に陥ることもある。抗がん薬の副作用を事前に予測し，悪化のリスクを軽減するなどしてコントロールすることが，化学療法の完遂につながる。

3 化学療法の目的

▌ 根治的治療

　抗がん薬に対する感受性が高く，化学療法のみで治癒が得られる疾患に対しては，化学療法が単独で行われる。おもに血液がんなどに対して，寛解（がんが縮小や消失する状態）を目的として行われる。確実な効果を得るために，ある程度の毒性は許容し，可能な限り計画通りの薬剤投与量・スケジュールをまっとうすることが優先されるため，しばしば重篤な副作用が出現する。

▌ 補助的治療

　1 術前補助化学療法（ネオアジュバント療法）　手術や放射線療法などによる局所治療前に化学療法を行うことで，腫瘍範囲や腫瘍量の縮小をはかり，縮小手術を可能にしたり，再発率を低下させたりする目的で行う。乳がんでは，これにより乳房の温存率が向上している。

　2 術後補助化学療法（アジュバント療法）　手術や放射線療法などの局所治療では取り切れなかった微小な病変を根絶し，再発予防を目的として行う。乳がんや結腸がん，骨肉腫，ウィルムス腫瘍，胃がん，非小細胞肺がん，悪性黒色腫などで有効性が示されている。

　3 ほかの治療法との併用　放射線に対するがん細胞の感受性を高めたり，放射線照射野外に散らばっている微小ながん細胞を根絶する目的のため，化学療法と放射線療法が同時に施行されることもある。

　4 局所化学療法　抗がん薬を局所的に投与して，がん細胞の増殖を局所的に阻止する。全身投与に伴う副作用を軽減する目的で行われたり，全身化学療法の補助として行われたり，症状緩和を目ざして行われることが多い。肝細胞がんに対する動注化学療法❶，がん性腹膜炎に対する腹腔内投与，中枢神経系悪性リンパ腫や白血病の中枢神経浸潤などに対する髄腔内投与が代表的なものである。

▌ 緩和的治療

　再発・進行がんに対して，根治目的ではなく，疼痛や呼吸困難感，腸閉塞による苦痛といったがんに伴う症状を緩和し，QOL の向上を目ざして行われる。

4 抗がん薬曝露からの防護

▌ 薬剤調製時の防護

　抗がん薬は細胞毒性をもつため，取り扱うときには，薬剤曝露のリスクを最小限にすることが重要である。調製時は，防護用具（キャップ，ゴーグル，マスク，手袋，ガウン）を着用し，安全キャビネットを使用して調剤する（◉図 4-6）。

　万一，手指などの皮膚に付着した場合は，すみやかにふき取り，水と石けんで洗い流す。抗がん薬がこぼれた場合は，吸水性のあるディスポーザブルの布や紙で広がらないように中央に向かってふき取り，ふき取った紙や防護

□NOTE

❶動注化学療法
　がん組織に血液を供給している動脈にカテーテルを挿入して，抗がん薬を直接注入する治療法である。

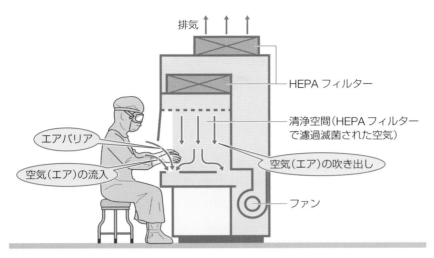

図4-6　安全キャビネット
安全キャビネットとは，抗がん薬の揮発やエアロゾルで汚染された空気が拡散しないように空気流を発生させ，調整者の安全をまもる装置である。

用品は密閉容器に入れ，医療廃棄物として廃棄する。

▍薬剤投与時の防護

　投与時は，手袋・マスク・ゴーグルなどの防護用具を着用する。輸液セットのプライミング❶は，閉鎖式輸液セットやロック式注射器を用いて，輸液セットや接続部からのもれがないように注意する。輸液ボトルの交換時には，薬剤の飛散による曝露を防ぐために，顔よりも低い位置で交換する。

▍投与終了後の防護

　静脈内注射で投与される抗がん薬の多くは，48時間以内に排泄されるとされている。抗がん薬投与後48時間以内の患者の血液，嘔吐物・尿・便を取り扱う場合は，曝露対策の徹底に努める。

　尿器はふたを付け，なるべくためずにそのつど流す。排泄物を流したトイレの便槽は2回洗浄し，おむつやガーゼはビニール袋などで密封して廃棄する。リネンや衣服は，他者の物と区別して洗濯することが望ましい。患者・家族の不安をあおらないように配慮しつつ，曝露からの防護の必要性と方法を伝え，セルフケアを促す。

◻**NOTE**
❶**プライミング**
　輸液のルート内に薬液を満たすこと。

2 化学療法を受ける対象者への看護援助

1 治療前の看護援助

　1 感染予防と体力づくり　齲歯（うし）や歯槽膿漏（しそうのうろう）などは感染源となるため，化学療法の開始までに必ず治療するように指導する。禁煙へのはたらきかけも呼吸器感染症の予防につながる。規則正しい生活を送り，活動と休息のバランスや，食事と排泄のバランスを整え，治療に耐えうる体力づくりをすすめる。

　②オリエンテーション　患者・家族が安心して治療にのぞめるように，抗がん薬投与のスケジュールや，おこりうる副作用と対策，日常生活の留意点などを理解してセルフコントロールができるようにオリエンテーションを実施する。

2 薬剤投与時の看護援助

安全で確実な薬剤投与

　①レジメンの確認と薬剤投与　患者の身長・体重から算出した体表面積を基準として薬剤の投与量が決められ，抗がん薬・輸液・併用薬（副作用を抑える薬剤など）の組み合わせ，投与量，投与スケジュールなどの計画が立案される。傷害された正常細胞を回復させるための休薬期間も設けられる。投与期間と休薬期間を合わせた1期間の単位を**コース（クール）**といい，これらの全体計画は**レジメン**という処方箋にまとめられる（●図4-7）。

　投与の際には，患者の氏名，年齢，性別，治療内容を確認し，6Rの確認（●225ページ）を必ず行う。医師に指示されたレジメンと薬剤は一致しているか，薬剤と患者は一致しているかを繰り返し確認したうえで，薬剤の投与を開始する。

　②血管外漏出の予防　抗がん薬が注射部位から血管外に漏出すると，重大な皮膚障害が引きおこされる。少量でも壊死に進行し，腱・神経・血管などの深部組織に不可逆的な障害を残すことになる。予防のために，以下に注意する。

　①適切な血管の確保　血管がよく見え，十分な太さがあり，神経や関節から離れた血管を確保する。利き腕や関節周囲など，動きに影響を受けやすい場所や固定しにくい場所は避ける。

　②確実な固定　穿刺部位は，観察できるように透明のドレッシング材を用いる。ルートは動きによって穿刺部位に影響を与えないようにループをつくり，ずれないように固定する。食事や洗面など，生活の妨げにならないように固定の位置を工夫する。

　③患者指導　血管外漏出の危険性を説明し，抗がん薬投与中にルートを

シスプラチン（CDDP）：80 mg/m²，点滴静注，day1

イリノテカン（CPT-11）：60 mg/m²，点滴静注，day1, 8, 15　　　4週間ごと4クール

薬品名	day1	day8	day15	day22	day1
CDDP	○				○
CPT-11	○	○	○		○

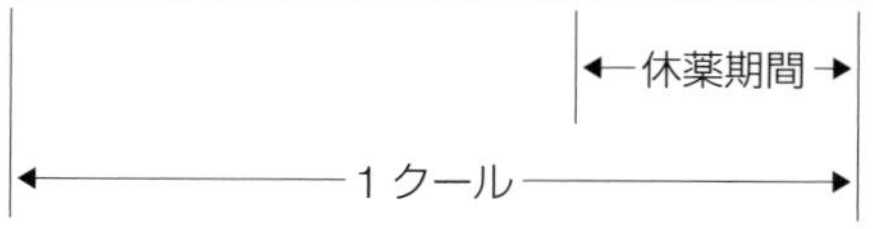

←休薬期間→

──────── 1クール ────────

●図4-7　レジメンの例
肺がん（非小細胞がん，Ⅳ期）に対するシスプラチン（CDDP）＋イリノテカン（CPT-11）によるレジメンの例を示す。

引っぱらないようにするなど，体動時の留意点を確認する。また，穿刺部位の違和感や疼痛，腫脹などが出現したときはがまんせず，すぐにナースコールを押すように指導する。

④異常の早期発見　抗がん薬投与中は，定期的に穿刺部位を確認するとともに，患者の自覚症状にも注意をはらい血管外漏出の早期発見を行う。
（1）自覚症状：注射針挿入部位の不快感，灼熱感，疼痛，圧迫感，しびれなど
（2）他覚症状：穿刺部位周辺の発赤・腫脹。炎症が進行すると水泡・硬結・潰瘍・壊死などが引きおこされる。

⑤漏出時の対処　ただちに抗がん薬投与を中止する。針を抜く前に周辺の薬液と血液を吸引する。処置方法は状況に応じて異なるが，漏出部位にステロイド薬や鎮痛薬を注射し，抜針後はステロイド軟膏の塗布と冷却，腕を挙上するなどの処置を行う。

■ 過敏症の早期発見と対応
　薬物に対する生体防御反応が，過剰または不適当なかたちで発現すると，さまざまな症状が引きおこされる。投与直後に出現する全身症状をアナフィラキシーとよび，重篤なものはアナフィラキシーショックに陥る。初回投与の5〜10分後に出現する場合が多く，早期発見・早期対処が重要である。
　前駆症状には，瘙痒感，紅潮，熱感，蕁麻疹，咽頭違和感，冷汗，くしゃみ，咳，呼吸困難感，動悸，口唇や末梢のしびれ，めまい，脱力感，吐きけ，腹痛などがある。出現時はただちに投与を中止し，医師の指示に従って薬剤投与や処置を行う。

3　薬剤投与後の看護援助

■ 吐きけ・嘔吐に対する援助
　抗がん薬投与に伴う吐きけ・嘔吐（◉208ページ）は，制吐薬を適切に用いることである程度制御されるようになってきたが，長引くと体重減少や電解質異常，脱水などによる体力低下やQOLの低下をまねき，治療の継続に影響を与える。
　苦痛が持続すると，治療の継続に不安が高まるため，早期から症状マネジメントを行い，セルフケア支援を行うことが重要である（◉図4-8）。
● 予防的薬剤投与　NK_1受容体拮抗薬や，$5-HT_3$受容体拮抗薬，ステロイド薬，ドパミン受容体拮抗薬などの併用で，ほぼ制御が可能である。
● 生活環境の調整　食べ物のにおいによって誘発されることもあるため，食べ物の温度を調節したり，においのきついものを避けるなどの工夫や，同室者の食事のにおいを避けられる場所を提供するなどの配慮をする。吐物の処理・換気はすみやかに行い，嘔吐後は含嗽を促す。
● 安楽への援助　筋の緊張をやわらげる体位（側臥位，ファウラー位，前かがみなど）をとり，背中をさすったり，衣服の締めつけをやわらげるなどしてリラックスを促す。横になり心窩部を冷やして胃の安静をはかることも有効である。
● 食事の工夫　喉ごしのよいもの（そうめん，酢の物，ゼリー，アイスク

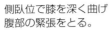
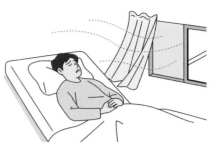
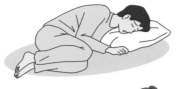
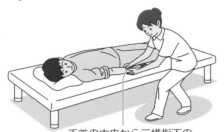
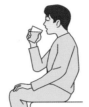
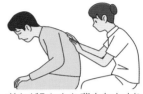

側臥位で膝を深く曲げ腹部の緊張をとる。

空気を入れかえ，好きな音楽や読書で気分をリラックスさせる。

手首の中央から三横指下の部分（内関のつぼ）を押す。

氷水、番茶，レモン水などで含嗽し，口腔内の爽快感を得る。

前かがみになり背中をさすり，ゆっくりと深呼吸を促す。

◐図4-8　吐きけを軽減する工夫

リーム，くだものなど）や，刺激が少なく高カロリーで消化のよいもの（おかゆ，うどん，パン，プリンなど）をすすめる。脱水予防と電解質バランス保持のためにスポーツドリンクなどもすすめる。また，味覚の変化に応じて無理せず，少量ずつ好みに合わせて摂取するように伝え，家族にも協力を得る。

●リラクセーション法　深呼吸法，筋弛緩法，イメージ法などを取り入れ，全身の筋緊張の緩和をはかる。内関のつぼ押しも効果的である。また，好みの音楽を聞いたり，外出や会話などで気分転換をはかることで，精神的安定を得られるように支援する。

▌骨髄抑制に対する援助

　造血機能が抑制されることで，白血球・赤血球・血小板の産生が低下し，血球減少がおこる。骨髄抑制だけでは自覚症状はないが，感染症や貧血，出血が随伴した場合，患者の苦痛や生命の危険を伴う重篤な状態となる。そのため，患者のセルフコントロールを促し，予防的にケアすることが重要である。

●白血球減少への対応　白血球の約60％を占める好中球が減少すると感染のリスクが高まる。好中球数は抗がん薬投与後7〜14日で最低値となり，21日ごろには回復する。自覚症状は生じないため，患者自身が意識的に感染予防行動に努め，感染徴候の早期発見に努めることができるように支援する（◐図4-9）。好中球数が低値のときは，顆粒球コロニー刺激因子 granulocyte-colony stimulating factor（G-CSF）製剤によって，好中球の分化・増殖を促し，回復をたすけることもある（◐表4-5）。

●赤血球減少への対応　赤血球の寿命は約120日である。そのため，貧血は，抗がん薬投与後，数週間〜数か月たって緩徐にあらわれ，治療を重ねるごとに重症度を増す。血中の赤血球量は，血色素量（ヘモグロビン値）により

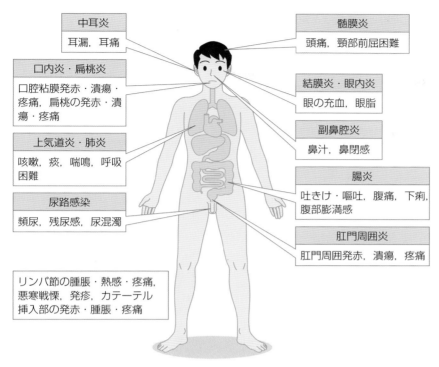

中耳炎
耳漏, 耳痛

髄膜炎
頭痛, 頸部前屈困難

口内炎・扁桃炎
口腔粘膜発赤・潰瘍・疼痛, 扁桃の発赤・潰瘍・疼痛

結膜炎・眼内炎
眼の充血, 眼脂

上気道炎・肺炎
咳嗽, 痰, 喘鳴, 呼吸困難

副鼻腔炎
鼻汁, 鼻閉感

尿路感染
頻尿, 残尿感, 尿混濁

腸炎
吐きけ・嘔吐, 腹痛, 下痢, 腹部膨満感

肛門周囲炎
肛門周囲発赤, 潰瘍, 疼痛

リンパ節の腫脹・熱感・疼痛, 悪寒戦慄, 発疹, カテーテル挿入部の発赤・腫脹・疼痛

◉**図 4-9　感染徴候**

◉**表 4-5　好中球数と感染のリスクと予防・対処法**

好中球数	感染のリスク	予防・対処法
1,000/μL 以下	易感染症(おもに外因性)	手洗い, マスク着用, 含嗽, 口腔内・身体の清潔, 環境整備, 皮膚バリア機能の保持(保湿), カテーテル内への病原菌の侵入防止(清潔操作)を徹底する。好中球減少時は, 生ものや発酵食品を避け, 加熱処理された食事をとる。面会者による病原体の持ち込みを防止する(面会制限)。好中球 100/μL 以下の患者は, HEPA フィルターが装備された個室に隔離する。
500/μL 以下	重篤な細菌感染のリスク大(おもに内因性)	
100/μL 以下	真菌を含む感染リスク大(感染症発生率 80%)	

あらわされる(◉表 4-6)。患者は貧血症状を自覚しにくく, ふらつきやめまいによる転倒のリスクが高まるため, 血液データを一緒に確認しながら, 円滑に生活が送れるように対処法を指導する。赤血球輸血の適応は, ヘモグロビン値 7 g/dL 以下である。

●**血小板減少への対応**　血小板の寿命は約 7 日であり, 抗がん薬投与後 1 週間から減少し, 2〜3 週間で最低値となる。血小板減少に伴う出血は, 止血しにくく, 出血部位によっては生命の危機に陥る危険性もあるため, 観察と予防が重要である(◉表 4-7)。血小板輸血のタイミングは 2 万/μL 以下である。

■**脱毛に対する援助**

　脱毛は, 患者にとって心理・社会的に大きな苦痛をもたらす。抗がん薬により, 毛が成長するための細胞分裂が阻害されることにより発現する。抗がん薬投与後, 2〜3 週間で脱毛が始まり, 頭髪以外の体毛も脱毛するため,

○表4-6　血色素量（ヘモグロビン値）と貧血症状と対処法

血色素量 （ヘモグロビン値）(g/dL)	貧血症状	対処法
≧10	明らかな症状がみられないことも多い	急に立ち上がらず，ゆっくりひと呼吸おいてから動く。動悸や息切れが出現しない範囲で歩く。ときおり深呼吸を行い，十分な休息をとる。ふらつきやめまいを自覚したときは，動きをとめて深呼吸する。障害物や滑りやすいものを取り除き，移動時は手すりにつかまる。疲労を感じるときは，無理をせず他者の協力を得る。
<9	皮膚・口唇・眼瞼粘膜が蒼白	
<8	心拍数・呼吸数増加，動悸，息切れ （組織への酸素運搬能力低下による）	
<7	耳鳴り，めまい，倦怠感，思考力低下，頭痛 （脳・末梢組織への酸素供給低下による）	
<6	食欲低下，吐きけ，口内炎 （全身の酸素欠乏による）	

○表4-7　血小板数と出血のリスクと症状・予防・対処法

血小板数	出血のリスク	症状・予防・対処法
10万/μL 以下	通常無症状	皮膚の点状出血，斑状出血，口腔内出血，鼻出血，血便・血尿などの出現に注意し，圧迫を避け，傷をつくらないようにする。 ・皮膚や粘膜を強くこすらない。 ・保湿・加湿により皮膚・粘膜の乾燥と傷を防ぐ。 ・ひげそりには電気かみそりを使用する。 ・やわらかい歯ブラシを使用する。 ・便秘による粘膜損傷を防ぐために排便コントロールする。 ・転倒や打撲を防ぐために環境を整備する。 採血や注射のあとは圧迫止血を5分以上行う。出血したときは，出血部位を圧迫して冷却する。
5万/μL 以下	出血傾向が出現	
2万/μL 以下	重大な出血のリスクが上昇	
1万/μL 以下	重篤な出血のリスクが大 ・頭蓋内出血 ・重症消化管出血 ・気道出血	

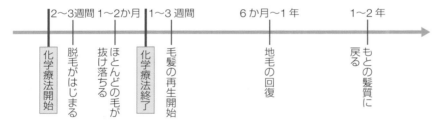

○図4-10　脱毛開始から回復までの目安

事前に患者と脱毛の時期や対策について話し合い，準備することが重要である（○図4-10）。

● **知識の提供**　化学療法開始前に脱毛の機序や発生部位，発生時期，脱毛の経過を伝え，一時的な副作用であることを説明する。

● **脱毛前の準備**　精神的ダメージの緩和のため，長髪はカットしておくことをすすめる。脱毛に備え，かつらや帽子などの調達方法，使用方法を伝え，患者に合うものを相談して準備する。眉毛・睫毛・鼻毛の脱毛には，マスクやサングラス，化粧品の使用をすすめる（○図4-11）。

● **頭皮のケア**　毛包炎予防のために清潔保持を促す。高温ドライヤーの使用や，かたいブラシの使用を避け，帽子やかつらの縫い目が頭皮にあたらな

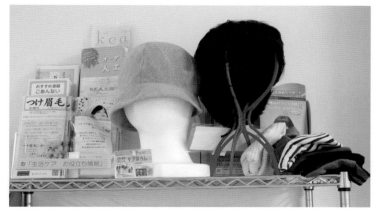

�**◯**図 4-11　脱毛に備えた物品

いようにするなど，頭皮を傷つけないような注意点を説明する。

●**抜け毛対策**　バンダナや帽子などの使用をすすめる。ガムテープやローラー型粘着テープで抜け毛を処理し，衛生的な環境を整える。

●**ボディイメージの変化に対する支援**　心の揺れに寄り添い，患者の生活に合った対策をともに考える。治療が終了すれば必ず新しい毛髪がはえてくることを伝え，家族の協力も得ながら，患者自身を尊重する姿勢でかかわる。

　近年，脱毛に対するケアは，皮膚障害（皮膚のくすみ，皮疹，爪の変化など）や手術痕などに対するアピアランスケア**❶**の一環として，患者の社会生活に応じた形で提供されるようになってきている。

□**NOTE**
❶アピアランスケア
　がん治療による外見の変化に伴う苦痛を軽減するケアのことをいう。

C 放射線療法を受ける対象者への看護

　地上には，宇宙からの放射線がつねに届いている。それに加えて，大地や空気中，食物にも放射性物質が含まれる。また，医療の場では検査や治療に活用され，放射線と私たちの暮らしは深く結びついている（**◯**図 4-12）。

1 放射線療法

1 放射線の特徴

◆ 放射線

　放射線とは，運動エネルギーをもって空間を移動する目には見えない電磁波または粒子である。放射線には，地殻や温泉に含まれラジウムから放出されるもののような天然のものから，医療に用いる X 線や電子線などのように，機器を用いて人工的に発生させるものまで多くの種類があり，エネルギーの大きさはそれぞれで異なる。

　放射性物質が放射線を出す能力を**放射能**とよび，放射能の強さはベクレル

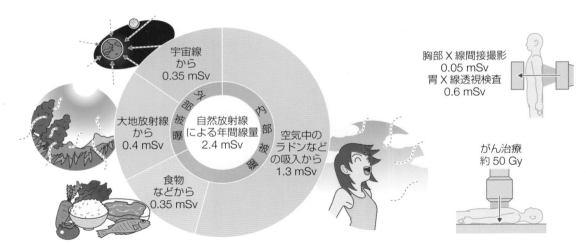

◎図4-12　放射線と私たちの暮らし

◎表4-8　医療で使われる放射線の単位

単位（読み方）	あらわす意味	用いられるおもな場面
Gy（グレイ）	放射線からどれだけのエネルギーを受けたか	放射線治療の治療計画 放射線診断の線量評価 （通常はmGy，μGyが用いられる）
Sv（シーベルト）	被曝の程度（放射線の種類やエネルギーを問わない）	医療関係者，一般の人々の被曝管理 （通常はmSv，μSvが用いられる）
Bq（ベクレル）	放射能の強さ	核医学での投与量

＊ m（ミリ）は1/1,000，μ（マイクロ）は1/1,000,000である。

（Bq）という単位であらわす（◎表4-8）。治療によって放射線から受けるエネルギー（吸収線量）をあらわす単位にはグレイ（Gy）を用い，病巣に照射する放射線量を計画する際に用いる。医療関係者や一般の人々の被曝管理には，被曝の程度をあらわすシーベルト（Sv）という単位を用いる。

◆ 放射線の種類

　放射線には大きく分けて**電磁波**と**粒子線**の2種類がある（◎図4-13）。
● **電磁波**　電磁波は，空間を波のように伝わっていく放射線で，周波数の最も低いものを電波，最も高いものをγ線（ガンマ線）とよぶ（◎図4-14）。電磁波は周波数が高いほどエネルギーが大きくなり，物質（生体）の中に入り込む力が高くなる。可視光線ではおこらない日焼けが紫外線でおきるのは，紫外線の周波数が可視光線よりも高いためである。これらは細胞のDNAへのダメージが小さく，非電離放射線とよばれる。X線やγ線は，さらに周波数が高く，物質（生体）の中により深く入り込む電離放射線❶であることから，治療に用いられる。
● **粒子線**　粒子線は，電磁波に比べてはるかに質量が大きく，陽子線や重粒子線などがある。陽子線の生物学的効果（細胞殺傷率）は，X線や電子線

□NOTE
❶**電離放射線**
　原子に衝突して電子をはじき飛ばし，イオン化するはたらきを電離とよぶ。電離作用をもつ放射線を電離放射線とよび，放射線治療に用いられる。

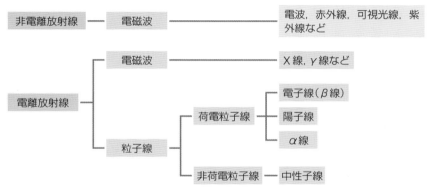

●図4-13　放射線の分類

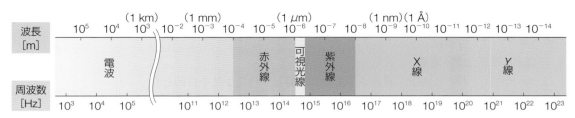

●図4-14　電磁波の区分

とほぼ同じであるが，重粒子線は2〜3倍の効果をもち，先端的な放射線療法に用いられている。これらの粒子線も電離放射線である。

2　放射線療法の特徴

◆ 放射線療法の原理

　放射線療法は，放射線が強い透過力で生体を通過するときに，電離作用によって細胞のDNAに損傷を与える現象をがんの治療に利用したものである。生体に放射線が照射されると，細胞の中を通過する放射線は，細胞内の水分やタンパク質，脂質などと衝突して次々に電子をはじき出して電離させる。はじき出された電子は，さらに別の物質と衝突して電離の連鎖反応がおこる。その結果，がん細胞のDNAが損傷され，細胞分裂ができなくなったがん細胞は増殖できずに死滅する。

◆ 放射線療法に影響する要因

● 細胞分裂と放射線感受性　細胞分裂がおきるとき，DNAは不安定で傷つきやすい状態になるため放射線の影響を受けやすい。とくに細胞周期（◐230ページ，図4-3）のG₁後期やG₂期，M期では，放射線感受性が高く，治療効果があらわれやすい。一方，G₁前期とS期では，治療抵抗性がある。放射線感受性は，細胞や組織・臓器によっても異なる。
● 正常細胞とがん細胞の回復力の差　正常細胞も放射線により損傷を受け

るが，正常細胞の DNA は傷害から回復するしくみをもっている。がん細胞にも回復するしくみが備わっているが，正常細胞よりも弱い。照射を毎日繰り返すことで，正常細胞とがん細胞の回復の差が大きくなり，治療効果があらわれる。

● **正常組織の耐容線量**　正常細胞に不可逆的な障害をまねかないように，組織・臓器によって耐容線量❶が決められている。基本的には，一度放射線治療を行った部位への再照射は行われない。

□**NOTE**
❶**耐容線量**
　正常組織に回復不能な障害を生じる線量のことである。

3　放射線療法の目的

根治的治療

腫瘍を完全に消失させることを目的に行われる。腫瘍が小さく限局しており，放射線療法の効果が十分期待できる場合は，全身のどの部位でも対象になる。早期の子宮頸がん，舌がん，喉頭がんなどでは，手術療法と同程度の治療成績をあげている。

予防的（準根治的）治療

ほかの治療法を行ったあと，残存する腫瘍に照射し，再発予防を目的として行われる。乳がんの乳房温存術後の放射線療法が代表的である。根治がのぞめない，もしくは根治的治療に耐えられる全身状態ではない場合に，腫瘍の成長や増大を抑える準根治を目的に行われる。

緩和的治療

治癒を見込めない場合や，腫瘍の縮小による延命，身体症状の緩和による QOL の向上を目的として行われる。骨転移による疼痛や，腫瘍の増大による出血，血管閉塞，気道狭窄，消化管通過障害などを緩和する。転移性骨腫瘍に対しては，80〜90％の疼痛緩和効果が得られる。

4　放射線の照射方法

◆ 体外照射

一般的に放射線療法というと，身体の外から放射線を照射する**体外照射**を意味する。体外照射用の装置は，X 線や電子線を使った**直線加速器** linear accelerator が主流でありリニアック（LINAC）とよぶ。加速した電子を金属板にあてて X 線や電子線を発生させ，コリメータ（絞り）という照射野限定器を通して病巣部に照射する（●図4-15）。

一般的な照射では，約4〜6週間，平日の5日間連続して照射し，土日を休憩期間とする。治療期間全体で照射される線量が5％減少すると治療効果は大きく低下し，治療を半分休んだ場合は，ほとんど効果は期待できなくなる。

定位放射線治療

大量の放射線を局所集中的に照射する照射法を定位放射線治療とよぶ。放射線の出口（照射口）の形を腫瘍の形にかえるマルチリーフコリメータを使って照射することで，病巣周囲の正常組織へのむだな被曝を軽減できる。1回

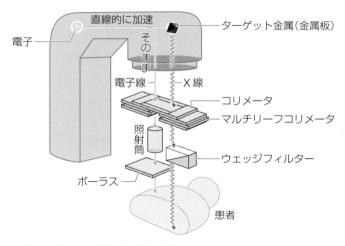

図4-15　リニアックのしくみ

の放射線量を多くして 3〜5 回の照射を行う。準備を入れても 1〜2 週間で終了し，治療期間が短いのが特徴である。最近では，呼吸の動きに合わせて放射線を出す動体追跡照射法や，ロボットアームが患者のからだの動きを逃さずとらえて，立体的に放射線を照射するサイバーナイフという装置も開発されている。

　γ 線を使った定位放射線治療には，ガンマナイフがある。手術のむずかしい深部の脳腫瘍や転移性脳腫瘍などの治療に用いられる。約 200 個の線源から発生する γ 線を 1 点に集中して照射することで，1 回に通常の 10 倍以上の放射線量を照射することができる。

▌ 強度変調放射線治療

　1 つの照射野を複数の小さな区画に分割し，区画ごとに放射線の強度を調整して，腫瘍の凹凸に合わせて照射する方法である。腫瘍周囲の重要臓器への被曝を避けることができる。脊髄や視神経，眼球，唾液腺などに囲まれる頭頸部がんや，直腸に近接する前立腺がんの治療に効果を発揮している。

▌ 粒子線治療

　粒子線は体内を進み，ある一定の距離で大きなエネルギーを放出し，そこでエネルギーを失う性質をもつため，その部位を腫瘍部位に適合させることで，腫瘍に放射線量を集中させることが可能である。また腫瘍の後ろ側の組織を傷つける可能性が少ない。

◆ 密封小線源治療

　放射性物質（放射性元素）を小さな針やカプセル状の固体に加工し，その線源を腫瘍部分に直接入れたり，刺したりする治療法である。腔内照射と組織内照射の 2 つに分けられる。

　腔内照射では，子宮頸部・食道・胆管などの体腔に放射性物質を挿入する。組織内照射では，舌や前立腺などの臓器に針状に加工した放射性物質を刺入する。しばらく線源を刺入したままにするため，放射線がもれない設備をも

つ病室への入院が必要である。カプセルに加工した放射線源を病巣部に挿入する方法では，そのまま日常生活を送ることが可能で，前立腺がんで効果をあげている。

◆ 内用療法

　放射性物質を薬として飲んだり，注射したりする方法である。内用後，薬剤が腫瘍に集まり，腫瘍に放射線が照射される。わが国では，おもに甲状腺がんに対してヨウ素 131（^{131}I）という放射性物質が使われている。

5 放射線被曝からの防護（医療者の安全）

　一般的な体外照射であるリニアックでは，照射中以外は放射線の放出はなく，照射前後に部屋に出入りする際は防護の必要はない。密封小線源を使用する治療では，つねに放射性物質が放出されるため防護が必要である。

◆ 放射線防護の3原則

　①時間　被曝時間を短くする。密封小線源の挿入の処置は手ぎわよく行い，治療用の密封小線源が外に出ている時間をできるだけ短縮する。
　②距離　被曝量は，線源からの距離の2乗に反比例して減少するので，なるべく距離をとる。密封小線源は直接手で持たず，鑷子などを介して取り扱う。
　③遮蔽　線源とからだの間に，鉛を含んだエプロン，ついたて，壁などの遮蔽物を置く。γ線の遮断には，5～10 cm の厚さの鉛が必要である。

◆ 放射線管理

　法令により，施設管理者は，放射線発生装置のある場所や放射線同位元素を扱う場所に**放射線管理区域**と表示し，一般者の立ち入りを禁止するよう定められている（○図4-16）。また，定期的に放射線量の測定・調査を行うこととされている。
　①作業場のモニタリング　線源管理（外部放射線，表面汚染，空気汚染の測定）を行う。
　②環境モニタリング　一般住民が居住する施設周辺の一般環境を確認する。
　③個人モニタリング　放射線治療に従事する医療者1人ひとりについて，1か月単位で被曝量を測定する。
　放射線治療に従事する医療者は，個人被曝線量計（フィルムバッジ，ガラスバッジ，ルクセルバッジなど）を装着する（○図4-17）。定期的に交換・回収され，測定結果が施設管理者に報告される。

◎図 4-16　放射線管理区域表
　　　　示の例

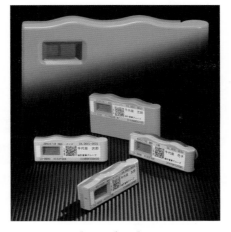

◎図 4-17　ガラスバッジ
（写真提供：株式会社千代田テクノル）

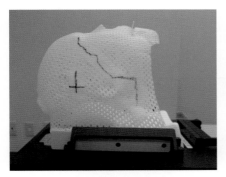

a. 固定具（頭部固定用）

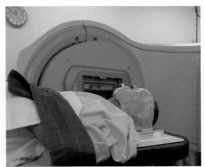

b. 実際の治療時の固定の例

◎図 4-18　固定具と実際の使用例

2 放射線療法を受ける対象者への看護援助

1 放射線照射時の看護援助

正確なポジショニング

　固定具は，ずれのないように装着し，照射部位を正確なポジションに置く（◎図 4-18）。枕やサポート用具を活用して，苦痛が最小限になるように体位を固定する。患者にも固定の必要性を伝え，安静を維持できるよう協力を得る。皮膚のマーキングは，洗浄や多量の発汗でマークが消失することがあるため，長時間の入浴を避け，強くこすらないように指導する（◎図 4-19）。

安全・安楽な治療環境の調整

　放射線治療中の患者は，さまざまな苦痛を感じている（◎表 4-9）。一般的な寝台の幅は約 50 cm と狭く柵がない。照射時は，床から 1 m 以上の高さまで寝台を上昇させ，機器を近づけなければならないため，寝台上で動かな

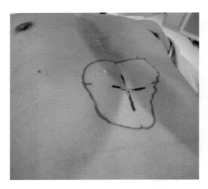

◉図4-19　皮膚のマーキング
（写真提供：北里大学病院）

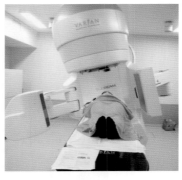

◉図4-20　治療台に乗る患者
（写真提供：北里大学病院）

◉表4-9　放射線治療中に患者が感じる苦痛

治療中の体位に関する苦痛	• 固定具による身体圧迫や拘束感 • かたい治療寝台で指示された体位を保持することに対する苦痛　など
治療環境に伴う苦痛	• 治療室に1人になってしまう孤独感 • 動いてはいけないという緊張感 • 照射部位を露出することによる寒さ • 治療機器の音 • 機器が動くことでの恐怖感　など
疾患・治療に関連した症状による苦痛	• 痛み • 吐きけ・嘔吐 • 呼吸困難 • 咳嗽　など

（菱川良夫監修・藤本美生編：放射線治療を受けるがん患者の看護ケア．p.112, 日本看護協会出版会，2008による，一部改変）

いようにしなければならない。

　照射時は治療室に患者1人になるため（◉図4-20），隣接した操作室にいる放射線技師や看護師がつねにモニターで観察していること，マイクで会話が可能であることなどを伝え，安心して治療を受けられるように援助する。

▌治療継続への支援

　毎回の治療は短時間であるため，1回休む程度では治療効果に影響を及ぼすことはないと認識している患者が多い。休まず治療を継続することは，容易ではないことを理解したうえで，分割照射の効果について説明し，治療継続への支援を行う。

2　放射線照射後の看護援助

◆ 急性有害反応の予防と対処

　急性有害反応は，治療開始3か月以内に出現する反応である。分裂の盛んな正常細胞の傷害により，組織全体の機能が低下することで生じるが，治療終了後3か月で回復する一過性の症状である。臓器と線量によって症状はさまざまであるため，その対応策とともに理解しておく必要がある（◉表4-10）。

○ **表4-10　日常生活において放射線治療に伴っておこるおもな症状とその対応策**

大項目	小項目	おもな照射部位	症状など	対応策
ボディ イメージ	——	脳・頭頸部	脱毛，頭頸部 腫瘍の崩壊	• スカーフやターバン，帽子を着用する。 • 部分かつらを利用する。
皮膚の 保護	紫外線 湿布， 軟膏類	全部位 全部位	皮膚炎，色素 沈着 皮膚炎，色素 沈着	• 帽子，サングラス，手袋を着用し，日傘を使用する。 • 直射日光を避ける。 • 照射部位とその対側に直接塗布・貼付しない。 • 発赤・痛みなどの症状がある場合は，医師と相談し，軟 　膏処置（治療開始前にふき除く）を行う。
清潔	入浴	全部位	皮膚炎	• 低刺激性のもの（ベビーソープ，植物性の石けんやシャ 　ンプー）を使用する。 • マーキング部位には石けんをつけず，お湯で流し，タオ 　ルでこすらないようにする。
衣服	素材 衣類の選択	胸部，腹部 胸部，腹部	皮膚炎 皮膚炎	• 綿など汗をよく吸い取る自然素材の下着を身につける。 • ベルトや下着で，締めつけられないようにする。
食事	食事選択 嚥下困難 嚥下時痛 味覚の低下	腹部，その他各 部位 頭頸部，食道， 胸部 頭頸部，食道， 胸部 頭頸部，食道	食欲不振，吐 きけ・嘔吐 通過障害 粘膜炎 味覚障害	• 良質のタンパク質を多くとる。 • 水分を多くとる。分食とし，補食をとる。 • 栄養補助食品を活用し，ゼリーやフルーツなど，のどご 　しのよい食べ物を選ぶ。 • 食前に粘膜保護薬などを使用する。 • 急がず，少しずつゆっくりかんで食べる。 • 嚥下時に痛みがある場合，アルコールや香辛料などの刺 　激物を避ける。 • タンパク質分解と粘膜再生効果のある含嗽薬を使用す 　る。 • 強度の場合には，鎮痛薬や補液，経管栄養など別の摂取 　経路も検討する。 • レモンなど，酸味をいかした調理を工夫する。 • 嗜好にあう食事をみつける。
休息	安静 夜間の睡眠	全部位 全部位	倦怠感 睡眠障害	• 疲れを感じたときは，こまめに横になって休憩をとり， 　家族にも理解を得る。 • 放射線宿酔症状は不安により増強するので，セルフケア 　能力に応じて情報提供する。 • 1日の活動量の低下，気分の落ち込みなどの原因をさぐ 　り，薬物調整や環境の調整を検討する。
排泄	粘膜炎 下痢・便秘 排尿障害	骨盤内 （とくに直腸） 骨盤内 骨盤内 （とくに前立腺， 子宮）	—— 下痢，便秘 頻尿，残尿感， 排尿時痛	• 肛門周囲の粘膜修復効果のある坐薬を処方する。 • 温水洗浄便座の使用や座浴により，陰部・肛門部の保清 　に努める。 • 止痢薬や整腸薬，緩下剤など，症状にあわせて薬物を用 　い，排便調整を行う。両方を繰り返す場合もあるので， 　薬物の自己調整が重要となる。 • 通院途中のトイレの場所を確認し，照射時間に合わせて 　水分摂取の量と時間を調整する。 • 膀胱炎が疑われるときは，アルコールや香辛料などの刺 　激物を避ける。 • 夜間の排尿回数が多ければ，睡眠前の水分は減らし，あ 　たたかくして就寝する。頻度が多く，苦痛を伴えば薬物 　調整を検討する。
その他	喫煙 急性反応の 早期発見	全部位 胸部	血流障害 放射線肺臓炎	• 喫煙は血流を低下させ炎症が悪化しやすいことを伝える 　とともに，禁煙がまもられているか確認する。 • 禁煙外来や，ガムや飴などの対策を検討する。 • 咳，痰，息切れ，発熱，倦怠感の増強があれば，放射線 　肺臓炎の可能性があるので，すぐに連絡するように伝え 　る。

（菱川良夫監修，藤本美生編：放射線治療を受けるがん患者の看護ケア．p.124，日本看護協会出版会，2008による，一部改変）

▌全身に生じる急性有害反応への援助

1 **放射線宿酔**　治療初日から数日に発症することが多く，倦怠感や，吐きけ・嘔吐，ふらつき，食欲不振，味覚変化などの症状を生じる。頻度は低く，4〜5回の照射で消失する一過性の反応である。多くは睡眠によって消失するため，十分な休息がとれるよう援助し，症状が強いときは制吐薬を使用する。

2 **骨髄抑制**　広範囲の照射でなければ問題になるほどの骨髄抑制はおこらないが，化学療法と併用されている患者では高頻度で生じる。白血球減少に伴う感染予防や，血小板減少に伴う出血予防，赤血球減少に伴う貧血症状に注意した日常生活の過ごし方について，予防的な指導を行う。

▌照射部位に生じる急性有害反応への援助

1 **放射線皮膚炎**　治療開始から3〜4週間後に出現する。まず発赤や乾燥，瘙痒感が生じ，表皮剝離，びらんへと進み，悪化すると熱感，紅斑，色素沈着，感染を生じる。照射部位の清潔と皮膚刺激の回避について指導する。具体的には，衣服やアクセサリーによる摩擦を避ける，炎症部位の皮膚は押さえぶきや自然乾燥させる，ガーゼやテープをはらない，ウォシュレットを使用する，触れないなどである。瘙痒感が強く発赤がみられたり，湿性のびらんが生じた場合は，薬剤やドレッシング材を使用する。

2 **放射線粘膜炎**　口腔・咽頭粘膜や，鼻腔粘膜，結膜，食道粘膜，膀胱粘膜，腸管粘膜などに照射された場合に発症し，多くは鼻汁，流涙，下痢，頻尿などの粘膜刺激症状を呈する。放射線皮膚炎よりも低い線量で出現し，発赤・浮腫を生じ，悪化するとびらんや出血，疼痛などが出現する。禁煙・禁酒を徹底し，粘膜への刺激を避けて安静に努めるよう指導する。悪化時は粘膜保護薬を併用する。食事が進まず，栄養状態が低下する場合は，やわらかい食べ物の摂取を促すなど，食事形態を工夫する。

3 **急性浮腫**　照射量が10〜20 Gy までの治療初期には，脳浮腫，声門浮腫，気管狭窄，食道狭窄，腸管狭窄，尿管狭窄などの圧迫症状を生じることがある。利尿薬やステロイド薬の大量投与で軽減し，ほとんどの場合，腫瘍の縮小とともに軽快する。

◆ 晩期有害反応への援助

　晩期有害反応は，治療開始3か月以降から数年にわたって出現する症状である。照射野内の細胞分裂の遅い細胞の損傷や，それに伴う組織の機能低下が原因で出現し，不可逆的なものが多い。数年経過後に症状が出現する場合もある。

　とくに肺は放射線感受性が高いため，放射線肺臓炎の出現に注意が必要である。治療後も定期受診をすすめ，晩期有害反応の早期発見・早期対応につなげる。

D 手術療法を受ける対象者への看護

1 手術療法

1 手術療法の目的と周手術期における看護師の役割

手術療法は，本来の生体機能を障害している部位を切除する，あるいはそこなわれた臓器の機能を修復したり，人工物で代替することで，患者の状態や機能を改善し，生命の延長，そして日常生活への復帰がかなうことを目的としている。その一方で，治療のためとはいえ，病巣に達するまでに，程度の差こそあれ外科的操作によって正常な皮膚や組織に損傷を与えてしまう。

従来は外科医の両手が術野に十分到達し，安全・確実に手術できることが優先されたため，術創は一般に大きかった。しかし近年は，新たな手術器具の開発により術創は小さくなり，対象者への侵襲を極力小さくする**低侵襲性**の考え方が一般的になってきた。

しかしながら，手術操作や麻酔による侵襲は避けられるものではないため，最新の科学的根拠に基づいた，安全・安楽が確保された看護を提供しなければならない。また同時に，術前の時点から術中・術後，そして退院後の生活を見すえて，予測する・予防するという先を見こした看護を実践していくことが求められている。

2 手術療法による生体への侵襲

◆ 術後の経過と生体反応

侵襲とは，手術や麻酔といった生体の内部環境を乱す可能性のある攻撃または刺激のことである。手術侵襲を受けると，生体はその侵襲に対してホメオスタシス（恒常性）を保つための生体反応をおこす。すなわち，神経・内分泌系が活性化され，もとの状態に戻ろう，そして生命を維持しようと反応する。その反応は，侵襲を受けた直後からその後数か月にわたり続く。

その生体反応の推移を示したものがムーア Moore の分類である（◯表 4-11）。第 I 相と第 II 相は，激しい内分泌性変動と代謝性変動がみられ，第 III 相と第 IV 相は，組織の修復と体力の回復がみられる。

◆ 手術侵襲に対する神経・内分泌反応

生体が侵襲を受けると，交感神経系は生体防御の機序としてアドレナリンとノルアドレナリンを分泌する（◯図 4-21）。これらは，心臓を刺激して心拍数や心拍出量を増加させ，循環血液量を維持しようとはたらく。さらに血管系にも作用し，血管を収縮させ，末梢血管抵抗を上昇させる。これらの機序により，血圧を維持，すなわち生命活動を維持しようとしている。また，下

◦表4-11　ムーアの分類とおもな臨床症状

相	時期	おもな臨床症状
第Ⅰ相：傷害期 （異化期）	術後2～4日	発熱，頻脈，腸蠕動減弱，尿量減少　など
第Ⅱ相：転換期	術後3～5日から 1～2日間続く	解熱，疼痛の軽減，腸蠕動活発化，水・電解質平衡の正常化　など
第Ⅲ相：同化期 （筋力回復期）	術後1週間前後 から数週間	消化吸収機能の正常化，内分泌バランスの正常化　など
第Ⅳ相：脂肪蓄積期	術後数か月	体重の増加　など

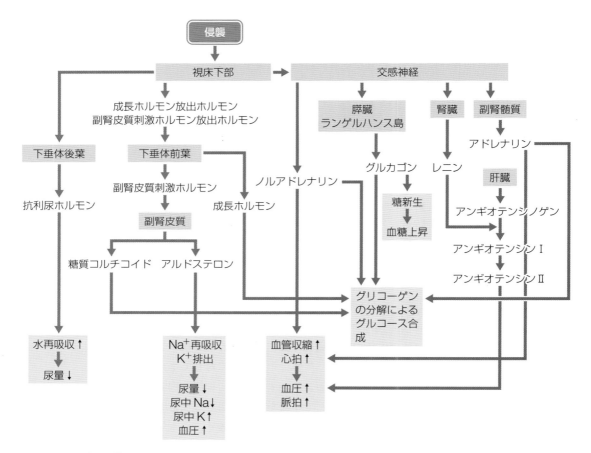

◦図4-21　手術侵襲に対する神経・内分泌反応

垂体後葉から抗利尿ホルモン（ADH）が分泌されるため尿量が抑えられ，有効循環血液量が維持される。すなわち，重要な臓器への血液供給を保持するというホメオスタシスがはたらいている。

　また，侵襲を受けると，脳の保護のために脳への十分なエネルギー供給と，損傷した組織の修復に対するエネルギー供給が必要になる。そのために，脳の組織が利用できる唯一のエネルギーであるグルコースが十分に供給される必要がある。グルコースは，肝臓に貯蔵されていたグリコーゲンが，アドレ

ナリンやグルカゴンの作用により分解されることで産生される。

　なお，絶食時は，ビルビン酸や乳酸，アミノ酸，プロピオル CoA といった糖質以外の物質からもグルコースが合成される。このしくみを**糖新生**といい，骨格筋のタンパク質が分解されるとアミノ酸が，脂肪酸や一部のアミノ酸はプロピオル CoA となり，糖新生に用いられる。糖新生は，グルカゴンなどで亢進し，インスリンで制御される。通常であれば，血糖値が上昇するとインスリンが分泌される。しかし，侵襲を受けて分泌が亢進しているアドレナリンによってインスリンの分泌が抑制されているため，一時的に高血糖の状態が続く。糖尿病の既往がある患者で，血糖コントロールが不良の場合には注意を要する。

2 周手術期の看護援助

1 手術前の看護

◆ 術前から術後を予測することの必要性

　手術に関連する合併症はさまざまな要因により発生し，その種類も多岐にわたる。これらの合併症の発生を防ぐためには，手術操作や麻酔を含めた術中管理はもとより，術前管理，そして手術侵襲に対する生体反応を見すえた術後管理も重要であり，どれか 1 つでも問題があれば安全で良好な回復経過は得られない。

　すなわち，手術前より合併症の発生リスクを予測し，手術後の慎重な観察により早期発見・早期対処を行っていくことが必要である。

▌ 術前に必要な身体的評価

　外科治療を行う際は，術式による手術侵襲の予測と，手術を受ける患者の全身状態の評価が必要である。

● **全身状態の評価**　全身状態の評価とは，栄養状態・循環機能・呼吸機能・腎機能・肝機能・内分泌機能・血液凝固機能を評価することである。これらを把握することは，術中・術後管理を安全に行ううえで必要不可欠である。たとえば，栄養状態がわるければ，縫合部や吻合部への栄養供給が不十分になり治癒が順調に進まず，縫合不全などの合併症を生じることもありうる。

　全身麻酔を行う場合は，呼吸機能検査によって％肺活量や 1 秒率を把握する。また，手術後の呼吸器合併症のリスクの程度を，喫煙歴などの生活習慣もあわせて検討することが必要である。

● **既往歴の確認**　現代では，手術を受ける患者は，糖尿病や高血圧，肝機能障害，腎機能障害，栄養障害などさまざまな身体的な問題をもち合わせていることが多い。適切な管理を行い，手術におけるリスクを最小限にとどめることが必要である。

● **緊急手術のリスク**　予定された手術では，術後のリスク発生の可能性が

みとめられた場合には，改善するための検討が可能である。しかし，緊急手術の場合は時間的余裕がなく，必然的に術中および術後の合併症発生の頻度が高くなるため，つねに十分な観察が必要である。

▌心の準備

● 手術に際しての日常生活への不安　手術療法の必要性を医師より告げられた患者および家族は，その瞬間からさまざまな不安にさいなまれることになる。今回の病気が，服薬や安静などの方法ではなく，手術を受けなければなおらない病気であることに直面し，「手術を受けたら本当に治るのだろうか」と不安は高まっていく。そして，入院の準備を進めるなかで，仕事がある人にとっては「何日休めるのか」「もとの仕事内容に戻れるのか」，主婦の場合であれば「入院中の家事は誰がするのか」，独居の場合には「新聞や郵便物をとめる手続きをしないといけない」「不在時の家のことはどうなるのか」など不安要素はつきない。

● 患者の手術直前の不安　近年は，手術前のおもな検査は外来で行われ，手術前日や前々日に入院となる場合が多い。入院日は，病棟オリエンテーションを受け，続いて主治医より手術に関する説明がある。そののち，麻酔科医より手術時の麻酔方法の説明，そして病棟看護師・手術室看護師から手術に向けてのオリエンテーションを受けるなど，短時間でさまざまな説明を受けることになる。このようなあわただしい状況のなかで，対象者および家族の不安や緊張は高まり，「先ほど説明しましたが」と言われても覚えていないことも多い。そのようなときに看護師は，必要なことはそのつどゆっくりとていねいに，そして何度でも説明し，対象者や家族の不安に寄り添うことが求められる。

▌手術前オリエンテーションによる不安・緊張の緩和

　情報を得ることで解消される不安もあるため，手術前オリエンテーションとして，手術前日や手術当日の時間の流れを説明し，イメージできるように援助する。また，術後の痛みに不安をおぼえる患者が多いので，疼痛に対してはどのような対策が行われるのか説明しておく。そのほか深呼吸や臥位での含嗽方法や，傷への影響が少ない咳嗽の方法，ベッドからの起き上がり方などを事前に練習しておく。

　これにより，手術後の状況をイメージすることができ，身体的にも精神的にも準備が整う。同時に，合併症予防や回復促進のために，手術後早期に離床することが必要であることも説明しておく。

２　手術当日の看護

● 移送前の確認　手術当日は，バイタルサインや睡眠状態，苦痛の有無などの身体状態のアセスメントを行い，浣腸・坐薬・緩下剤などの指示が出ていれば実施する。患者は，洗顔や歯みがきは日常通りに行ってもかまわないが，化粧やマニキュアは行わないようにする。義歯や眼鏡，コンタクトレンズ，補聴器，時計，アクセサリーなど身のまわりの品を外し，手術衣に着がえ，深部静脈血栓症予防の弾性ストッキングを着用する。看護師はネームバ

ンドを確認し，手術部位のマーキングがある場合は，その部位を確認する。麻酔前与薬（プレメディケーション）の指示が出ている場合は指示通りに与薬し，その後の副作用の出現の有無を観察する。

● **緊張・不安へのケア**　手術当日は，対象者や家族の不安・緊張はピークであるため，時間に余裕をもった行動をとることができるように準備を促し，不安や緊張を緩和する声かけを適宜行っていく。

● **手術室への申し送り**　予定された時間までに手術室へ患者を移送する。移送方法は，患者の状況に合わせて，徒歩や車椅子，ストレッチャーなどさまざまである。必要書類を持参し，手術室の看護師に，①病棟，②氏名，③性別，④術式，⑤直近のバイタルサイン，⑥前処置の有無とその反応，⑦前与薬の有無とその内容と投与時間や副作用の有無，⑧血液型，⑨アレルギー，⑩感染症，⑪運動機能障害，⑫合併症の有無，⑬挿入されている点滴ルートの有無や部位，などを簡潔かつ的確に申し送る。

3 手術室の看護

▊ 手術室の特徴

　手術室は手術の安全性がより高まるように，区域区分（清潔区域，準清潔区域，不潔区域），面積，温度・湿度，照明，空調などの環境が整備されている。たとえば，室内の空気は，清潔区域から準清潔区域，不潔区域へと流れていくように設計されており，これは病棟とは大きく異なる。

▊ 手術室看護師の役割

　手術室の看護師は，患者の生命の安全をまもり，手術が円滑に進み，可能な限り短時間で終了するような援助と，手術が行われる場の環境を整えるといった役割を担っている。

　手術にかかわる看護師として，直接介助看護師と間接介助看護師がいる。**直接介助看護師**は，手術の進行にそって必要な器具を直接術者（おもに外科医）に手渡し，手術を介助する役割を担う。**間接介助看護師**は，病棟看護師より患者に関する申し送りを受けて，患者を手術室へと移送し，手術の準備を進めていく。手術が円滑に遂行されるように，手術にかかわるさまざまな人と連絡・調整を行い，手術進行中にもさまざまなことに配慮しながら働いている。

▊ 麻酔導入時の看護

　麻酔は，全身的あるいは局所的な痛みに対する感覚を，一次的・可逆的に消失させ，患者の苦痛を除去することを目的としている。麻酔は，意識の消失，痛みの消失，有害反射の抑制，筋緊張の消失をさせるものである。麻酔には，全身的に行い意識の消失をはかる**全身麻酔**と，局所的に作用させる**局所麻酔**がある。

　麻酔導入に際して，物品の準備などであわただしい雰囲気になるが，患者は麻酔前のため意識は明瞭であり，不用意な発言や不安にさせる発言は控える。間接介助看護師は，これから行われる処置や流れを説明し，患者の不安や緊張を緩和するために声かけを適宜行う必要がある。

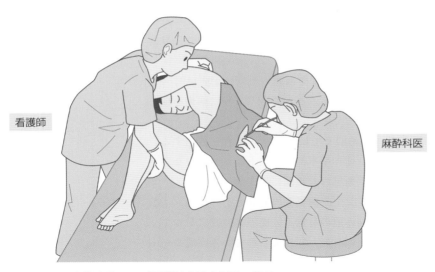

看護師

麻酔科医

> **図4-22　脊椎麻酔および硬膜外麻酔穿刺時の体位**

　脊椎（腰椎）麻酔や硬膜外麻酔の場合は，対象者は，脊柱を屈曲させて十分に棘突起間を広げる体位をとることが必要である（図4-22）。そのため，対象者は側臥位となり，屈曲した両膝を抱くようにしながら臍をのぞきこむという，エビのような体位をとる。看護師は患者の腹側に立ち，肩と両膝を支えることによって体位を固定し，スムーズな穿刺が行えるように補助する。また，背中側で行われる医師の操作を，患者へ事前に伝えることによって，不安や緊張の緩和に努める。

　全身麻酔の場合は，麻酔科医が静脈麻酔で患者の意識が消失したことを確認後に，喉頭鏡を用いて気管内チューブを挿管し，人工呼吸器により呼吸を管理する。間接介助看護師は，気管挿管がスムーズに行われるように物品の準備や挿管を行う麻酔科医を介助する。同時に各機器によるモニタリング，視診・聴診・触診による全身状態の観察により異常の早期発見に努める。

■麻酔導入後の体位固定時の看護

　体位の固定は，専門的知識が必要な手術室独自の看護技術である（図4-23）。固定した体位は，手術の途中での修正が困難であるため，十分な手術野が得られること，呼吸・循環への影響が少ないこと，皮膚・神経障害をおこしにくいこと，対象者にとって安全・安楽であることを考慮して確実に実施する。

　少しの衝撃で手術野が動いては，安全・確実な手術が不可能である。その一方で，患者の体位が固定された状態が継続することによる神経障害や，褥瘡などの皮膚障害は避ける必要がある。通常用いている体圧分散寝具は安定性がわるく，術中は用いることができないため，クッション性の高い除圧用具を用いるなど，体圧を分散させる工夫が必要になる。これらの準備は，医療者が協力して手ぎわよく行う。とくに，全身麻酔の場合は，気管挿管されたあとに体位の固定を行うため，協力して意識のない患者の代弁者となり，愛護的に行うようにする。

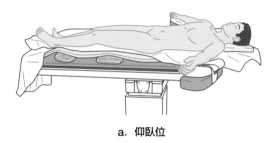

a. 仰臥位

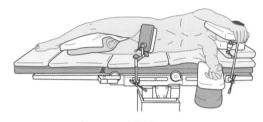

b. 側臥位

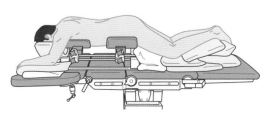

c. 腹臥位

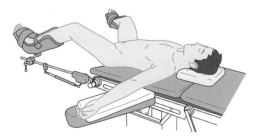

d. 砕石位（截石位）

○図 4-23　手術時の体位と固定の工夫

4　手術後の看護

◆ 手術直後の留意点

　手術が終了し，循環動態が安定して自発呼吸がみられ，呼びかけに対して反応するなど，麻酔からの覚醒が確認されると，気管内のチューブが抜管される。この際にも，喉頭痙攣や嘔吐，誤嚥性肺炎の危険があるため，介助および抜管後の体位を工夫するなど，注意深い観察が必要になる。

● 申し送りの内容　　間接介助看護師は病棟看護師へ，①術式，②麻酔内容，③挿入ドレーンやカテーテルの種類と挿入部位，④水分出納，⑤術中の経過や問題点，⑥行われた処置，⑦麻酔覚醒状況，⑧最終バイタルサイン，⑨術後の指示，などを簡潔かつ的確に申し送る。

　手術直後は，循環動態が不安定な状態にあるため，病棟までの移送時にも注意深い観察が必要である。

◆ 手術後の看護の方向性

　手術後の看護では，術後合併症をおこさずに急性期を脱し，日常生活へ戻る心身の状態を整えるための援助を行う。そのために，身体症状が回復過程における正常な生理的反応であるのか，異常や合併症の前駆症状であるのかを鑑別することが重要となる。

▌ 手術後の循環動態の変動の観察と異常の早期発見

　手術による侵襲は，神経系・内分泌を介して循環動態にさまざまな影響を及ぼす。手術直後は，麻酔薬の影響や出血，低酸素血症によって，血圧低下

や不整脈などがおこりやすい。したがって帰室後は15分ごとに全身の観察
を行う。状態が安定してきたら，観察の時間間隔を30分ごと，1時間ごと
と延長していく。

　術中に使用した血管収縮薬の作用により収縮していた血管は，麻酔覚醒や
血圧上昇とともにしだいに拡張していく。そのため，術後24時間は，術後
出血のリスクが高い。バイタルサインをはじめ，顔色，皮膚冷感，チアノー
ゼ，あくびなどといった全身状態の観察と同時に，創部に入れられたドレー
ン排液の増加や性状の変化，創部の状態などの観察が重要となる（●表4-12）。

■ 手術侵襲からの回復促進と予想される合併症の予防と早期発見

　①呼吸器系の合併症　呼吸器系の合併症の有無は，手術後の回復促進の
うえできわめて重要になる（●図4-24）。全身麻酔の場合は，気管挿管（物理
的刺激）や，麻酔ガス・酸素の吸入（化学的刺激）により気管内分泌物が増加
し，線毛運動の低下により分泌物が細気管支内に停滞する。この分泌物を放
置すると，分泌物より末梢側の肺には空気が含まれない状態となる。これを

●表4-12　術後患者のアセスメント項目

アセスメント項目	観察項目	検査・測定項目
呼吸状態	呼吸 肺音の聴診 末梢酸素供給：皮膚の色・温度，チアノーゼ	胸部X線検査 血液ガス分析
循環状態	血圧 脈拍：数・緊張・不整脈 循環血液量：頸動脈の怒張，体重 末梢循環：皮膚の色・温度・湿潤	動脈圧測定* 3点誘導モニター心電図* 中心静脈圧* ドップラー聴診*
意識・覚醒状態	意識レベル 四肢の感覚・動き 術後せん妄の有無	──
創部状態	創，滲出液（出血）	
消化管の状態	吐きけ・嘔吐，腹部聴診，排ガス，排便	腹部X線検査
静脈ライン	挿入ライン：種類，数，挿入部位とその状態，開存または閉塞の状態 輸液：注入液の残量，滴下速度	──
各種チューブ （例：尿管，ウィンスロー孔ドレーン，胃チューブなど）	挿入チューブ：種類，数，挿入部位とその状態，開存または閉塞の状態 排出液（出血）：量，色，性状 利尿剤への反応	吸引圧（低圧持続吸引器）*
体位	呼吸（喚気）を促す体位か 疼痛が軽減する体位か	──
疼痛状態	痛みの程度 咳・深呼吸が可能な痛みか 安静や安眠が可能な痛みか 鎮痛薬使用状況：鎮痛薬持続注入時の残量 注入速度	疼痛の測定：ビジュアルアナログスケール（VAS），フェイススケール

＊状況に応じて医師の指示を受けて，看護師が実施する活動
（竹内登美子編著：術中/術後の生体反応と急性期看護＜周手術期看護2＞．p.72，医歯薬出版，2000による，一部改変）

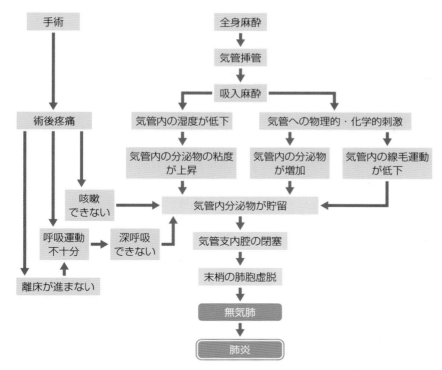

◎図 4-24　全身麻酔時の気管挿管によって生じる呼吸器合併症発生の流れ

　無気肺とよび，細菌が感染しやすくなり，肺炎を引きおこす。
　また，手術侵襲や麻酔の影響により呼吸運動が低下しているうえに，臥位
では腸管による横隔膜の圧迫があるため，横隔膜の動きが小さく，さらに創
部痛も加わるため，肺の換気能は一層低下している。
　2 **深部静脈血栓症**　長期の臥床安静によって下肢の血流が停滞すると，
血栓ができやすくなる。万が一，血栓が形成され，その血栓が下腿の静脈よ
り剝離した場合には，肺塞栓症などを引きおこす可能性が高く，致命的とな
りうる。
　3 **腸閉塞**　全身麻酔では消化管の運動は一時的に停止し，手術後には多
少の腸管麻痺状態となり，軽度の腹部膨満や鼓腸を示すが，これは生理的な
範囲の症状である。一般的には，48〜72 時間以内にしだいに回復していく
が，この時期を過ぎても腸蠕動や排ガスがみられず，腸管内容物の通過が障
害されるような状態を腸閉塞という。
　4 **縫合不全**　手術によってできた創傷は，凝固・止血期（受傷 1〜2 日）か
ら始まり，血管新生が始まる増殖期（3 日〜2 週間），線維芽細胞の活性によ
る組織再構築期（5 日〜3 週間）と日を追うごとに治癒に向かっていく。しか
し，縫合部や吻合部からの出血や滲出液がドレーンより適切に排出されずに
貯留した場合や，創傷部位への血流が不十分であったりすると，治癒が不十
分で生理的融合にいたらず，一部または全部が離開する縫合不全が生じるこ
とがある。とくに，糖尿病や貧血といった既往がある場合には注意が必要で

ある。術後3～8日ごろに発症しやすい。

　⑤ 術後せん妄　術後せん妄のリスクは，術後3～4日ごろに高くなり，意識障害や認知機能障害（失見当識），知覚障害（幻覚など）などがあらわれる。原因は，低酸素，貧血，電解質異常，栄養障害，肝・腎機能障害，感染症といった手術侵襲による身体状況の悪化がある。また，高齢者や，せん妄の既往などはリスク因子である。また，手術後の発熱や倦怠感，疼痛などによって，昼夜逆転することも悪循環をまねく。

▋ 早期離床の必要性を実感できるような工夫

● **早期離床の効果**　術後合併症の発症を予防するためには，早期離床が欠かせない。安静度の指示をもとに，できるだけ早く上体を起こして座位がとれるようにする。座位がとれれば，横隔膜が下がり，胸郭の動きが広がって呼吸運動が大きくなり，換気が促進され，効果的なガス交換が行えるようになる。また，含嗽や歯みがきといった気道を湿潤させる行動を行いやすくなり，咳嗽時にも力が入りやすくなる。その結果，分泌物の粘度が低下して効果的に排痰でき，気道内の分泌物の貯留が減少し，無気肺の予防となる。また，術後早期に離床を行うことで，下腿の静脈の血流の停滞を防ぎ，血栓形成を予防することにつながる。

　離床や歩行によって呼吸運動が促進され，酸素の取り込みが増えると，創傷部位や，腸管をはじめとする全身への酸素供給および血液循環が促進され，創傷治癒過程や腸蠕動の回復に有効にはたらく。そして，日中に適度にからだを動かすことによって，夜間の睡眠を確保することになり，術後せん妄の予防にもなりうる。

● **早期離床を促すケア**　対象者にとって術後に最もつらいのは，疼痛をはじめ，発熱，吐きけ・嘔吐，全身倦怠感，腹部膨満，喀痰出困難，疲労など多くの身体症状である。したがって，ゆっくりと休ませてほしいというのが本音であり，あわせて「動くと傷口が開いてしまうのではないか」という不安を口にすることもある。このような対象者に対して，①疼痛は術後24時間をピークに2～3日で軽減していくこと，②痛みをがまんすることなく適切に鎮痛薬を使用していくこと，③動いても傷口が離開しないこと，などを説明する必要がある。

　それでも，実際に離床や歩行，含嗽，歯みがき，咳嗽といった活動を行う際は苦痛を伴うため，離床前に十分に説明し，疼痛コントロールを行うことが重要である。そして，身体的につらいなかでもがんばって離床を行っていることを称賛し，歩行後は，呼吸音の聴診によって肺の機能が改善したことや，パルスオキシメータを使用して経皮的動脈血酸素飽和度（SpO_2）が改善していることを数値で示し，離床の有効性を実感してもらう工夫が必要となる。

　このように，予測される術後合併症や苦痛，早期離床の必要性について，術前から説明し，できる限りの準備を行っていくことも周手術期の看護に求められる専門性である。

◆ 手術時に挿入されたドレーンの管理

● **ドレナージの目的**　ドレーン類を挿入することで，体腔内の滲出液や分泌物，血液などを誘導・排出するとともに，体腔深部の情報を得ることができる。また，体腔内の減圧をはかることによって，感染予防や創傷の治癒促進につながる。ドレナージに用いるドレーンには，体外に誘導したドレーンの先端を開放したまま誘導する開放式と先端にバッグなどが連結された閉鎖式がある。ゆえに，ドレーンの留置部位を把握することが観察につながる。

● **ドレーン挿入中の観察ポイント**　ドレーンからの排液の量・性状・色・臭気などの観察が重要である。排液の観察は，術後出血や縫合不全，膿瘍などといった手術部位における問題の早期発見の直接的な観察指標となる。また，ドレーン刺入部は，滲出液による皮膚トラブルの発生が予測されるため，発赤・腫脹・疼痛・熱感などの感染徴候の有無を観察する。離床が始まり，歩行やベッドへの昇降回数が増えた際には，患者の活動に伴う関節可動域に配慮し確実に固定し，抜かないように注意をはらう必要がある。

◆ 社会復帰への看護

　ムーアの分類(●250ページ)をみてもわかるように，退院が決まったとしても，身体は完全なもとの状態とはいえない。新たに医療手技の獲得が必要な場合や，食事や活動の制限が出てくる可能性もあるため，誰に指導を行うのか，社会資源は必要かなど準備することは多い。変化を受け入れながら，自分の生活を再構築できるように，さまざまな視点からアドバイスを行う必要がある。

E 集中治療を受ける対象者への看護

1 集中治療

1 集中治療室の特徴

● **ICU とは**　集中治療室 intensive care unit（ICU）とは，内科・外科系を問わず，呼吸・循環・代謝・その他をつかさどる重要臓器に重篤な急性機能不全をおこしている患者を収容し，強力かつ総合的・集中的に治療・看護を行う部門である。一般病床では行えない濃厚な治療と看護の場である。

● **ICU の種類**　ICU は患者の病態によって，さらに専門的に細分化されることもある。たとえば循環器系，とくに心臓・血管系の疾患をかかえる重症患者を対象とする冠状動脈疾患集中治療室 coronary care unit（CCU）である。ほかにも，脳卒中集中治療室 stroke care unit（SCU），小児集中治療室 pediatric intensive care unit（PICU），救命救急 ICU，外科系集中治療室 surgical intensive care unit（SICU）などがあげられる。このように専門分化することで，より専門性の高い，高度な治療が行われる。

● **ICUの概要**　一般的なICUでは，基本的には年齢や性別，疾患，診療科の区別なく，重症な患者を収容し，多くの設備や医療機器，おおぜいのスタッフを投入して治療が行われる。重症な病態は，原因の疾患が異なっていても共通した部分が多い。しかし，重症になればなるほど，その病態はより複雑になり，1つの臓器だけの治療にとどまらず，全身管理にかかわる専門的な知識と技術が必要になる。

　そのため，専従の集中治療医や麻酔科医といった専門の知識・技術をもつ医師の常駐が必要になる。看護師もまた，昼夜を通して一般病床よりも配属人数が多く，専門知識・技術が必要とされる。また，生命維持装置や人工透析などの特殊な医療機器が持続的に使用されるため臨床工学技士が配置され，多種多様な薬品が使用されるため薬剤師が配置されるなど，さまざまな専門職の配置を行う施設が増えている。

　患者がICUへ入室するパターンは，救急車で来院する場合や，院内で治療中の患者が急変した場合，侵襲が大きく厳密な管理を必要とする手術直後などさまざまである。入室後は原因疾患の治療だけでなく，治療の過程でおこった重篤な症状に対して，あるいはおこりうる状況を予測しながら観察と治療が行われる。そして，症状が安定し，危険性が回避されたと判断された時点で，一般病床へ戻る。その一方で，末期がん患者や，慢性疾患患者で救命を望まない患者は，重症であってもICUに入室しない場合もある。

2　集中治療室の環境

　救命と生命維持を最優先とするICUの環境は，一般病床のように個室ではなく，基本的にはカーテンなどで仕切られたオープンスペースになっていることが多い（◉図4-25）。隔離などで個室が必要な場合は，患者の状態を確認するためのカメラが装備されることもあり，患者の観察が容易で，状況をタイムリーに把握することが最重要になる。

● **ベッド周囲の環境**　ベッドの周囲には，患者監視装置（モニタリングシステム）や，輸液ポンプなどの治療のための多くの医療機器が置かれ，吸引や酸素投与などの使用頻度の高い物品に関しては，いつでも使用できるよう常備されている。また，ベッドサイド以外にも，ICU施設内には，患者をその場ですぐに治療・処置ができるように，さまざまな医療機器や検査機器，診療材料や薬剤など，つねに多くのものを管理していることも特徴である。

● **停電への備え**　ICUの患者には，人工呼吸器などの生命維持装置がつながれていたり，循環動態を直接サポートする薬剤がシリンジポンプなどで投与されていたりするため，停電に備える必要がある。そこでICUには，非常電源が備わっており，非常時に，短時間であっても生命維持装置などが停止することはない。また，配管端末器も，一般病床に比べて1病床あたり2〜4倍の数が装備されている。

● **感染予防**　ICUに入室している患者は，点滴やドレーンなどの挿入物も

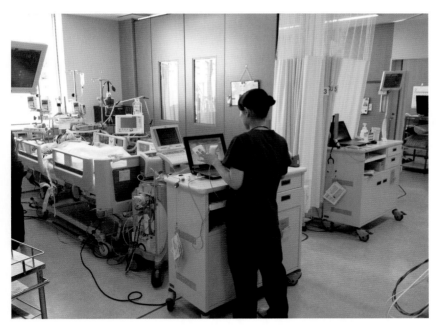

◉図 4-25　**ICU の様子**
パーテーションによって仕切られたオープンスペースで，患者は多くの医療機器に囲まれている。

多く，全身状態の低下から免疫機能の低下をまねき，感染しやすい状況にある。そのため，換気フィルターを手術室に近いものとしたり，各ベッドの周囲に感染予防対策の物品を常備したりするなど，感染予防対策に配慮した設備・構造となっている。結核患者やその他の重症感染者を収容するために，ほかの部屋へ室内気が流出しないように陰圧となった個室や，化学療法などで骨髄抑制にある易感染者を感染からまもるために，室外気が流入しない陽圧となった個室を設ける施設もある。

3　集中治療室で行われる治療・処置・検査の特徴

　ICU の使命は，救命と生命の安定・回復である。そのために 24 時間体制で刻々と変化する患者の状態を，人間の目と医療機器によってモニタリングし，ホメオスタシスの維持のための治療・処置を行う。したがって ICU での治療は，継続的で，たえまない観察が基本になる。刻々と変化する患者の状態を適切に観察し，判断することができなければ，効果的な治療へつなげることができない。

● 検査と治療が同時並行　患者の変化を詳細にすばやく察知するために，持続的なモニタリングとして，動脈圧カテーテルが挿入されていることが多い。動脈血のガス分析器を ICU 内に常備させることで，その場でタイムリーな検査を実施することも可能である。さらに，緊急で検体検査を提出する場面も多く，検査結果を見ながら並行して治療が展開されたり，治療効果の確認がされたりしていく。腰椎や骨髄の穿刺をはじめ，内視鏡や気管支鏡

検査といった侵襲的な検査も，ICU内でモニタリングしながら行われる。

● **侵襲の大きさ**　ICUで行われる治療や処置では，高濃度の薬剤や容易に血管炎や皮膚障害をおこす危険性の高い薬剤を確実に投与する必要がある。そのため中心静脈にラインの挿入が必要になる。また，気管挿管・気管切開，胸腔や腹腔・心囊への穿刺などといった侵襲が大きく，苦痛を伴ったり，合併症をおこす可能性が高いものも多い。どれも緊急性が高いうえ，患者の予備力が低い状態にあるため，処置は短時間で正確に行い，必要最低限の侵襲にとどめる必要がある。そのため，治療・処置を行う医師は熟練を要する。看護師にも，多くの処置の準備や介助を熟知し，冷静に，そして手ぎわよく行うことが求められる。また，処置の介助を行いながら，並行して患者を観察したり，患者が処置に協力できるように声をかけたり，痛みや苦痛への対応が求められる。

● **薬物療法**　一般病床と比較して，薬剤の種類や投与の回数が非常に多い。とくに呼吸や循環動態に直接影響を及ぼす薬剤が多く使用される。そのため，正確な投与量が重要で，体重あたりの投与量の換算が必要な薬剤も多く，シリンジポンプなどの医療機器によって正確に投与される。薬剤の交換時はもちろん，持続投与中も，つねに正しく投与されているかを観察しつづけることが必要である。不整脈や血圧の低下，呼吸の減弱や停止，アレルギーといった合併症を生じる薬剤も多いため，投与時の患者の観察も必要となる。

4 集中治療を受ける対象者とその家族の特徴

◆ 集中治療を受ける対象者の特徴

ICUで治療を受ける患者は，自分では生理的ニードを充足することができない状態にあり，日常生活のほとんどに援助を必要とする。とくに重症者では，生命の維持自体が，生命維持装置や各種の医療機器・薬剤を駆使して管理されており，医療者にゆだねられていることになる。看護師は，日常生活行動の代行や支援を求められ，生命維持にかかわる医療行為を行っていく役割を担うことになる。

● **予備力の低下への対応**　患者は予備力が低く，重症度に違いはあるものの，覚醒や体位変換，吸引といった必要最小限の刺激や変化でも，状態を悪化させることがある。たとえば，生命維持のために吸引は必要であるが，吸引を行うことによって酸素化の低下や血圧の低下をまねくというように，非常に不安定な状況におかれている。

● **感染予防**　また，患者の免疫機能は低下しているうえ，多くのチューブ類が挿入されているため，感染を引きおこしやすい。感染は，さらなる重篤な状況や，多臓器への悪影響につながる危険性が高い。

● **コミュニケーション**　生命の危機は，予測される状況もあるが，突然訪れることもある。いずれの場合も，患者は死と直面した危機体験となる可能性が高い。危機が迫っている状況では，患者は自分の身におこっていることの理解がむずかしく，不安の増強や混乱をまねくことがある。とくにICU

に入室した患者は，気管チューブやマスク，モニターなどの装着物，鎮静薬
の使用などによって言語的コミュニケーションや，体動などを極端に制限さ
れた状況にあり，自分の状況を確認する手段をもたないことが多い。

●**せん妄への対応**　また，救命を最優先する ICU では，機器の作動音や照
明などによって日夜の区別が少なく，日常から遮断され，生活のリズムや時
間の感覚の喪失により，せん妄状態になることもある。低酸素や循環不全な
どの全身状態の不安定さ自体もせん妄を増強し，せん妄で生じる体動や興奮
がさらに循環動態や呼吸状態を悪化させるというように悪循環に陥ることが
ある。

◆ 対象者の家族の特徴

　患者と同様に家族も，突然に生じた患者の生命の危機に対して不安をおぼ
え，精神的に不安定な状況になる。ICU では，患者が複雑な病態にあるこ
ともあり，面会時間に制限がある。そのため，つねにそばに付き添うことが
できない場合が多く，家族は病状や治療に関して，情報が乏しい状況におか
れることがある。

　また複雑な病態は，どんなにかみくだいて説明しても，医療の知識が乏し
い家族の理解はむずかしいことが多い。とくに，患者の生命危機徴候が強い
ときには，家族の緊張は強くなり，患者の状況を受け入れる余裕を失い，そ
の理解をさらに邪魔することがある。また，症状の見通しをつけることがむ
ずかしいなかで，患者にかわって治療の選択の決断を求められることも多く，
家族はより強い不安や不満をいだくこともある。

　家族は，高度な治療を優先することを納得しつつも，患者になにもしてあ
げられないという思いや悲しみをいだくことも少なくない。また，集中治療
が長引くことが，医療者への不信感につながることもある。

2　集中治療を受ける対象者への看護援助

1　生命の危機に対する援助

　救命のための治療には，患者に対するたえまない観察とモニタリングが重
要である。観察とモニタリングの情報がなければ，効果的な治療につなげる
ことはできない。継続的な観察とモニタリングは，患者の最も近くにいる看
護師の重要な役割の１つである。

●**観察**　ICU で求められる観察とは，単にモニターの値を記録することや，
離れた所から目で確認するだけではない。実際に触れたりして五感を使って
感じたことからの情報が重要であり，観察すべき項目は非常に多い（●表
4-13）。苦痛を言葉で伝えることのできない患者に対して，全身をくまなく
観察することは重要である。加えて，その疾患や行われている治療によって，
重点的に観察する内容は異なる。ICU の看護師は，全身をくまなく観察す
る能力と，焦点をしぼって観察する能力の両方の力が求められる。

○表4-13　ICUにおける患者のおもな観察点

器官系ほか	患者の状態	観察点
循環系	中心静脈圧(CV)カテーテル	・挿入の長さは正しいか ・ラインはしっかり固定されているか ・三方活栓などがきちんと接続され，カテーテルにトラブルはないか
	動脈圧(A)カテーテル	・しっかりとモニターに接続されているか，正確な波形が出ているか ・加圧バックやカテーテルは問題ないか ・穿刺部に変化はないか
	経皮的動脈血酸素飽和度(Spo₂)	・しっかりとモニターに接続され，正確な波形が出ているか ・末梢循環不全により正確な値が出ないことも多いので注意
呼吸系	気管チューブ	・チューブの深さと固定，カフ圧は正しいか
	呼吸状態	・呼吸音の確認，胸郭の動き ・胸部X線 ・肺雑音，痰の量・性状の変化
	人工呼吸器	・モード(○338ページ)と設定は適切か ・自発呼吸の状態や，バッキングの有無 ・気道内圧，グラフィックモニターで確認
脳・神経系	覚醒状態・意識状態	・瞳孔，対光反射，左右差の確認，覚醒・意識状態(JCS，GCS) ・痛みや苦痛の確認(VAS)，鎮静度(RASSなど)
代謝系	膀胱留置カテーテル	・尿量，性状，尿比重 ・輸液量・尿量とあわせて水分バランスの確認
	熱	・腋窩温，中枢温の確認，末梢循環の状態(手足など末梢のあたたかさ)
そのほか全身	その他ドレーンが入っている場合	・吸引圧，接続と固定，量，性状の確認 ・ドレーンの屈曲，詰まり，引っぱりがないか ・スキントラブルがないか ・体位変換時のトラブル・苦痛の確認と対応
	薬剤投与	・投与薬剤の濃度・投与量などの確認，効果や副作用の確認 ・ポンプの作動状況，配合変化のある薬剤もあり注意が必要

● **モニタリング**　患者には多くモニター類がつながれている。観察の精度は，それらモニター類の波形や値の意味の理解に左右されるため，さらに正しい知識を習得しておく必要がある。患者の病態には個別性があり，その状況は刻々と変化していく。ICUの看護師は，その変化を敏感に感じとり，タイムリーにアセスメントし，治療につなげる役割を担う。とくに重症で複雑な病態の患者については，患者の状況とモニタリングの値をあわせて観察してアセスメントすることで，全身状態がよいときの値などを知ることができ，治療の大きなたすけとなる。

● **薬物療法などの治療**　ICUの看護師は，医師の指示のもと，薬物療法を実施する。薬物療法では，薬剤の種類が多く，循環作動薬や鎮静・鎮痛薬といった循環動態や呼吸状態に大きな影響を与える薬剤が多い。そのため，薬剤に対する知識が必要であり，正確に実施することが求められる。薬剤投与によって生じる患者の変化の観察も必要である。

　また，急変時や，状態が悪化したときに，緊急で薬剤を投与することも多いため，迅速性が要求される。さらに複数の薬剤を同時に投与したり，血管刺激性が強い薬剤も多いため気を配る必要がある。

　つねに最も近くで薬剤を投与している看護師が，行われている治療に関する高い知識をもち，その治療の意味を知り，正確な観察やアセスメントをすることが，スムーズな治療につながる。

●**感染予防**　ICU に入室している患者は，挿入物が多く，全身状態の低下から免疫機能の低下をまねき，感染しやすいことは先にも述べた。新たな感染や重症化は生命の危機をまねくため，感染予防に加え，新たな感染徴候の発見が非常に重要である。ICU の看護師は，感染予防対策を十分に理解し，責任をもって確実に実施することが求められる。

2 日常生活行動への援助

　ICU で治療を受ける患者は，安静をしいられ，活動の制限を受けている。食事摂取や清潔，排泄，移動，体位の変換にいたるまで，ほとんどの日常生活行動を自分では行えない。そのため，看護師は部分的あるいは全面的に援助しなければならない。

　これらの援助は，ただ単に日常生活行動の代行をするのではなく，ほかにも大きな意味をもつことがある。たとえば清潔ケアは身体を清潔にすることだけではなく，全身を観察することでもあり，感染予防や褥瘡予防などの意味を兼ねている。また，援助法を工夫することで，廃用症候群予防のためのリハビリテーションを兼ねることもある。

　患者は予備力が低く，とくに病状が安定していないときには，体位変換や吸引といった必要不可欠な援助であっても，状態を悪化させる危険性がある。加えて，体位変換では，挿入物や装着物が外れる可能性があるため，1つひとつの行為に対して，細心の注意と観察が必要である。そのときの患者の状態に合わせて，最も適した安楽な体位をとることなど，看護師でなければできないこともあることを理解し，援助を行うようにする。

　また，安静ばかりを重視するのではなく，病状に合わせて，積極的に離床に向けての援助を行い，機能の維持・回復へのはたらきかけを行っていくことも必要である。

3 対象者の不安・苦痛への援助

　生命維持のための援助は当然，重要であるが，同様に，患者の苦痛や心理的反応への支援も重要である。看護師は，患者が体験していることに心を配り，治療過程における円滑な日常生活の維持・精神の安定，家族へのきめ細かな配慮をすることが必要である。

◆ コミュニケーションへの支援

　ICU では，チューブ類の挿入やモニターの装着，鎮静薬の使用などによって，言語的コミュニケーションや体動が極端に妨げられていることが多い。日常とはかけ離れた環境で，患者は生命の危機におびえながら，その気持ちを十分に表現できず，また自分がおかれた状況を確認できないことが多い。さらに，鎮静中あるいは意識が鮮明でない患者は，日時や場所，自分の

おかれている状況などの現状の認知ができず，混乱やせん妄をまねくことがある。せん妄は，身体的な状況悪化から生じるため，身体的および精神的両方からのアセスメントが必要である。

　看護師は，患者を現実世界につなぎとめ，患者がコミュニケーションをとれないことから増大する不安や苦痛の軽減に努めなければならない。そのため，患者との対話を怠ってはならない。その対話とは，混乱しやすい患者の認知を現実につなぎとめるため，処置時以外でも意識的に声かけや気配りをすることである。ほかにも，朝目覚めたときであったり，処置やケアの際，家族の面会の際，混乱を生じた際など，さまざまな状況で対話を行うようにする。

　言語的コミュニケーションがとれない場合は，五感をはたらかせ，患者の表情やまなざしでサインを感じとり，感情表出を促すことも必要である。患者の状態に合わせての筆談・指文字・五十音表の活用は，意思疎通をはかる支援となる。また，ケアや処置の際には，痛みや苦痛がないかを確認しながら，方法や見通しを話しながら行っていくことが必要である。患者の不安の増大やせん妄は，全身状態の悪化につながるため，患者の力が効率的にはたらくような支援が必要である。

　また患者は，治療や感染予防上の理由で面会の制限があったり，社会生活から遮断されることもある。家族とのコミュニケーションのサポートも，患者本人・家族の双方にとって重要である。

◆ 環境への配慮

　ICUはオープンスペースとなっていることが多く，さまざまな医療機器が設置され，機械音やほかの入室者の音など騒音が多い環境にある。さらに，昼夜を問わずに治療が行われるために，夜も照明がついていたり，24時間の持続的なモニタリングや治療が行われることも多い。そのため患者は，睡眠が妨げられ，昼夜の区別や時間の感覚を失うことがある。そのため看護師は，日付や時間を確認したり，室内に時計やカレンダーを設置したり，状況に合わせて明かりやモニター音の調整をしたりという工夫が必要である。

　またICUは，プライバシーがまもられにくい環境であるため，患者のプライバシーについて配慮することも必要である。

4 家族への援助

　医療者は，家族が患者の病状・治療に関してどの程度理解して，受け入れているかを把握する必要がある。また，緊張や不安の度合いを把握し，必要な情報を的確に提供できるようにかかわらなければいけない。そしてこのかかわりは，チームとして行う必要がある。

　患者の現在の状態や見通しを説明する際には，家族のカギとなる人（キーパーソン）を見きわめて，効果的に行う。心理的な負担に関しては，感情表出を促したり，励ましたりといった心理的な支援も必要である。

　患者は，ICUという日常とは大きく異なる環境におかれているため，家

族が面会する際は，なるべく看護師が付き添い，家族の緊張感を軽減したり，患者との意思疎通の橋渡しをしたりするよう努める。近年，家族構成が複雑なことも多く，チームで情報を共有し，一貫性を保って接する必要がある。

F 創傷処置・創傷ケアを受ける対象者への看護

1 創傷

創傷とは外的刺激による皮膚・皮下組織の損傷のことであり，「創」は皮膚の欠損など連続性が断たれた状態で，「傷」は皮膚の下で組織が損傷した状態を意味する。

1 創傷の種類

創傷は，形態によって切創・刺創・咬創・擦過傷・褥瘡・熱傷などに分けられる。また，摩擦・ずれによって，皮膚が裂けて生じる真皮深層までの損傷（部分層損傷）をスキン-テア（皮膚裂傷）とよぶ。

2 創傷の治癒

創傷処置・創傷ケアを受ける患者への看護を実施していくためには，皮膚の構造と機能をはじめ，創傷の治癒過程，影響を及ぼす要因といった基礎知識を理解しておく必要がある。

◆ 皮膚の構造と機能

皮膚は身体全体をおおい，外側から**表皮**と**真皮**の2つの部分からなり，真皮より下に**皮下組織**がある（●図4-26）。

● **表皮**　大部分は角化細胞であり，表皮の最下層から分裂し，成熟するにしたがって上方に移行していく。成熟段階によって，深部から基底層，有棘層，顆粒層，角層に分類される。角化細胞は，基底層にある角化細胞の幹細胞から産生される。

● **真皮**　表皮の下層に位置し，間質成分（コラーゲン線維・弾性線維・基質など）と細胞成分（線維芽細胞・肥満細胞・組織球など），血管，リンパ管，神経系が存在する。皮膚は，コラーゲン線維により強度を，弾性線維により弾力性を，基質により柔軟性を獲得する。

● **皮下組織**　大部分は脂肪組織からなり，筋につながる神経と血管，リンパ管が通っている。中性脂肪の貯蔵や体温喪失を抑える断熱層であり，物理的外力から筋を保護している。

皮膚には外的刺激から体内を保護するバリアとしての役割があり，物理

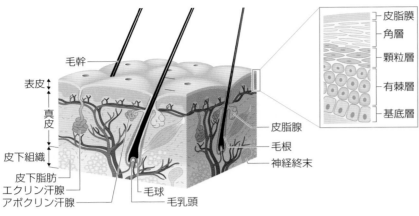

◉図 4-26　皮膚の構造

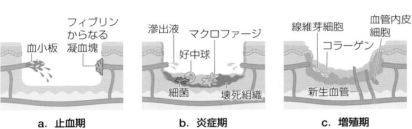

a. 止血期　　　　　**b. 炎症期**　　　　　**c. 増殖期**　　　　　**d. 成熟期**

◉図 4-27　治癒過程

的・化学的刺激や病原微生物から身体をまもっている。角化細胞と脂質から
なる角層や，皮脂腺から分泌される皮脂と水分がまざり合った皮脂膜によっ
て水分を保持し，さらに，病原微生物の侵入や繁殖を防いでいる。創傷に
よって保護機能が失われると，患者の安全と安楽がおびやかされる。

◆ 創傷の治癒過程

創傷の治癒過程には**再生**と**瘢痕形成**がある。

再生とは，表皮，または真皮の浅層までの浅い創傷でおこる治癒過程のこ
とである。表皮および毛包，皮脂腺といった組織が再生され，損傷を受ける
前と同じようにもとどおりになり，瘢痕（傷跡）は残らない。

瘢痕形成とは，真皮の浅層より深い創傷でおこる治癒過程である。肉芽組
織により損傷部が補われ，表皮は再生するが真皮は再生せず，瘢痕が形成さ
れる。瘢痕が形成される過程は，**止血期**，**炎症期**，**増殖期**，**成熟期**に分けら
れる（◉図 4-27）。

● **止血期**　損傷によって出血すると，血小板やフィブリンが流出する。血
小板が集まって血栓をつくり，フィブリンが血小板の血栓全体をおおいかた
めて止血する。

● **炎症期**　止血後，好中球やマクロファージが細菌や壊死組織を分解・貪
食し，創を清浄化する。また，マクロファージは線維芽細胞や血管内皮細胞
の活性化にかかわり，治癒過程を進める。炎症期が長引く要因として，感染

や壊死組織の存在，血流障害，栄養状態の悪化などがある。
● **増殖期**　マクロファージにより活性化された線維芽細胞がコラーゲンや基質を生成して肉芽組織を形成する。肉芽組織が欠損部を補い，表皮細胞により上皮化がおこる。血管内皮細胞が増殖することで新生血管が形成され，栄養や酸素が供給される。
● **成熟期**　コラーゲンが増加することで瘢痕組織となる。瘢痕化が進むにつれて，創は中心部に向かって収縮していき，皮膚の柔軟性が失われる。

◆ 創傷治癒の形式

　治癒過程には皮膚の欠損や状態により，**一次治癒**，**遅延一次治癒**，**二次治癒**に分けられる。
● **一次治癒**　手術創などの，組織の欠損が少なく壊死組織や感染がない状態の創を，縫合によって閉鎖して治癒することを一次治癒という。組織の欠損が少ないため瘢痕は小さい。
● **遅延一次治癒**　手術創のような組織の欠損の少ない創であっても，感染をおこしている場合は，まず洗浄や壊死組織の除去を行い，創部を清浄化する。そののち，創部を閉鎖して治癒をはかる。この治癒過程を，遅延一次治癒という。
● **二次治癒**　褥瘡や複雑な外傷などで，組織の欠損が大きく縫合による創の閉鎖がむずかしい創に対して，創を開放したまま，肉芽組織の増殖と上皮化による治癒をはかる過程を二次治癒という。二次治癒では瘢痕が形成される。

◆ 創傷の治癒に影響を及ぼす要因

　創傷の治癒を長引かせる要因は，大きく全身的因子と局所的因子に分けられる。全身的因子とは，低栄養状態や，糖尿病・末梢動脈疾患などの基礎疾患，免疫不全などである。局所的因子とは，創の感染や壊死組織，乾燥や過剰な滲出液，血流障害，持続的圧迫などである。
　治癒を遅延させないために，両方の因子に対して介入する必要がある。また，外用薬およびドレッシング材（●225ページ）も創傷治癒の過程に影響を与える要因となる。治癒が順調に進むためには，各段階で適切なものを用いる必要がある。
　創の状態を整えることを**創面環境調整** wound bed preparation という。具体的には，①壊死組織の除去，②細菌負荷の軽減，③創部の乾燥防止，④過剰な滲出液の制御，⑤ポケット（皮膚欠損部より広い創腔）や創縁（創の周囲部）の処理を行うことである。また創面の治癒には，創面（損傷部分の表面）を適度な湿潤環境に保つ**湿潤環境下療法** moist wound healing が有効である。適度な湿潤環境を保つためにドレッシング材が用いられ，肉芽組織の形成が促される。

② 創傷処置・創傷ケアを受ける対象者への看護援助

1 創傷処置・創傷ケアの目的と看護師の役割

　創傷処置・創傷ケアは，創傷の治癒と保護を目的に行われる。また，正常な皮膚がもつ機能が十分に発揮できるようにケアを行い，皮膚や粘膜の障害が新たに発生しないように予防することも含まれる。

　創傷処置・創傷ケアを行う看護師は，創傷への治療の補助や創傷の保護，痛みの緩和などといった身体的側面への援助を行う。さらに，痛みによる不安や瘢痕形成などによるボディイメージの変化などの精神的側面への援助も求められる。他者から見える部位の創傷は，ボディイメージの変化につながりやすく，人間関係をはじめとした社会生活上の支障となる可能性がある。看護師は，共感的・支持的態度で患者に接して，具体的な解決策を患者と一緒に考えていく必要がある。

2 創傷処置・創傷ケア

◆ 創傷処置・創傷ケアにおける観察

　創傷処置・創傷ケアを受ける患者への援助を適切に行うためには，まず創傷の観察が重要となる。創の治癒過程である止血期，炎症期，増殖期，成熟期の各段階を正しく評価し，さらに，創傷の治癒過程に影響を及ぼす要因を明らかにすることが，適切な創傷処置・創傷ケアにつながる。

▌創傷・創傷周辺の皮膚や粘膜の観察

　創傷の観察では，部位の大きさや深さ，色，においに加え，出血の有無や肉芽組織の形成の程度，壊死組織の程度，滲出液の量，感染徴候（熱感・発赤・疼痛・腫脹・排膿）などを観察する。創傷部位を観察する場合は，経時的な変化をみていく必要がある。創傷の治癒を促すために外用薬やドレッシング材を使用する場合，治癒過程の各段階に適したものを選び，そのうえで，創傷の治癒の状況を観察していく。また，創傷の周辺の皮膚や粘膜の乾燥と湿潤，浮腫，排泄物の付着などもあわせて観察する。

▌全身状態の観察

　創傷の治癒には十分な栄養や酸素が必要であり，栄養状態や循環器機能・呼吸器機能などを観察して評価する。また，止血期においては血液凝固機能，そして創の感染に対する免疫機能が重要であり，これらの機能の評価も必要となる。さらに，糖尿病や皮膚疾患などを基礎疾患としてもっている患者では，創傷治癒の進行が遅くなりがちであるため，基礎疾患の評価も行っていく。さらに，創傷や創傷周辺への圧迫は，血流障害につながるため，持続的圧迫の有無を確認するとともに，四肢および体幹の可動性（拘縮・麻痺の程度）を確認し，持続的圧迫を自力で解除できるかどうかも評価する。

▍痛みの観察

　創傷に関する痛みには，創部の包帯交換などの処置に伴った痛みと，処置に関係しない慢性的な持続する痛みがある。痛みの状態は刻々と変化していくため，経時的に観察したうえで，その原因を明らかにしていく。

　痛みの強さを観察する方法として，患者に痛みの程度を 0 から 10 の数値で表現してもらう数値評価スケール numerical rating scale（NRS，●210 ページ）や，痛みの程度を表情のイラストから選択するフェイススケールなどがある。これらの観察方法は患者の痛みを主観的に表現してもらうものであり，患者の表情や体動，睡眠状況，バイタルサインの変化などもあわせて観察していく。

◆ 創傷患者への援助

　創傷のある患者への援助として，皮膚機能の維持や向上のためにスキンケアや栄養状態の管理が行われ，創傷に対しては外用薬とドレッシング材が用いられ，また包帯法などが行われる。さらに，創傷の痛みについての援助も患者の安楽のために重要となる。

▍スキンケア

　スキンケアとは，皮膚の生理機能を良好に維持する，あるいは向上させるために行うケアの総称である。具体的には，皮膚からよごれなどを取り除く洗浄と，皮膚の水分を保持する保湿，皮膚の過剰な水分を除く浸軟予防などである。

●**洗浄**　皮膚に付着したよごれを洗浄し，清潔を保持することは，皮膚本来がもつ機能を発揮するために必要な援助である。皮膚は弱酸性であるため，洗浄剤は弱酸性のものを用いる。洗浄剤はよく泡だて，必要以上に摩擦を加えないように愛護的に洗う。洗い流す際は，37〜38℃の微温湯を用い，成分を残さないようにする。創傷内部を洗浄する場合は，生理食塩水，または微温湯を用いて，洗浄圧は，肉芽組織の形成を妨げない程度とする。

●**保湿**　皮膚を洗浄すると，よごれとともに皮脂膜も取り除かれる。皮脂膜は水分の蒸発を防ぐ役割を担い，失われることで皮膚が乾燥する。皮膚の乾燥は保護機能の低下を意味し，洗浄後はできるだけすみやかに保湿剤を塗布する。

●**浸軟予防（水分除去）**　皮膚の保湿は適度である必要があり，過度な保湿は皮膚の保護機能を低下させる。皮膚に過度な水分が加えられ，角質が水分を大量に吸収して白色に膨潤した状態を**浸軟**とよぶ。浸軟の状態は，びらんや感染を生じやすく，排泄物などの刺激によって皮膚障害が発生しやすい。皮膚の湿りやふやけがないか，とくに皮膚どうしが接触する部位を確認する。適度な保湿環境を維持するために，通気性のよい寝具や，吸水性と通気性のよい寝衣などを使用して，不要なオムツの重ね付けはしないことが大切である。

●**減圧と摩擦やずれの予防**　創傷に過度の圧がかかると，血流障害が生じて治癒を妨げる。過度の圧とならないように体位やその周囲の皮膚などで調

整することは，皮膚障害の発生を予防し，創傷の治癒を阻害しないために重要である。また，寝具や寝衣との摩擦や体位変換時のずれによって，皮膚の障害が発生することがある。体位変換や移動介助する際は，スライディングシートなどの体位変換補助具を使用することで，摩擦やずれを軽減し，褥瘡やスキン-テアの予防となる。また，保湿剤の使用も，皮膚と寝具との摩擦やずれを軽減する。

栄養状態の管理

　低栄養状態は，皮膚の保護機能を低下させる。さらに，低栄養状態は治癒過程における炎症期や増殖期に必要となる栄養不足を引きおこし，創傷治癒を遅延させる。よって栄養状態の評価は重要である。

　栄養状態は，身体計測，臨床所見，血液生化学的検査値，主観的包括的栄養評価 subjective global assessment（SGA），摂食行動などから総合的に判断される。低栄養状態が長期化する場合は，栄養サポートチーム nutrition support team（NST）と連携しつつ，栄養状態の改善を目ざす。

外用薬とドレッシング材

　外用薬やドレッシング材は，創傷治癒の各段階に応じたものが用いられる。外用薬はその機能によって，感染や炎症のコントロール，壊死組織の除去，肉芽組織の形成や上皮化の促進などがある。

　ドレッシング材とは，創における湿潤環境形成を目的とした創傷被覆材のことである。適切な湿潤環境の保持，創傷の外的刺激からの保護，汚染の予防，病原微生物の侵入防止，疼痛緩和，外界との摩擦の減少などを目的に用いられる。増殖期と成熟期では，適度な湿潤環境や創傷の保護が重要となるため，ドレッシング材が適応となり，創傷の形態や滲出液の量によって使い分ける。

包帯法

　包帯とは，創傷の保護やガーゼを支持するなどの目的で使用される衛生材料であり，その装着方法を包帯法とよぶ。包帯法は，創傷部位を外的な刺激からまもる保護，ガーゼや湿布のずれ，脱落を防ぐための支持，骨折や捻挫部位の安静を保つための固定，浮腫の予防や止血のための圧迫などを目的として行われる。また，包帯によって創傷部位が見えないようにおおわれることで，心理的安心感をもたらすことにもなる。包帯には，巻軸包帯や布帛包帯，管状包帯などがあり，目的に応じて選択される。包帯法を実施する場合は，日常生活の動きを考慮して，関節の動きを妨げないようにすることや，循環障害をおこさないように適切な圧で巻くようにする。

陰圧閉鎖療法

　陰圧閉鎖療法とは，創部を閉鎖環境にして原則的に 125〜150 mmHg の陰圧になるように吸引することで，創傷の治癒を促進する物理療法のことである。陰圧閉鎖療法には，適度な湿潤環境の調整，肉芽組織の形成促進・浮腫の軽減などの作用がある。

痛みの緩和

　創傷処置・創傷ケアに伴って痛みが生じることがある。痛みを引きおこす

要因として，冷たい洗浄液や，洗浄時の過度の水圧，ガーゼなどによる摩擦，乾燥したドレッシング材などがあり，これらを避けることが痛みの緩和につながる。また，創傷の感染も痛みの原因となるため，感染コントロールも行う必要がある。痛みが強い場合は，鎮痛薬などを用いた薬物療法も適応となる。

　痛みは患者に不安をいだかせるため，患者とコミュニケーションをとり，思いや意思を尊重して信頼関係を築くことが重要である。

◆ 創傷と創傷処置・創傷ケアの評価

　創傷処置・創傷ケアの実施後は，その方法の適切性を，創傷の状態や実施内容から評価する。創傷の状態については，肉芽組織の形成や上皮化が進んでいるか，治癒を遅延させる因子の除去は行えているかなど，治癒過程が正常に進行しているかを評価する。さらに，創傷周辺の皮膚や粘膜に新たな障害が発生していないかもあわせて評価する。また，外用薬やドレッシング材が治癒過程の各段階に適したものとなっているかも評価し，創傷の治癒過程や患者の安楽を考慮して適宜変更していく。

3 褥瘡ケア

◆ 褥瘡発生のしくみと好発部位

　褥瘡は，長時間の同一体位による皮膚への圧迫やずれなどの外力により，皮膚や皮下組織に栄養や酸素を送っている血管が圧迫されて循環不全をおこし，皮膚や皮下組織が壊死することで発生する。脊髄損傷などにより自力で体位調整ができない患者は，同一部位への持続的圧迫によって褥瘡が発生しやすい。とくに骨突出部は，高い圧がかかるため好発部位となり，体位にもよるが，仰臥位では仙骨部などである。

◆ 褥瘡発生の要因

　褥瘡は，前述したように長時間の圧迫が発生要因となる。圧迫を解除するためには，体位調整が有効であるが，関節拘縮や麻痺，意識障害などで活動性が低下しているとそれができず，褥瘡の発生要因となる。また，皮膚の組織は，低栄養状態や，尿失禁・便失禁により湿潤状態にあると脆弱になるため，これらによる組織耐久性の低下も褥瘡の発生要因になる。

◆ 褥瘡の分類と評価方法

　褥瘡は，発生から約1～3週間を急性期，その期間以降を慢性期と分類される。急性期では，病態が不安定で，発赤，水疱，びらんなどがみられる。慢性期では，病態変化は少ない。また，褥瘡の深さが真皮までのものを浅い褥瘡，真皮より深部に及ぶものを深い褥瘡という。

　褥瘡の重症度を深さで分類したものに，米国褥瘡諮問委員会 National Pressure Ulcer Advisory Panel（NPUAP）と欧州褥瘡諮問委員会 European Pressure Ulcer Advisory Panel（EPUAP）の分類がある（●表4-14）。

○ 表 4-14　褥瘡の重症度分類の比較

NPUAP-EPUAP-PPPIA による褥瘡の重症度（深達度）分類			DESIGN-R®2020 深さ
			【d0】 皮膚損傷・発赤なし
【ステージⅠ】 持続する発赤		通常は，骨突出部に限局した領域に消退しない発赤を伴い，表皮欠損はない。皮膚の変色・熱感・浮腫・硬結，または疼痛がみとめられる場合もある。色素の濃い皮膚には明白な消退がおこらないが，周囲の皮膚と色が異なることがある。	【d1】 持続する発赤
【ステージⅡ】 真皮までの損傷		スラフ（黄色壊死組織）を伴わず，創面が薄い赤色の浅い潰瘍としてあらわれた部分層欠損の創傷である。皮蓋が破れていない，もしくは開放または破裂した，血清または漿液で満たされた水疱が存在することもある。	【d2】 真皮までの損傷
【ステージⅢ】 皮下組織までの損傷		全層にわたる組織欠損である。皮下脂肪は確認できるが，骨・腱・筋肉は露出していない。組織欠損の深度がわからなくなるほどではないが，スラフが付着している場合がある。ポケットや瘻孔が存在する場合もある。	【D3】 皮下組織までの損傷
【ステージⅣ】 皮下組織をこえる損傷		骨・腱・筋肉の露出を伴う全層にわたる組織欠損である。スラフまたはエスカー（黒色壊死組織）が付着していることがある。ポケットや瘻孔を伴うことが多い。	【D4】 皮下組織をこえる損傷 【D5】 関節腔，体腔にいたる損傷
【判定不能】 深さ不明		創面にスラフ（黄色，黄褐色，灰色または茶色）やエスカー（黄褐色，茶色，または黒色）が付着し，潰瘍の実際の深さが不明の組織欠損である。	【U】 壊死組織でおおわれ深さの判定が不能
【DTI（deep tissue injury）疑い】 深さ不明		圧力および/または剪断応力によって生じる皮下の軟部組織の損傷に起因するもので，限局性の紫または栗色の皮膚変色，または血疱を伴うことがある。	【DTI】 深部損傷褥瘡疑い

（EPUAP-NPUAP-PPPIA International Pressure Ulcer Guidelines〈https://www.epuap.org/wp-content/uploads/2016/10/quick-reference-guide-digital-npuap-epuap-pppia-jan2016.pdf〉および DESIGN-R®2020 より作成）

　また，褥瘡状態判定のためのスケールには，**DESIGN-R®2020 褥瘡経過評価用**がある。このスケールは①深さ，②滲出液，③大きさ，④炎症/感染，⑤肉芽組織，⑥壊死組織，⑦ポケットの7項目からなる。各項目の重症度を小文字と大文字で分類し，大文字のほうが重症度は高い。深さ（dまたはD）

DESIGN-R® 2020 褥瘡経過評価用		カルテ番号（　　　　　　） 患者氏名（　　　　　　　　　）			月日	/	/	/	/	/	/	/
Depth*¹ **深さ**　創内の一番深い部分で評価し、改善に伴い創底が浅くなった場合、これと相応の深さとして評価する												
d	0	皮膚損傷・発赤なし	D	3	皮下組織までの損傷							
				4	皮下組織を越える損傷							
	1	持続する発赤		5	関節腔、体腔に至る損傷							
				DTI	深部損傷褥瘡（DTI）疑い *²							
	2	真皮までの損傷		U	壊死組織で覆われ深さ判定が不能							
Exudate **滲出液**												
e	0	なし	E	6	多量：1日2回以上のドレッシング交換を要する							
	1	少量：毎日のドレッシング交換を要しない										
	3	中等量：1日1回のドレッシング交換を要する										
Size **大きさ**　皮膚損傷範囲を測定：［長径（cm）× 短径（cm）*³ ］*⁴												
s	0	皮膚損傷なし	S	15	100 以上							
	3	4 未満										
	6	4 以上　16 未満										
	8	16 以上　36 未満										
	9	36 以上　64 未満										
	12	64 以上　100 未満										
Inflammation/Infection **炎症/感染**												
i	0	局所の炎症徴候なし	I	3C *⁵	臨界的定着疑い（創面にぬめりがあり、滲出液が多い。肉芽があれば、浮腫性で脆弱など）							
	1	局所の炎症徴候あり（創周囲の発赤、腫脹、熱感、疼痛）		3 *⁵	局所の明らかな感染徴候あり（炎症徴候、膿、悪臭など）							
				9	全身的影響あり（発熱など）							
Granulation **肉芽組織**												
g	0	創が治癒した場合、創の浅い場合、深部損傷褥瘡（DTI）疑いの場合	G	4	良性肉芽が、創面の 10％以上 50％未満を占める							
	1	良性肉芽が創面の 90％以上を占める		5	良性肉芽が、創面の 10％未満を占める							
	3	良性肉芽が創面の 50％以上 90％未満を占める		6	良性肉芽が全く形成されていない							
Necrotic tissue **壊死組織**　混在している場合は全体的に多い病態をもって評価する												
n	0	壊死組織なし	N	3	柔らかい壊死組織あり							
				6	硬く厚い密着した壊死組織あり							
Pocket **ポケット**　毎回同じ体位で、ポケット全周（潰瘍面も含め）［長径（cm）× 短径（cm）*³ ］から潰瘍の大きさを差し引いたもの												
p	0	ポケットなし	P	6	4 未満							
				9	4 以上　16 未満							
				12	16 以上　36 未満							
				24	36 以上							
部位［仙骨部、坐骨部、大転子部、踵骨部、その他（　　　　　）］							合計 *³					

*¹ 深さ（Depth:d, D）の得点は合計点には加えない。
*² 深部損傷褥瘡（DTI）疑いは、視診・触診・補助データ（発生経緯、血液検査、画像診断等）から判断する
*³ "短径"とは長径と直交する最大径"である
*⁴ 持続する発赤の場合も皮膚損傷に準じて評価する
*⁵ 「3C」あるいは「3」のいずれかを記載する。いずれの場合も点数は 3 点とする

©日本褥瘡学会

▶図 4-28　DESIGN-R®2020 褥瘡経過評価用

を除いた各項目の得点の合計で重症度を評価し，合計得点が高いほど重症といえる（●図 4-28）。

◆ 褥瘡患者への援助

　まず，褥瘡を発生させないための予防的なケアが重要である。褥瘡が発生した場合には，悪化を防ぎ，治癒が円滑に進むように援助していく。
　なお，褥瘡予防と褥瘡が発生したあとの援助は，別のものではなく，一連の援助としてとらえるようにする。褥瘡予防の援助法は，褥瘡の局所的ケアでも用いることができる。

▌褥瘡予防

● リスクアセスメント　褥瘡の発生を予防するためには，発生要因を明らかにし，発生のリスクについてアセスメントする必要がある。
　リスクアセスメントツールの一例として，**ブレーデンスケール**がある。ブ

レーデンスケールは，褥瘡発生要因である①知覚の認知，②湿潤，③活動性，④可動性，⑤栄養状態，⑥摩擦とずれの6項目を得点化し，褥瘡発生の危険性を予測するものである。各項目の得点の合計で評価し，合計得点が低いほど褥瘡発生の危険性が高いと評価される。そのほかのリスクアセスメントツールとして，厚生労働省の**褥瘡に関する危険因子評価票**や**OHスケール**，**K式スケール**などがある。

● **圧迫やずれの解除**　自力で寝がえりを打てない患者には，基本的に2時間以内の間隔で体位を調整し，圧迫を解除する。また，圧迫を分散させるポジショニングとして，臥位では30度側臥位，座位では股関節・膝関節・足関節をそれぞれを90度に保つ90度ルールなどがある。体位を調整したあとは必ず褥瘡好発部位に過度の圧がかかっていないかを確認する。

　ベッドをギャッジアップしたあとは，ベッドと患者が接している面にずれが生じるため背抜きや足抜きを行い，ずれを解除する。また，体圧分散用具を使用して減圧をはかる。

　体圧分散用具に用いられる材質にはウレタンフォームやゲルなどがある。また，マットレスや車椅子用のクッションといったものがある。骨突出部には，ポリウレタンフィルムなどのドレッシング材で保護するのも有効である。

● **スキンケア**　皮膚の保護機能を低下させないためのスキンケアは重要である。尿失禁や便失禁がある場合は，適切な吸水性をもつ紙おむつや尿取りパッドを選択する。洗浄後は皮膚の状態を確認し，状態に応じて皮膚保護剤を使用する。

● **栄養状態の管理**　栄養状態の悪化は組織耐久性の低下を引きおこす。「創傷・褥瘡・熱傷ガイドライン2018」では，褥瘡予防のための熱量，タンパク質，アミノ酸，ビタミン，微量元素の補給が推奨されているため，栄養状態を評価して介入していく。

● **リハビリテーション**　活動性の低下や関節拘縮は褥瘡発生の要因である。要因を取り除くことが褥瘡発生の予防となるため，患者の状態に応じたリハビリテーションを実施していく。

■ 褥瘡の局所的ケア

● **洗浄と保護**　褥瘡周辺の皮膚は弱酸性洗浄剤を用いて，よく泡だてて愛護的に洗浄する。褥瘡内部は，十分な量の生理食塩水，または，微温湯を用いて洗浄する。ポケットがある場合は，滲出液が貯留しやすく，治癒が遷延するためポケットの中を十分に洗い流す。その際，肉芽組織を損傷しないようにする。洗浄後は余分な水分をふき取り，褥瘡の状態や治癒過程に応じた外用薬を使用してドレッシング材で保護する。

● **痛みのコントロール**　褥瘡の局所的ケアにより，痛みを感じることが多い。痛みをコントロールする方法として，鎮痛薬を用いた薬物療法や体圧分散寝具，ドレッシング材の使用がある。創傷患者への援助で述べたように痛みを引きおこす因子にも留意して局所的ケアを実施していく。

　また，創傷の感染も痛みを引きおこすため，感染がみられる場合は十分な洗浄を行い，適切な外用薬を用いるなど感染コントロールを行う。

● **褥瘡の評価**　褥瘡の治癒過程や援助の適切性を評価するために，褥瘡の状態を DESIGN-R®2020 褥瘡経過評価用などを用いて経時的に評価していく。

4 熱傷ケア

火炎や高温の固体・液体などによって組織が損傷されることを**熱傷**とよぶ。軽症では局所治療や感染管理が行われ，中等症から重症では局所管理に加え，輸液療法や感染管理といった全身状態の管理が必要となる。さらに，熱傷の状態によってデブリドマン❶や植皮術といった外科的治療が適応される。治療にあたっては，熱傷の面積や深さを把握することが重要となる。

◻ NOTE
❶**デブリドマン**
　壊死組織やそれに伴う異物の除去を行い，創を正常化する治療法のこと。

◆ 熱傷の予後推定

熱傷面積とは，全体表面積に対する熱傷面積の割合（％）であり，熱傷の程度や経過を推定する際の基本となる。熱傷面積の推定方法として，9 の法則や 5 の法則などがある。熱傷は深達度によって I 度熱傷，II 度熱傷（浅達性・深達性），III 度熱傷に分類される（◉表 4-15）。

◆ 熱傷患者への援助

熱傷では皮膚組織が損傷されるため，皮膚の保護機能が低下し，体液の漏出により不感蒸泄が増え，外界との遮断も損なわれ，感染をおこしやすくなる。そのため，熱傷部位の清潔が保てるように援助していく。また，循環や呼吸，栄養などの全身状態の観察を行う。

熱傷では痛みを伴うことが多く，痛みの緩和についての援助が必要となる。痛みは洗浄や処置のときに増強するため鎮痛薬を用い，ケアは可能な限り短時間で終わらせるようにする。

熱傷は治癒後も瘢痕が残ることが多く，ボディイメージの変化に対する援助も必要となる。関節部などの熱傷では機能障害が残ることもあり，さらに，瘢痕治癒に伴う皮膚の収縮により活動に影響を及ぼすこともあるため，適切なリハビリテーションを行う。

◉表 4-15　熱傷の分類

分類		深達度	所見	治癒
I 度熱傷		表皮内	発赤のみ	瘢痕を残さず治癒する。
II 度熱傷	浅達性 II 度熱傷	真皮浅層	水疱（水疱底が赤色）	1〜2 週間で治癒する。瘢痕は形成しない。
	深達性 II 度熱傷	真皮深層	水疱（水疱底が白色で貧血状）	3〜4 週間で治癒する。瘢痕ならびに瘢痕ケロイドを残す可能性が大きい。
III 度熱傷		皮膚全層 皮下組織	白色・褐色皮革様，炭化	1〜3 か月以上で治癒する。植皮術を施行しないと瘢痕，瘢痕拘縮をきたす。

（公益社団法人 日本皮膚科学会 創傷・褥瘡・熱傷ガイドライン策定委員会編：創傷・褥瘡・熱傷ガイドライン 2018 より作成）

G 身体侵襲を伴う検査・治療を受ける対象者への看護

　近年，医療技術の進歩は目ざましく，検査・治療の高度化に伴い複雑さも増し，看護師にはあらゆる知識・技術を統合して看護を展開する能力が求められている。とくに，身体侵襲を伴う検査・治療は，合併症やさまざまな障害のリスクを伴うため，対象者が安全かつ安楽に検査・治療が受けられるように，検査・治療に関する知識・技術を習得しなければならない。あわせて，不安をかかえながら検査・治療を受けている対象者に寄り添う態度も求められる。

1 身体侵襲を伴う検査・治療

1 身体侵襲

　侵襲とは，正常な生体のメカニズムに害を及ぼす危険のある外力や外部環境の変化のことである。検査や治療によって引きおこされる痛みや出血，脱水などが要因となり，生体のメカニズムの破綻を生じさせることを**身体侵襲**という。その破綻の程度が低い場合を**低侵襲**といい，皮膚や身体に器具などの挿入を必要としない手技や検査方法のことを**非侵襲**という。

2 身体侵襲を伴うおもな検査・治療と看護

　臨床検査は，尿や便，血液，細胞などを用いて身体の状態を調べる**検体検査**と，機器や画像を用いて臓器の機能や構造，形態を直接的に調べる**生体検査**に大別される。患者の苦痛や侵襲の程度は検査によって異なるため，それぞれの検査の特徴を理解することが重要である。

　身体侵襲を伴う検体検査には，血液検査や穿刺液検査などがある。また，身体侵襲を伴う生体検査には，X線検査やCT検査，MRI検査，核医学検査などの画像検査や内視鏡検査などがある。X線検査とCT検査には，放射線曝露という侵襲が存在する。また，より精細な異常の有無を確認する場合に造影剤を投与することがあるが，これはアレルギー症状などをもたらす危険性がある。MRI検査は基本的に非侵襲であるが，特有の注意点がある。内視鏡検査では出血を伴うことがある。

　看護師は，各検査の概要を把握し，とくにリスクを伴う場面ではより一層の注意をはらう必要がある。

◆ 血液検査

　血液検査では採血が行われる。採血の実施により，ときに血管迷走神経反射が生じ，一時的に血圧が低下し，気分不快や失神をまねくことがある。こ

れは，不安や緊張により生じやすいとされるので，十分な説明や緊張をほぐすかかわりが求められる。

　また，検体採取の際に，患者間違いなどの医療事故も報告されており，防止と安全に努める必要がある。

◆ 穿刺液検査

　穿刺液検査の方法には，胸腔穿刺・腹腔穿刺・腰椎穿刺・骨髄穿刺などがある。穿刺針の刺入という侵襲は，出血や痛みなどをおこしやすい。患者は刺入による痛みに加え，慣れない姿勢を維持すること，恐怖や不安などにより緊張が高まる。看護師は，観察を継続しつつ身体をさするなどのタッチングやこまめな声かけ，次の動作を説明するなどにより，不安や緊張の緩和に努める必要がある。

● **胸腔穿刺**　胸腔穿刺は，胸腔内に穿刺し，胸水を採取する。穿刺中は，咳嗽・深呼吸をしないことや急に動かないように説明し，患者の呼吸状態に注意しつつ不安や恐怖の軽減に努める。処置中に迷走神経反射や血圧低下などの循環不全をきたすこともあるので注意する。

● **腹腔穿刺**　腹腔穿刺により腹水が多量に排液された場合，ショックをきたす危険性がある。バイタルサインなどを十分に観察する必要がある。

● **腰椎穿刺**　腰椎穿刺による髄液検査では，側臥位になり，膝を抱えるように屈曲し，穿刺部位を突出させる体位をとる必要がある。穿刺中は，患者が体位を保持できるように身体を支えながら声をかけ，意識状態の観察を十分に行う。穿刺後は，頭部を挙上すると頭痛や吐きけが生じることがあるので，1〜2時間は頭部を挙上しないように仰臥位で安静を保つようにする。

● **骨髄穿刺**　骨髄を穿刺して血液を採取する。近年では，穿刺部位として腸骨が選択されることが多い。検査前には，血小板や血液凝固データなどの出血傾向の程度を確認しておく必要がある。穿刺後は，穿刺部位を圧迫止血し，検査後30分〜1時間程度は安静臥床とする。

◆ X線検査・CT検査

　X線検査とは，放射線の一種であるX線を人体に照射し，内部の様子を可視化する検査である。X線検査には，造影剤という，人体の組織とはX線の吸収度の異なる薬剤を用いる造影X線検査と，造影剤を用いない単純X線検査がある。また，コンピュータ断層撮影 computed tomography（CT）検査は，X線をさまざまな方向から照射し，得られたデータをコンピュータ上で再構成することで身体の断面を撮影する検査である。CT検査にも，X線検査と同様に，造影CT検査と単純CT検査がある。

▌放射線被曝

　X線検査では，患者は身体に放射線を浴びることになる。これを放射線被曝という。CT検査では複数の方向からX線を照射するため，通常のX線検査よりも被曝量が多くなる。

　これらの検査に伴う被曝はわずかなものであり，直接的に発がんなどに結

びつくようなものではない。被曝に過剰な不安をいだく患者には，照射される放射線量は少なく，検査によって病気の早期発見につながるなどメリットのほうが大きいことを説明し，納得を得るようにする。また，妊婦や妊娠の可能性のある女性の場合は，腹部への放射線の照射を伴う検査を避けることもありうる。対象者に確認し，必要時は医師に報告するようにする。

▌造影に伴う侵襲

　造影検査は，とくに血管や消化管などの管腔の観察に有用である。

● **血管造影**　動脈・静脈などに造影剤を注入しながらＸ線検査・CT検査を行い，血管の狭窄や閉塞，動脈瘤や静脈瘤の有無などを確認する検査を血管造影 angiography という。

　血管造影には，ヨード（ヨウ素）造影剤が用いられることが多い。ヨード造影剤には灼熱感や吐きけなどの副作用があり，とくにアナフィラキシーに注意が必要である。検査前は，造影剤に対するアレルギーの既往がないかを確実に聴取する。造影剤注入後は，蕁麻疹や血管性浮腫などの徴候を見逃さないように注意深く観察する。アナフィラキシーショックとなった場合には，アドレナリン投与などの対応が行われる。

　造影剤の注入には，静脈内注射や点滴静脈内注射のほか，穿刺針を血管に挿入し，ガイドワイヤーを用いて経皮的に血管内にカテーテルを挿入する経皮カテーテル法（セルディンガー法）が用いられる。この場合，カテーテルやガイドワイヤーによる血管損傷・穿孔，血栓症などに注意が必要となる。また，局所麻酔下で長時間の安静をしいられるため，対象者の状態の注意深い観察を継続しつつ，不安や緊張を緩和するかかわりも必要となる。

● **消化管造影**　おもな消化管造影検査には，胃や十二指腸までを造影する上部消化管造影と，大腸を造影する注腸造影などがある。消化管造影では，Ｘ線を透過しない硫酸バリウムが造影剤として用いられることが多い。硫酸バリウムを飲んでもらう，または肛門から注入した状態で検査が行われる。

　検査前は，禁飲食や低残渣食への変更を要するため，患者に説明して指示を遵守してもらう。また，胃の蠕動運動や胃液の分泌を抑えるために鎮痙薬として抗コリン薬が投与されることもあるため，その副作用にも注意する。

　検査中は，消化管にうまくバリウムが流れるように，体位変換を行う必要がある。体位変換に伴う苦痛がないかを観察するとともに，患者が噯気（げっぷ）を抑えられるように声掛けを行う。

　検査終了後は，腸内で残存したバリウムがたまらないように水分を多めに摂取させ，下剤の服用を促す。バリウムの排泄が不十分の場合は，腸閉塞や腸穿孔を引きおこす場合があるので，白色のバリウム便から普通便へ移行するまでしっかりと確認する。

◆ MRI 検査

　磁気共鳴画像 magnetic resonance imaging（MRI）検査は，強い磁場におかれた水素原子核に特定の周波数の電磁波をあてるとおこる共鳴現象（核磁気共鳴）を利用した画像検査である。電磁波の照射をやめた際の緩和速度の差に

基づいて，それぞれの組織を描き出すことができる。X線検査・CT検査と異なり，放射線被曝がないという利点があるが，特有の欠点もある。

● **強い磁力の影響**　MRI検査には強い磁力を発する装置を用いるため，磁性金属の持ち込みは厳禁である。過去には，金属製ストレッチャーや酸素ボンベの持ち込みが大事故につながった例もある。心臓ペースメーカや植込み型除細動器などが体内にある場合は，MRI対応型のものか確認する。また，貼付剤やカラーコンタクトレンズ，刺青などは熱傷の原因となりうるため，検査前に外すか，刺青の場合は検査前に可能性を説明し，強い熱感がある場合などは中止できるようにする。

● **体動の制限や恐怖・不安**　この検査はトンネル状の狭い空間で，20〜60分という長時間，一定の姿勢を維持しなければならず，苦痛が強い。体位などの工夫を行うとともに，閉所に対する恐怖や装置が発する大きな音に対する不安のある患者では，その軽減に努める。

◆ 核医学検査

核医学検査は，放射性同位体 radioisotope（ラジオアイソトープ，RI）を含む薬剤（放射性医薬品）を用いた検査である。放射性医薬品は，体内に注入されると骨や腫瘍などに集まり，一定の軽微な放射線を発する。この放射線を専用のカメラを用いて体外から検出し，その分布を画像化する（シンチグラフィ）。また，CT検査と同様の原理で断層撮影を行うことも可能であり，光子を用いる場合は単一光子放射断層撮影 single photon emission computed tomography（SPECT），陽電子（ポジトロン）を用いる場合は陽電子放射断層撮影 positron emission tomography（PET）とよばれる。

CT検査やMRI検査がおもに臓器の形態を調べるのに対し，核医学検査は，投与された放射性医薬品の分布や集積量，経時的変化の情報から，機能や代謝状態などを評価することができる。

核医学検査もX線検査・CT検査と同様に放射線被曝を伴うため，不安のある患者には被曝の程度や検査のメリットと注意点について十分に説明する。とくに核医学検査の場合は，体外に排出された放射性医薬品も放射線を発するため，検査後にも注意を要する。たとえば，おむつ着用者の場合はその回収と廃棄を，授乳中の場合は授乳制限を行うなどの対応も必要となる。

また，検査部位によっては禁飲食などの前処置を必要とするため，患者によく説明し，指示を遵守してもらう。

◆ 内視鏡検査

内視鏡検査は，口腔や鼻腔または肛門から，直径1cmほどの管の先端にレンズや小型カメラのついたファイバースコープを挿入して行われる。近年では，患部の観察だけでなく，止血やポリープ切除などの治療・処置に応用されている。消化管の内視鏡検査は，大きく上部消化管内視鏡検査と下部消化管内視鏡検査に分けられる。

内視鏡検査では，出血がおこる場合があり，検査前に抗凝固薬や抗血小板

薬などを使用の有無を確認する。また検査中は，局所麻酔薬や鎮痛薬が使用され，下部消化管内視鏡では下剤が利用される。つねに，これら薬剤の副作用に注意する必要がある。

2 身体侵襲を伴う検査・治療を受ける対象者への看護援助

1 身体侵襲を伴う検査・治療における看護師の役割

　近年，医療技術の進歩に伴い，身体への負担を可能な限り軽減した低侵襲の検査・治療が急速に普及している。痛みや出血などの苦痛が軽減されるメリットがあり，受診行動が促進され，健康の維持・増進や早期の社会復帰につながる可能性もある。

　しかし一方で，医療機器が複雑になり，より高度な技術を求められるため，手技などに伴う合併症のリスクが増えるというデメリットもある。検査・治療の特性を十分に理解し，痛みや出血，造影剤や麻酔薬などの薬剤の副作用，不安や恐怖などの精神的苦痛についても留意してかかわることが必要である。

　侵襲の度合いにかかわらず，必要な検査・治療が安心・安全で確実に，かつスムーズに実施できるように援助することが大切である。同時に，身体的・精神的な侵襲を最小限にすることも看護師の重要な役割の1つである。

2 身体侵襲を伴う検査・治療を受ける対象者への看護援助の基本

　看護師は，行われる検査・治療の身体侵襲の程度を把握しておく必要がある。患者は，苦痛や羞恥心，不安・恐怖，緊張のなかで検査・治療を受けていることを忘れてはならない。身体侵襲を伴う検査・治療にあたっての看護の基本は，次のとおりである。

（1）患者への確実な情報提供と説明
（2）合併症の予防と，副作用へのすばやい対処
（3）正確な検査が行われるための環境調整と患者への援助
（4）不安や緊張の緩和に向けた援助

　また，身体侵襲を伴う検査の治療前・中・後の看護の留意点として，次のものがあげられる。

●**検査・治療前**　看護師は事前に，目的や方法，所用時間を確認しておく。また，検査前の絶食や内服薬の休薬，下剤を使用した前処置などの必要性を確認しておく。

　患者は，不安や恐怖，緊張のなか，検査・治療に向かう。看護師は，患者の検査の理解度を確認し，情報提供や説明を行い，不安を解消するようにはたらきかける。必要に応じ，医師からの追加の説明などを依頼する。とくに侵襲度の高い検査・治療においては，その危険性について十分な理解と同意をもって患者にのぞんでもらうことが重要である。

●**検査・治療中**　検査・治療を安全かつ確実に遂行できるよう，環境を整えることが重要になる。MRI 検査や髄液検査では体位の保持が重要であり，安楽枕や体位保持のための固定具などを工夫して安楽も追求する必要がある。また，医師が検査しやすいように，ベッドの高さや照明を調整するなどを行う。

●**検査・治療後**　検査・治療の終了後は，安静がしいられるなどにより活動が制限される場合がある。看護師には，活動の制限に伴う苦痛を軽減するような対応を，つねに心がけることが求められる。

参考文献

1. 飯野京子・森文子編：安全・確実・安楽ながん化学療法ナーシングマニュアル（JJN スペシャル 85）．医学書院，2009.
2. 井上智子編集・監修：看護治療学の基本　医療による身体侵襲を「視る」「診る」「看る」．ライフサポート社，2013.
3. 一般社団法人日本褥瘡・オストミー・失禁管理学会編：スキン-テア（皮膚裂傷）の予防と管理──ベストプラクティス．照林社，2015.
4. 一般社団法人日本褥瘡学会編：褥瘡ガイドブック，第 2 版．照林社，2015.
5. 一般社団法人日本創傷・オストミー・失禁管理学会編：スキンケアガイドブック．照林社，2017.
6. 井部俊子・箕輪良行：看護・医学事典，第 7 版．医学書院，2014.
7. 大塚徳勝・西谷源展：Q & A 放射線物理．改訂新版．共立出版，2007.
8. 岡元るみ子・佐々木常雄編：がん化学療法副作用対策ハンドブック．羊土社，2010.
9. 鎌倉やよい・深田順子：周手術期の臨床判断を磨く──手術侵襲と生体反応から導く看護．医学書院，2008.
10. 神田清子・大西和子：検査看護技術．ヌーヴェルヒロカワ，2006.
11. 唐澤克之：がんの放射線治療がよくわかる本．主婦と生活社，2009.
12. 唐沢久美子編：がん放射線治療の理解とケア（NursingMook43）．学習研究社，2007.
13. 北岡建樹：よくわかる輸液療法のすべて，改訂第 2 版．永井書店．
14. 公益社団法人日本皮膚科学会創傷・褥瘡・熱傷ガイドライン策定委員会編：創傷・褥瘡・熱傷ガイドライン 2018．金原出版株式会社，2018.
15. 草間朋子編：看護実践に役立つ放射線の基礎知識．医学書院，2007.
16. 窪田敬一編：最新ナースのための全科ドレーン管理マニュアル．照林社，2005.
17. 栗林幸夫ほか編：IVR マニュアル．医学書院，2011.
18. 国立がん研究センター内科レジデント編：がん診療レジデントマニュアル，第 5 版．医学書院，2010.
19. 国立がんセンター中央病院看護部編：がん化学療法看護スキルアップテキスト．南江堂，2009.
20. 佐々木常雄編：がん化学療法ベスト・プラクティス．照林社，2008.
21. 澤田俊夫：ナースのためのオンコロジー（JJN スペシャル 74）．医学書院，2003.
22. 静岡県立静岡がんセンター編集：がん看護研修マニュアル（がん看護 BOOKS）．南江堂，2010.
23. 関州二：術後患者の管理，改訂新版．金原出版，2005.
24. 竹内登美子編著：外来/病棟における術前看護（周手術期看護 1）．医歯薬出版，2000.
25. 竹内登美子編著：術中/術後の生体反応と急性期看護（周手術期看護 2）．医歯薬出版，2000.
26. 田中秀子編著：ナースのためのスキンケア実践ガイド．照林社，2008.
27. 田中正敏：薬はなぜ効くか．講談社，1998.
28. 辻井博彦監：がん放射線治療とケア・マニュアル（クリニカルナース BOOK）．医学芸術社，2003.
29. 中村仁信：画像診断学．南山堂，2001.
30. 日本褥瘡学会編：褥瘡予防・管理ガイドライン．照林社，2009.
31. 任和子・秋山智也編：根拠と事故防止からみた基礎・臨床看護技術．医学書院，2014.
32. 野口純子：がんに対する手術以外の侵襲的処置・治療における看護師の役割．プロフェッショナルがんナーシング 4(1)：4-5，2014.
33. 橋本信也監修，櫻林郁之介編：ナースのための最新・検査マニュアル．照林社，2010.
34. 畠清彦編：がんを薬で治す．朝日新聞出版，2010.
35. 濱口恵子ほか編：がん放射線療法ケアガイド．中山書店，2009.
36. 東口髙志編：わかる・できる注射・輸液・輸血・採血．南江堂，2006.
37. 菱川良夫・藤本美生編：放射線治療を受けるがん患者の看護ケア．日本看護協会出版会，2008.
38. 菱沼典子・平松則子：採血の時「親指を中にして握ってください」には意味があるの？．看護学雑誌 70(1)：27-31，2006.
39. 藤井秀樹編：消化器外科のドレーン管理，消化器外科ナーシング．2007 春季増刊号．

40. 前田久美子・森一博編：臨床検査ナーシング（Nursing Mook 22）．学習研究社，2004.
41. 松田暉ほか総編集：疾病と検査——検体検査/生理機能検査/画像検査/内視鏡検査/その他（看護学テキスト NiCE），南江堂，2010.
42. 宮川清ほか編：今いちばん新しいがん治療・ケア実践ガイド．エキスパートナース臨時増刊号，2009.
43. 宮崎和子監修：急性期・周手術期 I（看護観察のキーポイントシリーズ）．中央法規出版，2001.
44. 宮地良樹，溝上祐子編集：エキスパートナース・ガイド　褥瘡治療・ケアトータルガイド．照林社，2009.
45. 矢野邦夫監訳：血管内留置カテーテル由来感染の予防のための CDC ガイドライン 2011．株式会社メディコン，2011.

第 5 章

事例による看護実践の展開

A 看護実践展開のためのガイド

本章では，これまで学んできた内容をふり返りながら，病院での臨床看護を想定した看護実践の展開を学ぶ。

●臨床看護に求められる能力　今日，病院に入院する患者は，病状が重症・複雑化しており，超高齢化している。しかも入院期間が短く，完治する前に短期間で退院する。その後は外来に通院したり，在宅で治療を継続したり，在宅で療養するといった場合が少なくない。

そのため，病院での臨床看護では，短時間で患者の全体像をとらえて，退院後を見すえた看護過程を展開する能力が求められる。さらに，状況の変化に気づいて臨床判断（●305ページ）し，即時的な行動ができる能力も求められる。このような能力を修得することは容易ではないが，基礎看護学を学ぶ時期から意識的に学び，その後も学習や経験を積み重ねていくことが大切である。

●学習の方法　本書の第1章と第2章において，患者（対象者）と家族の現在の暮らしの状況や患者の健康状態の特徴，看護援助の基本を学習した。また，第3章と第4章では，具体的な患者の症状や治療・処置を理解して，それらの援助を考えるための基本を学習した。本章ではまず，これらの知識を関連づけ，患者の全体像をとらえることを学ぶ。

次に看護過程と臨床判断について事例を通して学習していく。なお，本章の事例（●293ページ）を通して看護実践の展開を学ぶ際は，関連する知識について各章の項目を確認し，その周辺の知識にも目を通しながら学習するとよい。そうすることで知識の復習になるとともに，知識を関連づけることができ，実際の患者を受け持ち，必要な知識を得たいときに，関連づけした知識の項目を思い出すことが容易になる。

1 患者の身体的・精神的・社会的側面からの全体像の把握

1 「疾患」「症状」「治療・処置」の関連づけ

看護は，患者を身体的・精神的・社会的統合体ととらえ，その全体をとらえて援助する。本来，身体的・精神的・社会的というのは，つねに関連づけて考えるものであるが，入院する患者のニーズの多くが身体的なものであるため，まずは身体的側面からとらえ，それがほかの側面にどのような影響を及ぼしているかを考えることが大切である。そこで，病院での臨床看護では，患者に生じている身体的症状と原因となっている疾患，行われる治療・処置の目的や方法を十分に理解して，それらが精神的および社会的側面にどのような影響を及ぼしているかを考える必要がある。

ここでは，患者の疾患，症状，治療・処置を関連づけながら，その概要を

つかむ方法を学習する。そして，関連づけて概要をつかむ方法として，関連
図を描くことと，全体像を描くことについて学習する。

2 関連図

　関連図を描くことは，情報量が多く複雑な状況において，その概要をつか
む有効な方法である。看護実践の場面で描く関連図は 2 つあり，1 つは病態
を理解するための**病態関連図**，もう 1 つは患者の身体的・精神的・社会的情
報の関連を理解するための**情報関連図**である（◯図 5-1）。

　病態関連図は，いろいろな職種で用いられているが，看護職では症状のメ
カニズムや原因の理解を深めるために関連図を描くことが多い。それは看護
職が，症状から病態像を解釈・推論することや，症状そのものをとらえて援
助するからである。一方，情報関連図は，患者の象徴的・特徴的な情報を含
めつつ，網羅的・簡潔的に全体像として描くことが多い。

　これらの関連図は，目的に応じてそれぞれ分けて描くのがよい。しかし，
まとめて描く場合は，注目する情報や事象を枠で囲い，その箇所をクローズ
アップするなどの工夫が必要である。いずれの場合も，情報の書き方や，囲
い，矢印の色や形（実線・点線，二重線，太さの変更）の凡例を決めて描くと
よい。

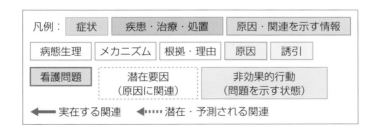

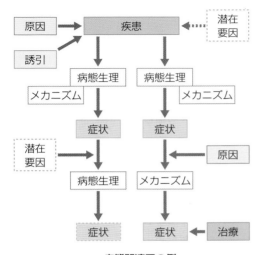

a. 病態関連図の例　　　　　　　　**b. 情報関連図の例**

◯**図 5-1　病態関連図と情報関連図の例**

3 全体像

　全体像もまた，患者の身体的・精神的・社会的側面の特性とその関連の概要をつかむうえで有効である。全体像を描くことは，患者の特性とその関連を論理的に述べて，看護の方向性を導き出すことにつながる。全体像には，次の項目が含まれる。

(1)患者の健康生活にかかわる現在の状態(疾患，病態生理，既往歴，入院の目的，治療・処置)

(2)看護の問題点と判断した理由・根拠

(3)援助の方向性

(4)身体的・精神的・社会的情報と解釈・推論を網羅し，かつ簡潔に書いた患者の強み

　全体像は，患者の理解に活用するだけでなく，たとえばチームカンファレンスの場面で，ほかの看護師や医師に患者の概要を知らせたり，看護の方向性を伝えたりする際に，また看護の相談をするときなどにも活用できる。

　全体像を描くときには，以下の点に留意する。

(1)患者のプロフィール(基礎情報)

(2)疾患，症状および特徴的な病態生理，既往歴，入院目的や治療経過との関連

(3)特徴的な身体的情報・精神的情報・社会的情報

(4)看護問題と判断した理由・根拠

(5)看護の方向性(簡潔に)

(6)患者の強みや克服すべき課題

(7)簡潔かつ600〜800字程度

(8)論理性や一貫性

　これらの点を心がけて，関連図や全体像を描くことで，患者の特性を含む概要を短時間でつかむことが可能になる。そして，これを繰り返し，迅速な看護実践の展開につなげていくようにする。

2 看護過程の展開

　ここでは，看護過程の構成要素と流れの基本をふり返ったうえで，1人の入院患者の事例を通じて，看護学生の立場でシミュレーションしながら看護過程の展開を学習する。

1 看護過程の構成要素と流れの基本

　看護過程の構成要素には，①アセスメント，②看護問題の明確化(看護診断)，③計画立案，④実施，⑤評価の5つの段階があり，これらが作用し合い，動的な関連をつくっている。看護過程は，基本的には一方向に順を追って進み，目標の達成が確認されれば，それで終了になる。しかし，目標の達成が確認されない場合は，フィードバックされ，循環しつづけるしくみに

なっている。看護師は，つねにアセスメントしながら看護問題を明らかにし，計画立案，実施，評価を行っていく。

　看護問題が単純なものであれば，看護師個人の思考過程のなかで看護実践にいかし，日々の看護記録に記載する。情報量が多く問題が複雑な場合は，データベースおよび看護過程展開の様式に記載し，チームカンファレンスなどで検討しながら，看護問題の解決に取り組んでいく。

2 アセスメント

　アセスメントは看護過程の最初の段階であり，患者の状態について看護の視点で情報を収集・分析し，健康状態を知り，生活への影響を明らかにする。患者を全体として把握することで，現在，生じている問題ばかりではなく，その人の強みやその人らしさをとらえて援助の方向性を決めることが可能になる。

◆ アセスメントの枠組みを活用した情報の分類・整理

　アセスメントは，通常2段階で行うことが多く，最初にアセスメントの枠組み（データベース）を用いて患者の全体に関する情報を得る。次に，援助が必要となる事象に焦点化（重点化）して，情報の分析を行う。

　アセスメントの枠組みには，看護理論が用いられていることが多いが，いずれの看護理論も人間の全体性を網羅している。アセスメントの枠組みの違いは，その後の援助の方向性にかかわってくる。

　本項の事例では，ロイ S. C. Roy の適応看護モデルをアセスメントの枠組みに用い，4つの様式が**適応**に向かっているか，向かっていないか（**非効果的行動**）をアセスメントし，適応に向かうための援助を計画する❶。

◆ 分類した情報の解釈・分析・統合

　分類した情報から，焦点化すべき情報群（適応看護モデルでは様式の項目）を見つけ出し，その情報群のなかで，情報と情報をつなぎ合わせ，その意味や状態を**解釈**し，いまなにがおきているか，おこりうるのかを推論する。これが**分析**である。

　さらにほかの情報群の分析結果と関連づけて，まとめて解釈する。これが**統合**である。この思考過程の解釈を円滑に行うためには，専門的知識やこれまでの経験で得た知識を総動員する必要がある。それには，前項で述べた関連図に描くとよい。また，分析を行うためには，**クリティカルシンキング**❷の能力をみがく必要がある。これらの情報の解釈・分析・統合の思考過程の留意点を▶表5-1に示す。

3 看護問題の明確化（看護診断）

　看護過程の2つ目の段階は，**看護問題の明確化（看護診断）**である。アセスメントの結論として導き出された問題点を明確にする段階である。看護問題は，複数あることが多いため，より合理的に援助の効果を導くために**優先順**

○表 5-1　アセスメント（解釈・分析・統合）の思考過程の留意点

情報全体の概観と焦点化	・患者のデータベースの情報を概観し，基準値や正常値との比較，健康状態に関連した知識や理論との比較から，健康上問題がない（適応），あるいは問題状況（非効果的行動）や正常を逸脱しているかを判定する。 ・問題状況に注目し，その情報群（様式）に思考を焦点化する。 ・焦点化した情報群から問題状況を仮に設定する。 ・焦点化されなかった情報群でも，患者の強みやその人らしさを示す情報は記憶しておく。
解釈	・問題状況に関連する知識や理論（疾患，症状，病態生理，治療処置，発達理論や役割理論など）を調べ，その意味を理解する。 ・情報群のなかで問題状況に関連する情報をつなぎ合わせて意味や状態を理解する。 ・さらに焦点化した情報群，ほかの情報をつなぎ合わせて，その関連を理解する。 ・問題状況を関連図に描いてみる。
分析	・関連図を活用しながら，かつデータベースを詳細に見直し，原因となる情報を特定して問題状況を確定する。 ・関連する，あるいは潜在する情報と問題状況をつなぎ合わせる。 ・問題状況が今後どのようになるかを知識や理論，経験を活用しながら推論する。 ・類似した問題状況はまとめたうえで，3〜5 つ程度にする。
統合	・分析の過程を論理的にまとめて記載する。記載順は，①生じている問題状況の説明，②問題状況と原因・関連要因・潜在要因の関連を，根拠となる知識・理論と比較した推論の説明，③今後の予測の説明，④結論としての看護の方向性の説明，とする。 ・問題状況ごとに分析過程を記載する。 ・全体像を描く（○288 ページ）。全体像には，すべての問題状況の概要を含めるだけでなく，患者の強みやその人らしさを示す情報を含める。

位を決定する。

◆ 看護問題の定義

　看護問題は，①**問題**，②**原因**または**影響因子**，③**診断指標**の 3 つの視点から端的に表現し，定義する。これは**看護診断**ともよばれる。
（1）問題：対象者の健康上の問題，状態を簡潔明瞭に表現したもの
（2）原因または影響因子：対象者の健康上の問題に影響を与えた原因を表現したもの
（3）診断指標：対象者の状態を示す指標を表現したもの
　さらに「原因または影響因子に関連した（による）看護問題」という記載の仕方もある。

◆ 優先順位の決定

　優先順位の決定にはいくつかの方法があるが，多く引用されるのはマズロー A. H. Maslow の基本的欲求の階層である。これに患者の意向や希望，治療計画を考慮して決める。優先順位は，#（番号記号）❶と数字であらわす。なお，優先順位は，患者の状態や経過によってつねに変化することに留意する。

　#1　生命の維持を阻害している（生理的欲求）
　#2　対象者に苦痛を与えている，あるいは与えかねない（安全の欲求）
　#3　その人の成長・発達を妨げている（所属と愛の欲求，承認の欲求）
　#4　その人らしさの発揮を妨げている（自己実現の欲求）

NOTE

❶#（番号記号）
　# はナンバーと読み，看護問題の優先順位を示す番号記号として使われる。英語の number と同じ意味で用いられる。

4 計画の立案

看護過程の３つ目の段階は，**計画の立案**である。計画では，看護問題を解決するために，看護目標と期待される成果を設定する。その際，具体的で実現可能性のある介入計画とする必要がある。

◆ 目標・期限の設定

看護目標は長期目標ともよばれ，対象者の目ざすべき姿をおおよその方向性で表現する。**期待される成果**は短期目標ともよばれ，看護問題（看護診断）ごとに，期待される成果を示したものである❶。原因あるいは影響因子を操作することで対象者に期待される行動・変化を測定可能な表現で，期限を設定して示す。なお，期待される成果は患者と共有し，一緒に達成を目ざすことが可能である。

◆ 具体的な介入計画の立案

介入計画は，看護問題（看護診断）と期待される成果ごとに，**観察計画** observation plan（**OP**），**直接ケア計画** treatment plan（実施計画，**TP**），**教育計画** educational plan（**EP**）の３つに分けて記載すると必要な援助が網羅しやすい。

（１）観察計画（OP）：実際に看護を行うときに必要な観察項目

（２）直接ケア計画（TP）：直接的に行う身体的援助（生活行動援助，医療処置や検査の援助），傾聴や励まし，支持などの心理的援助

（３）教育計画（EP）：患者自身，家族など関連する人々への必要な教育・指導・説明

それぞれの計画について，「4W1H（いつ，だれが，どこで，なにを，どのように）」を明確にするとより具体的になり，ほかの看護師と協働して援助にあたることができる。

◆ 看護援助のスケジュールの立案

介入計画が立案できたら，それを日々の看護援助のスケジュールに組み込んでいく。患者の看護援助のスケジュールを決めるときは，治療・処置および検査の計画，リハビリテーション計画，病棟での１週間および１日のスケジュールと照らし合わせ，調整を行うことが必要である。また，看護援助を行うための人員と物品の確保ができているかの確認も必要である。したがって，看護問題および目標，介入計画をカンファレスで提案し，スタッフの合意を得ていくとともに，スケジュール調整を行うことになる。

実習にのぞむ学生は，前日や朝の行動調整のうちに患者や実習指導者とスケジュール調整を行い，必要時，立案した看護援助をより具体的で効果的なものになるよう修正をはかるようにする。

5 実施

看護過程の４つ目の段階は，介入計画にそった看護援助を**実施**することで

ある。実施にあたっては，患者の強みやその人らしさを十分に看護援助にいかすようにする。また，実施時は，つねに患者の表情やバイタルサインの変化を観察しながら行う。異常な変化がみられない場合は，介入計画どおりに実行し，設定した期限まで継続する。もし，患者に期待していない変化や悪影響があると考えられる場合は，その場で看護援助を中止し，ほかのスタッフに報告・相談し，援助の続行の有無について検討する。

6 評価

　看護過程の最終段階が**評価**であり，患者への介入計画に基づき実施した看護援助の効果を判定する。評価は，患者の反応または行動の変化を示す情報・データを得て，期待される成果で示した反応・行動と比較し，合致しているか，あるいはそれ以上，それ以下であるかを判断し，達成状況を判定する。また，すべての期待される成果の達成状況と，長期間における患者の反応・変化をとらえ，看護の方向性が合致していたかを分析することで，看護目標の達成状況を判定する。

　目標達成を確認した場合は，看護介入は終了になる。達成できていない，または途上である場合は原因をさぐり，その原因となる段階（アセスメント，看護問題の明確化，計画立案）にフィードバックする。フィードバック後は，再び各段階を循環する。

　評価は，看護援助実施の際の患者の反応や，行動変化にかかわるデータを活用し，根拠を明らかにして援助の効果を判定することで論理的でわかりやすいものになる。

　実際の臨床現場では，日々の看護介入の実施状況と患者の反応・変化は，SOAP 形式で看護記録の経過記録に記載し，最終的に総合的な評価（看護援助の効果判定）のみを看護過程様式の評価欄に記載していることが多い。

---

plus	**SOAP**

　もともとは問題志向システム problem oriented system（POS）の記録の方法として，SOAP 方式が使用されていた。現在は POS に限らず，記録の方法として SOAP 方式が単独で使用されることが多い。日時と看護問題の＃を記し，S→O→A→P の順に記載する。問題解決のプロセスを把握しやすいという利点がある。
S（Subjective data）：患者の訴えやインタビューによって得られた主観的情報
O（Objective data）：診察や観察・検査などによって得られた客観的情報
A（Assessment）：S と O の解釈・分析
P（Plan）：計画

B　看護過程に基づく実践展開

　ここでは，これまで学んできた知識と看護過程の基礎知識を活用し，ある患者の事例をもとに，症状と疾患，治療・処置をとらえ，看護過程に基づいた実践展開を学習する。

1　患者の把握

1　患者の情報

> **事例**　肺がんをわずらい入院したＺさん
>
> **1　患者のプロフィール**
> ・患者：Ｚさん(66歳，男性)，身長162 cm，体重45 kg
> ・既往歴：高血圧50歳ころから治療中(内服：バルサルタン・シルニジピン配合錠，インダパミド2 mg)
> ・家族歴：父親は肺がんにて他界，母親は胃がんにて他界
> ・家族構成：妻(65歳)と2人暮らし。娘(35歳)が近所に住んでいる。
> ・職業：無職(定年まで工場勤務)
>
> **2　入院までの経過**
> 　Ｚさんは約1か月前から血痰と咳，胸痛がでるようになり，近医を受診したところ，精査したほうがよいと言われ，Ａ病院の外来を受診した。さっそく検査となり，採血，胸部Ｘ線，胸部CT，MRI，気管支鏡検査などを行った結果，肺扁平上皮がんⅢＣ期と診断され，化学療法と放射線治療のため入院することになった。外来で行われた検査では，「右上葉に7.5 cmの腫瘍あり」「右上葉気管支に狭窄（きょうさく）あり」「右鎖骨上部リンパ節上に転移あり」「脳転移なし」の所見であった。
> 　外来にて医師からＺさんと妻に向けて，診断名と治療方針の説明が行われた。Ｚさんは治療に対する不安を話し，入院するかどうかは決めずにいったん帰宅した。数日後，治療を受けることに納得したと連絡があり，本日(2月15日)入院した。翌日より治療を開始することになった。
> 　外来の医師記録によると，抗がん薬の副作用に対する不安が強く，本人は治療したくない思いが強いが，娘から強く頼まれて治療を受ける決心がついたと記載があった。入院時の血液データは，以下の通りであった❶。
> 　●Ht 36.8%，Hb 12 g/dL，WBC 8,200/μL，RBC 400万/μL，Plt 17万/μL，Na 135 mEq/L，K 3.6 mEq/L，Cl 97 mEq/L，TP 6.0 g/dL，Alb 3.2 g/dL，AST(GOT) 22 IU/L，ALT(GPT) 18 IU/L，BUN 9.2 mg/dL，Cr 0.8 mg/dL。
>
> **3　入院後の経過**
> 〈入院1日目〉
> 午前中にＺさんは妻に付き添われて入院した。
> 看護師Ｂと看護学生Ｃが，Ｚさんの受け持ちになり，あいさつをした。

NOTE

❶検査値
　Ht：ヘマトクリット(値)，Hb：ヘモグロビン(濃度)，WBC：白血球数，RBC：赤血球数，Plt(血小板数)，Na：ナトリウム，Cl：塩素，TP：総タンパク質，Alb：アルブミン，AST(GOT)：アスパラギン酸アミノトランスフェラーゼ，ALT(GPT)：アラニンアミノトランスフェラーゼ，BUN：血液尿素窒素，Cr：血清クレアチニン

なにか心配なことはないかをたずねると，「タバコをずっと吸っていたので肺がんになったのだと思う」「覚悟をしてきたのでだいじょうぶです」と話した。話しながらときどき咳込んでいる様子がみられる。

　午後に主治医と看護師 B から，化学療法のオリエンテーションが行われた。Z さんは，「化学療法は受けるけど，副作用が強いようなら途中でもやめたい。できるだけ副作用がでないようにしてほしい」と話した。

　病室を出たところで，Z さんの妻から呼びとめられ「夫は 10 年前に親戚が，がんの治療を受けていたのに副作用が強くて，結局亡くなったものですから，それが怖いのだと思います。私は，治療の効果が 5 割あるなら受けてほしいです」と話した。また，治療を受ける決意をしたのは，現在，妊娠中の娘に『孫の世話をしてほしいから治療を受けてほしい』と言われたことによると話した。妻からみた Z さんは，「家族のためならがんばれるタイプ」と話した。

　Z さんの食事・排泄・整容・移動はすべて自立しており，食事は常食（1,800 kcal）を全量摂取できている。

〈入院 2 日目〉

　夜間眠れなかったようで，夜勤看護師がたずねると，Z さんは「あまり眠れてない」と話した。

　午前中，看護師 B と看護学生 C がバイタルサイン測定のために病室に行くと，Z さんが治療の副作用に対しての不安な思いを話しはじめた。

　午後から Z さんに化学療法（カルボプラチン〔CBDCA〕＋パクリタキセル〔PTX〕）と胸部放射線照射 2 Gy が開始された。抗がん薬投与中のバイタルサインは，体温 36℃台，血圧 130〜136/78〜80 mmHg，経皮的動脈血酸素飽和度（Spo$_2$）は 93〜95％で経過した。

　Z さんからは，「とくにかわりなかったです。アレルギーがでるかもしれないと聞いていましたがだいじょうぶでしたね。安心しました」と話した。その後，食事はほぼ全量摂取できており，睡眠もとれていた。

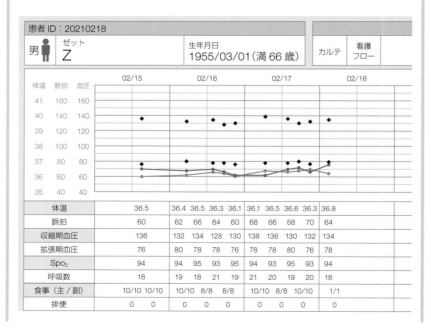

患者 ID：20210218						
男 ゼット Z			生年月日 1955/03/01（満 66 歳）	カルテ	看護 フロー	

	02/15	02/16	02/17	02/18
体温	36.5	36.4 36.5 36.3 36.1	36.1 36.5 36.6 36.3	36.8
脈拍	60	62 66 64 60	68 66 68 70	64
収縮期血圧	136	132 134 128 130	138 136 130 132	134
拡張期血圧	76	80 78 78 76	78 78 80 76	78
Spo$_2$	94	94 95 93 95	94 93 95 93	94
呼吸数	18	19 18 21 19	21 20 19 20	18
食事（主 / 副）	10/10 10/10	10/10 8/8 8/8	10/10 8/8 10/10	1/1
排便	0 0	0 0 0	0 0 0	0

〈入院 3 日目〉

　化学療法と放射線照射を実施した。とくにかわりなく食事摂取もできている。シャワー浴を促したが,「自宅で入ってきたからだいじょうぶです」と話す。学生 C がリラックス効果をはかるために足浴を行ったところ「お風呂みたいで気持ちよかったです」と話した。

〈入院 4 日目〉

　夜間は眠れたようだが, 朝起きたら倦怠感と吐きけ, 筋肉痛が出現し, ベッド上でぐったりしている。朝食の摂取状況は 1 割程度であった。「気持ちわるくて吐きそうです」「ごはんのにおいがきつい」と話したため, 化学療法食(麺類)に変更となる。トイレへの歩行時は, 手すりにつかまりながらゆっくり歩いている。再度シャワー浴を促したが,「だいじょうぶです」と言っている。

　看護学生 C は, まだ Z さんの疾患と症状と治療・処置の関連がつかめていないので, まずは, 病態を中心とした関連図に整理することにした。看護学生 C になったつもりで考えてほしい。

2 「疾患」「症状」「治療・処置」を関連づけた患者の状態の理解

　Z さんの情報のうち, 以下の情報に注目し, 疾患と症状, 病理・検査所見, 治療・処置を関連づけて概要をつかむことにした。

◆ 注目すべき「疾患」「症状」「治療・処置」

- **疾患**　肺扁平上皮がんⅢC 期
- **症状**　血痰, 咳嗽, 胸痛
- **病理・検査所見**　右上葉に 7.5 cm の腫瘍, 右上葉気管支に狭窄あり, 右鎖骨上部リンパ節上に転移あり, 脳転移なし
- **治療・処置**　化学療法(カルボプラチン〔CBDCA〕＋パクリタキセル〔PTX〕), 放射線療法:胸部への放射線照射 2Gy

◆ 関連づけと概要の把握

- **症状と疾患の関連**　扁平上皮がんは, 肺門部近くの太い気管と気管支に発生しやすい原発性の肺がんである。喫煙との間に強い相関関係がある。がんが太い気管支に発生するか浸潤している場合には, 早期から血痰や咳嗽がみられる。がんが気管支を閉塞すると肺炎をおこし, そのために発熱したり, 喀痰が増加する。がんが胸壁に浸潤したり, 肋骨に転移すると胸痛が生じる。肺がんが転移しやすい臓器は, 脳や, 反対側の肺, 肝臓, 骨, 副腎である。肺がんの進行の程度をあらわすのには, TNM 分類❶がある。

　Z さんの症状と疾患の関連をとらえると, 血痰, 咳嗽, 胸痛は, 右上葉にある 7.5 cm の扁平上皮がんが胸壁に浸潤し, さらに右上葉気管支の狭窄をおこしているために生じている症状であることがわかる。また, 右鎖骨上部

NOTE

❶TNM 分類
　がんと診断されると, 精密検査が実施され, がんの進行度合い(病期・ステージ)が決められる。この際, 病期の評価には, TNM 分類とよばれる分類法が使用される。評価は, がんの大きさと浸潤(T 因子), リンパ節転移(N 因子), 遠隔転移(M 因子)の 3 つの因子に分類され, これらの要素を総合的に組み合わせて, 病期が決定される。
　肺がんの病期は, 0 期, Ⅰ期(ⅠA1, ⅠA2, ⅠA3, ⅠB), Ⅱ期(ⅡA, ⅡB), Ⅲ期(ⅢA, ⅢB, ⅢC), Ⅳ期(ⅣA, ⅣB)に分類される。

にリンパ節転移があり，肺から転移しているが，現時点では脳転移はみられない段階である。Zさんが医師から治療効果は5割と言われたように，Ⅲ期の3年生存率は36.5％[1]であり，予後は必ずしもよいとはいえない。

●疾患と治療との関連　ⅢC期のがんに対する治療としては，抗がん薬による化学療法と放射線療法が行われる。抗がん薬は，がん細胞への作用の仕方によって複数の種類がある。

　Zさんには，プラチナ（白金）化合物であるカルボプラチンと微小管阻害薬であるパクリタキセルの併用が行われている。抗がん薬は，細胞分裂の早い細胞への影響が強いため，消化管，骨髄，皮膚や毛根，神経細胞，生殖機能に副作用を生じる。どの時期にどのような副作用が生じるかを把握しておく必要がある。

　カルボプラチンは，細胞内のDNA情報を読めなくすることでがん細胞の分裂をとめる作用があり，パクリタキセルは細胞の分裂に必要な微小管がつくられるのを阻害することでがん細胞の増殖をとめる作用がある。また，パクリタキセルはアレルギー症状をおこしやすいため，あらかじめ抗アレルギー薬の点滴が必要となる。また，添加剤として無水エタノールが含まれており，眠け・ふらつき・動悸などの飲酒時と似た症状がでることがある。

　一方，放射線療法は，電離作用によって細胞のDNAに損傷を与え，がん細胞を死にいたらせるものであり，外科治療がむずかしい患者に適用される。患者のみならず医療者の放射線管理が必要になる。急性有害反応には，放射線宿酔や，骨髄抑制，放射線皮膚炎，放射線粘膜炎などがある。

◆ 病態関連図

　Zさんの疾患と症状，治療ならびにその副作用との関連を図に示すことで，現在のZさんの病態が理解できるとともに，今後おこりうる症状や状態が明らかになってくる（●図5-2）。

2　看護過程の展開

　看護学生Cは，看護師Bが立案した初期看護計画に基づいてZさんの援助を開始する一方で，Zさんの情報を，適応看護モデルの枠組みに基づくデータベースを用いて分類・整理を行い，アセスメントを開始した（●表5-2）。

◆ 情報関連図

　このデータベースから，「酸素化」「栄養」「自己概念」に非効果的行動がみられ，援助が必要であると判断し，情報関連図に追記することにした（●図5-3）。

1）国立がん研究センター：院内がん登録生存率集計，がん情報サービス．（https://ganjoho.jp/public/qa_links/report/hosp_c/hosp_c_reg_surv/index.html）（参照 2021-12-23）．

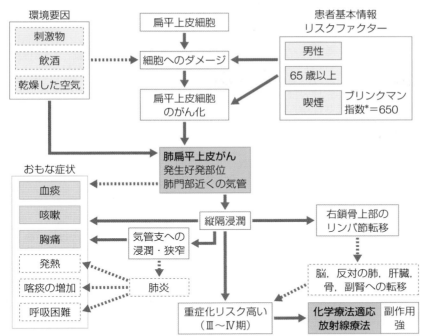

＊ブリンクマン指数　喫煙による人体への影響を予測する指標であり，「1日の喫煙本数」×「喫煙年数」で算出される。ブリンクマン指数が高いほど健康被害を受けるリスクが高いと考えられる。また，禁煙治療の対象要件の指標のひとつとして用いられている。

○**図 5-2　Z さんの病態関連図**

◆ 焦点化した情報のアセスメント

　看護学生 C は，情報関連図に整理した情報をもとに「酸素化」「栄養」「自己概念」の情報を整理したうえで，アセスメント（分析，解釈，統合）を行った。なお，適応看護モデルでは，行動（現在生じている行為や反応）と刺激（行動を起こさせる原因や影響）を分けてアセスメントすることから，それに従い，行動情報を○，刺激情報を●と表示した（○表 5-3）。

◆ 看護問題の明確化

　アセスメントに基づき看護問題を以下の 3 つに焦点化し，優先順位を決定した。

#1　非効果的呼吸パターン
　肺がんによる分泌物や痰の貯留，咳嗽，気道狭窄，SpO$_2$ 95％未満，喫煙歴 20 本/日
#2　不安・恐怖
　近親者の死の経験，抗がん薬の副作用の出現に伴う治療への迷い
#3　低栄養
　がんの影響による体重減少，頻繁な咳嗽による体力の低下，抗がん薬，放射線療法の副作用による吐きけ・嘔吐の出現の可能性

◉表 5-2　データベースを用いた情報の分類・整理

様式		情報 S：主観的情報，その他は客観的情報	適応か 非効果的行動か
生理的様式	酸素化	バイタルサイン：体温 36.5℃，呼吸数 18 回/分，脈拍 60 回/分，血圧 136/76 mmHg，Spo$_2$ 94%，右上肺野に副雑音聴取(2/15) 血液データ：Ht 36.8%，Hb 12 g/dL，RBC 400 万/μL，頻繁な咳嗽により苦しそうな表情がみられる。体動などにより息が上がっている感じがある。 診断：右肺上葉扁平上皮がんⅢC 期 所見：右上葉に巨大な腫瘤(最大 7.5 cm)をみとめる。右上葉気管支に狭窄あり，右鎖骨上部のリンパ節転移あり・脳転移なし 既往歴；50 歳から高血圧(バルサルタン・シルニジピン配合錠，インダパミド 2 mg) 家族歴；父親(肺がん)，母親(胃がん) 喫煙歴；20 歳から 20 本/日，40 歳から 10 本/日，ブリンクマン指数 650	非効果的行動
	栄養	身長 162 cm，体重 45 kg，BMI17.1(2/15) 普通食，ほぼ全量摂取(2/16) 口腔・嚥下・歯に異常なし，浮腫なし，皮膚異常なし 血液データ：Alb 3.2 g/dL　TP 6.0 g/dL AST(GOT) 22 IU/L，ALT(GPT) 18 IU/L，BUN 9.2 mg/dL，Cr 0.8 mg/dL 入院前の栄養関連情報とれていない	非効果的行動
	排泄	排尿回数；5 回/日，排便回数：0 回/日，検査データはなし 入院前の排泄関連情報とれていない	保留
	活動と休息	移動・移乗：自立，食事：自立，排泄：自立，整容：自立 S：「あまり眠れてない」，夜間眠れていない様子(2/16) 睡眠薬使用なし	保留
	皮膚の統合・防御	体温 36.5℃，血液データ WBC 8,200/μL，CRP(検査していない) 皮膚の状態：正常 2/16 から化学療法・胸部放射線照射 2 Gy/回開始予定	適応 治療開始後に非効果的行動か
	体液と電解質	バイタルサイン：酸素化情報と同様 血液データ：Na 135 mEq/L，K 3.6 mEq/L，Cl 97 mEq/L 1 日の水分摂取量の情報とれていない 食事摂取量普通量(2/16)	保留
	感覚の調節	視覚：眼鏡使用で新聞読めている，聴覚：テレビをイヤホン使用で聞いている，触覚：しびれ，接触鈍麻の訴えない，痛み：訴えはない 2/16 から化学療法開始	適応 治療開始後に非効果的行動か
	内分泌	体重 45 kg　BMI 17.1 検査データ：異常値データなし	適応
	神経系の調節	意識レベル：清明 見当識障害：なし	適応
自己概念		S：「タバコをずっと吸っていたので肺がんになったのだと思う」「がんだからなにをしても治らない。抗がん薬とか副作用ばかりで自分にはきかないと思う。死ぬことより痛いことや苦しいことが怖いな。副作用でご飯食べられなくなるのだろうか。いやだな。」「副作用が強いようなら途中でもやめたい。できるだけ副作用がでないようにしてほしい」 妻からの情報：親戚ががん治療の副作用が強く，亡くなった経験がある	非効果的行動
役割機能		66 歳男性 夫・父親・無職(以前は工場に勤務) S：「薬は 2 種類飲んでいます。どちらも血圧の薬です。大切なのでしっかり管理しています」 妻からの情報：「家族(娘)のためならがんばれる」	適応
相互依存		重要他者：妻 サポートシステム：情報確認していない 妻からの情報：娘に治療を受けてほしいと言われたことで治療を受ける決心をしている。娘は近くに住んでいる，現在，妊娠中。	適応

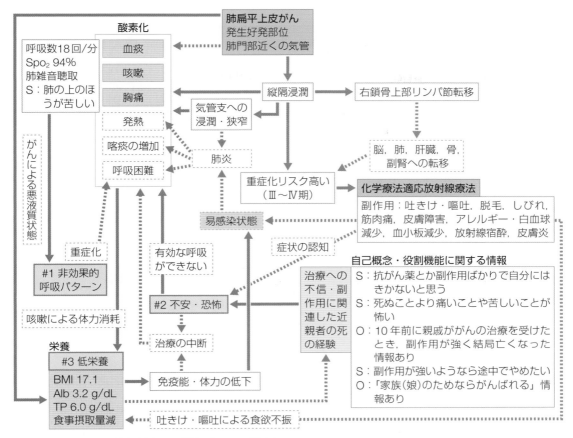

◎図 5-3　Z さんの情報関連図の例（2 月 16 日時点）

◎表 5-3　焦点化した情報のアセスメント

情報（行動○，刺激●）	解釈・分析・統合
〈酸素化〉 ○1　SpO_2 94%，呼吸数 18 回/分，脈拍 60 回/分 ○2　血液データ：Ht 36.8%，Hb 12 g/dL，RBC 400万/μL， ○3　咳嗽が頻繁にあり。 ○4　右上肺野で副雑音あり。 ○5　S：「肺の上のほうが苦しいです」 ●1　今年 1 月から胸痛と血痰あり ●2　右肺上葉扁平上皮がんⅢC 期，右上葉に巨大な腫瘍（最大径 7.5 cm）あり， 　　右鎖骨上部のリンパ節転移，脳転移なし ●3　右上葉気管支に狭窄あり ●4　喫煙 20 本/日。40 歳から 10 本/日程度に減らした。ブリンクマン指数は 650	肺がんは，50 歳以上の男性，喫煙歴のある人に好発し，とくに喫煙歴と相関があるといわれている。Z さんの喫煙歴から算出すると，ブリンクマン指数は 650 であり，肺がん高度危険度の値と解釈できる（●4）。 　Z さんは頻繁に湿性の咳嗽をしている状態で，右上肺野で副雑音が聴取される（○3，4）。呼吸苦の訴えはないが，○5 の通り苦痛を訴えている。酸素の運搬機能をみると○1 に示した通り，正常値と比較してやや低値であり，酸素運搬能力に多少影響が生じている。これらの症状は，肺扁平上皮がんの進行状態（●1，2，3）と一致しており，がん細胞の浸潤が気管支まで及んでいるためと解釈できる。しかもⅢC 期であり，がんの進行によりさらに症状が強くなる可能性がある。つまり，「非効果的呼吸パターン」の状態である。今後，さらに呼吸状態が悪化することは，生命の危機に直結するものと推測される。 　したがって，効果的な呼吸パターンを維持できるよう，気道刺激の軽減や排痰の工夫，安楽な呼吸を維持できる体位の工夫などの援助が必要である。

◐ 表5-3　焦点化した情報のアセスメント（続き）

情報（行動○，刺激●）	解釈・分析・統合
〈栄養〉 ○1　身長 162 cm，体重 45 kg，BMI 17.1 ○2　血液データ：Alb 3.2 g/dL，TP 6.0 g/dL ○3　食事内容：普通食 ○4　食事量：ほぼ全量摂取（2月16日） ○5　口腔・嚥下・歯；異常なし ○6　自力摂取可能 ○7　浮腫；なし　皮膚；異常なし ●1　治療方針：2月16日から化学療法・胸部放射線照射 2 Gy/回 ●2　血液データ：AST（GOT）22 IU/L，ALT（GPT）18 IU/L，BUN 9.2 mg/dL，Cr 0.8 mg/dL	入院時の BMI は 17.1（○1）であり，日本肥満学会の判定基準では「低体重」に含まれる。また，栄養状態の指標である Alb が基準値以下であり，TP も低値である（○2）。一方，肝・腎機能を示すデータ（●2）は基準値内であり，肝障害腎障害による低値は考えにくいことから○2 は，単純に低栄養の状態を示すものと解釈される。その原因として，食事動作や食事摂取量には問題がないにもかかわらず（○4，5，6），低体重であることは，肺がんによる悪液質状態*によるものか，咳嗽の頻発による消耗や治療や副作用への心配によるものと考える（酸素化●2○3，自己概念○2）。ただし，Zさんの入院前の体重および体重減少の有無の情報を得ていないため確認が必要である。いずれにしても 2月16日からの CP 療法と放射線療法（●1）による副作用により，吐きけ・嘔吐が生じるとさらに食欲不振が生じて食事摂取量が低下し，低栄養が悪化する可能性がある。 　低栄養が続くと，免疫能が低下し易感染状態となり，肺炎などの感染症を引きおこしやすくなる。また，体力や気力も低下し，治療に向かう意欲が低下しかねない。 　したがって，化学療法の副作用への対処を行いつつ，低栄養を改善する必要がある。
〈自己概念様式〉 ○1S　「タバコをずっと吸っていたので肺がんになったのだと思う」 ○2S　「化学療法は受けるけど，副作用が強いようなら途中でもやめたい。できるだけ副作用がでないようにしてほしい」 ○3S　「がんだからなにをしても治らない。抗がん薬とか副作用ばかりで自分にはきかないと思う」 ○4S　「死ぬことより痛いこと，苦しいことが怖いな」 ○5S　「副作用でご飯食べられなくなるのだろうか。いやだな」 ●1　妻「10年前に親戚が，がんの治療を受けていたのに副作用が強くて，結局亡くなったものですから，それが怖いのだと思います」 ●2　妻「私は，治療の効果が5割あるなら受けてほしいです」 ●3　娘に治療を受けてほしいと言われたことで治療を受ける決心をしている，夫は家族のためならがんばれるタイプと情報あり ●4　娘は現在妊娠中	Zさんは○1〜5の情報のとおり，肺がんになったのは自分のせいだろうと考えている。また，化学療法を受けることに対して不安をいだいており，とくに副作用に対しての恐怖心が強い状態である。それは，患者の親戚が抗がん薬治療を受けても副作用が強いばかりで亡くなってしまったことが影響していると推測される（●1）。そのために前向きに治療にのぞむことができない状態である。一般的に恐怖は異常な現象ではなく，自分に警戒を促すために備わっている能力の1つであり，危険や脅威を未然に警告し，それらに備えて防御するための行動としてはたらくものであるといわれている。しかしその状態が続くと自律神経系が興奮し，動悸，息苦しさ，血圧上昇，発汗，口渇，肩こりなどさまざまな身体症状や不快感があらわれ，身体的・精神的・社会的状態の維持が困難になる。 　不安や恐怖があるなかでの化学療法の開始になるため，治療が中断されることなく行われるよう援助する必要がある。 　Zさんの強みとして，妻や娘のサポートが得られること，また，本人の「家族のためならがんばれる」力を引き出すことが可能と考える。

* がんの進行によって複合的に代謝障害が生じ，栄養不良状態から筋肉量の減少が生じることで体重減少がおきている全身状態が不良な状態をさす。

◆ 目標の設定

　Zさんの看護目標と，看護診断ごとの期待される成果を以下の通りに整理した。

〈看護目標〉
　心身ともに安楽な状態を維持しながら，安心・納得して治療にのぞむことができる。

◆ 看護問題 #1 に対する介入計画の立案

　Zさんの看護問題（看護診断）と期待される成果ごとに介入計画を立案した。
- 看護問題（看護診断）：#1　非効果的呼吸パターン
- 期待される成果：咳嗽，痰の喀出が無理なくでき，効果的な呼吸ができる。
- 評価日：呼吸状態，咳嗽・痰喀出の様子は毎日確認，総合評価は入院日から1週間後の週1回

▋ 介入計画
● 観察計画（OP）
(1) 安静時，活動時の呼吸状態の観察
　① バイタルサイン，SpO_2
　② 呼吸音（気管音を含む），副雑音の聴取部位・程度（左右，上中下肺野の比較）
　③ 呼吸困難の有無（表情，訴え，顔色）
(2) 咳嗽の様子と喀痰の排出状況の観察（頻度，色，性状，量）
(3) 血液データ（Ht，Hb，RBC，WBC，CRP），検査所見の確認

● 直接ケア計画（TP）
(1) 環境整備
　① 気道に刺激となるものを取り除く（塵・埃 など）。
　② 適宜，換気を行う。
(2) 排痰・咳嗽ケア
　① 痰が貯留しているときは，排出を促すように声をかける。
　② 体位ドレナージ，排痰呼吸法，ハフィング，スクイージングの実施と去痰薬の投与時間を調整し，排痰を促す（1回/日）
　③ 患者と相談し，咳嗽しやすい体位をみつける。
　④ 水分をペットボトル（500 mL）3本/日をめどに摂取することを促す。
(3) 患者がらくに呼吸できる体位の工夫（起座位やファウラー位，ギャッジベッドの角度調整）

● 教育計画（EP）
(1) パルスオキシメーターを用いて，みずから呼吸調整をしながら活動できるよう指導する。
(2) 排痰ケアを患者自身でも行える方法を指導する。

◆ 看護問題 #2 に対する介入計画の立案

- 看護問題（看護診断）：#2　不安・恐怖
- 期待される成果：治療や副作用に対する不安や思いを表出し，落ち着いて治療にのぞめる。

・評価日：表情・言葉は毎日確認，総合評価は入院日から 1 週間後の週 1 回

■ 介入計画

● 観察計画（OP）

(1) 患者のふだんの会話時，および副作用が生じた際の表情，顔色，姿勢の観察

(2) 副作用・有害作用による症状の観察

　① アレルギー，吐きけ・嘔吐，脱毛，神経障害，筋肉痛，皮膚障害，爪の変化，放射線宿酔症状について，生じる時期に応じて確認を行う。

　② 血液データ（WBC，Plt）を確認する。

● 直接ケア計画（TP）

(1) 患者の疾患，治療に対する思いについて傾聴する。

(2) 治療処置の準備や実施，かたづけを適切にすばやく行い患者に不快感を与えない。

(3) 吐きけ・嘔吐，そのほかの副作用が出現したときは，早期に適切な処置を行う。

　① 早期に制吐薬を投与する。

　② 冷水，レモン水やお茶などのさっぱりした飲料や氷片を紹介する。

　③ 患者が自主的に含嗽できるように，コップやガーグルベースンを近くに置く。

(4) 副作用が強く出た場合は，治療を中止したいという希望があるので，できるだけ患者の希望を確認しながら，必要時に医師と話ができる時間を設定する。

(5) 家族のサポート体制（妻，娘）がとれるよう，まずは妻と話をする。

(6) 体調がよいときに散歩や上半身の挙上，ストレッチなどからだを動かす機会を設ける。

● 教育計画（EP）

・化学療法の作用・副作用，放射線療法の有害作用とその対応策を説明する。

　① 患者と家族（妻）に対し，パンフレットを使ってオリエンテーションを実施する。

　② 患者に疑問なことがないよう十分に話を聞き，継続的に情報提供を行う。

◆ 看護問題 #3 に対する介入計画の立案

・看護問題（看護診断）：#3　低栄養

・期待される成果：化学療法中も，栄養価が高く食べやすいものを摂取し，体重を維持する。

・評価日：食事摂取状況は毎日確認，体重，血液データによる評価は入院日から 1 週間後の週 1 回

■ 介入計画

● 観察計画（OP）

(1) 栄養状態：血液データ（Alb，TP），食事摂取量（量・内容・回数），体

　重の変化（BMI）

（2）食事摂取状態（咳嗽や抗がん薬副作用の影響の有無），食事時の姿勢，食事環境

（3）皮膚の弾力，浮腫の有無と程度

（4）口腔内の状態（痰の量・性状，咳嗽の程度，口渇の程度，口内炎・舌苔の有無，清掃状況）

（5）排便の有無（性状）と頻度，腹部の状態

● 直接ケア計画（TP）

（1）患者が食べやすい食べ物を選択する。

　①患者の好みの食べ物のほか，口あたりや喉ごしがよいもの，冷たいもの，酸味のあるものなどといった食欲を刺激するものを提案する（ただし，グレープフルーツは禁忌）。

　②管理栄養士と相談し，栄養価が高く，食べやすい食べ物，形態を検討する。

（2）食事摂取時の体位や環境を整えて食事が進むようにする。

　①食事前に安静の時間をとる。

　②らくで食事しやすい姿勢などの環境を，患者と相談して決める。

　③食事の盛りつけを適宜小分けにする。

（3）病院の食事が進まないようであれば家族と連絡し，患者の好きなものの持ち込みを提案する。

● 教育計画（EP）

• 現在の低栄養状態に加えて，化学療法の副作用による食欲不振や免疫状態の悪化によりさらに低栄養を引きおこし，それにより易感染状態になることを説明し，含嗽や歯みがき，手洗いを行うように説明する。

◆ 1日の行動計画の立案

　看護学生Cは，Zさんの介入計画にそって援助を行うために，1日の行動計画を立案した（▶表5-4）。

◆ 実施と評価

　看護学生Cは，Zさんの介入計画にそって援助を実施した。実施した内容は，毎日評価する。内容はSOAP形式にそって記載し，評価日には，看護問題，期待される成果，および看護目標について総合的な評価を行った。

#1　非効果的呼吸パターン
期待される成果：咳嗽，痰の喀出が無理なくでき，効果的な呼吸ができる
（入院5日目，化学療法開始4日目）
S：「咳とか痰は出るけど，ひどくはなってないです」
O：体温36.0℃，呼吸数20回/分，SpO₂ 95%，肺雑音（右上肺野），咳嗽，喀痰白色少量あり，ベッド上にティッシュペーパーが散乱している。ベッド上側臥位で過ごしている。

◯表5-4　看護学生Cの行動計画（実習4日目）

2月18日（実習4日目）

〈本日の目標〉
患者目標：化学療法と放射線療法による副作用の影響を最小限にし，効果的な呼吸をしながら安全・安楽に日常生活
　　　　　行動ができる。
学生目標：介入計画にそいながら安全・安楽な援助の提供ができる。

〈本日の行動計画・スケジュール〉	〈実施内容と期待される成果・評価〉
8：30　患者にあいさつ，電子カルテから前日の情報収集	朝，病室に行くと患者はつらそうな表情をしてベッドで臥床しており，体調をたずねると朝おきた時点から倦怠感と吐きけがあったと話される。朝食は1割程度摂取。「ごはんのにおいがきつくて食べられない」と話されたため，担当看護師に報告して，昼から化学療法食に変更してもらうことになった。予定通り，環境整備とバイタルサインを実施する。
8：45　行動計画の発表と実習指導者，ほかの学生と行動調整	
9：15　環境整備	
9：30　バイタルサイン測定	
10：00　患者と放射線療法室へ同行する	10：00　放射線療法室に同行する。患者は「とうとう副作用が始まったよ。これから髪が抜けたりもするんだよね。副作用がひどくて親戚が亡くなったことがあるからこわいよ。でも先生が，いまはよい対処策があるから心配しなくていいと言っていたよ。まず1クールのり切れるかな」と話す。歩行時，ややふらつきあり。手すりを触りながらゆっくり歩く。
11：00　清潔ケアの実施⇒患者と相談し，シャワー浴か清拭を行う　手順は援助計画用紙参照　援助後，バイタルサインを測定し，休養を促す	
11：30　担当看護師に報告	
12：00　昼食の配膳を行う　下膳と口腔ケアは看護師に依頼する	12：00　化学療法食の麺類を5割摂取する。
12：10　休憩に入る	
13：00　バイタルサイン測定	
13：30　化学療法開始時見学　副作用による症状を確認し，ベッドサイドで観察し，コミュニケーションをとる	13：30　化学療法開始時を見学する。患者の……（中略）
15：30　学生カンファレンスに参加	
16：00　患者にあいさつし，実習を終了する	以上のとおり，患者に化学療法の副作用が出現しはじめた。吐きけ・嘔吐はしばらく続くと考えられるので，介入計画にそって援助を実施していく。

〈本日のふり返り〉
　患者の「ごはんを食べられない」という訴えをすぐに看護師に報告して，変更してもらえたことで，患者は少し私を頼りにしてくれている様子があった。今日の患者の反応は，#2の介入計画につながるものであり，少し不安・恐怖心の緩和につながったように思う。
　明日からも，患者の訴えや意向を聞き，介入計画にいかしたい。

A：平熱，呼吸苦の訴えが聞かれなかったことから，呼吸パターンに急激な変化はみられない。ただし，痰を喀出したティッシュペーパーを捨てるのもつらいほど倦怠感が強い様子である。おそらく動くと呼吸状態が低下する可能性あり。また側臥位は呼吸しやすい体位ではない。ベッドでの過ごし方を見直す必要あり。

P：引きつづき呼吸パターンの観察を行う。座位姿勢の効果を説明し，患者と呼吸がしやすい姿勢・体位を相談する。その際，SpO_2を測定しながら行う。また，ごみ箱の位置を調整する。

◯総合評価（化学療法開始1週間後を想定）
　Zさんは咳嗽が続き，痰の喀出がみられるが増加傾向ではない。本人の呼吸苦の訴えは聞かれておらず，バイタルサイン，SpO_2いずれもぎりぎりのところではあるが基準範囲である。呼吸が苦しいときにベッドのヘッドアップ方法を説明したあとは，座位姿勢でいることが多くなり，呼吸しやすい体

位，ならびに排痰法などが獲得できたものと考える。一方，肺炎のリスクが高いことから今後も注意していく。

　以上のことから，本期間において期待される成果としての効果的呼吸は達成できたが，今後も継続すると判断した。

C　臨床判断モデルを取り入れた実践展開

　患者の体調や病状は，時間の経過により回復したり，病気が進行したり，加齢の影響を受けたりと，徐々に変化することもあれば，一瞬のうちに急激に変化することもある。この変化の様子は，身体面だけでなく精神面でも同様であり，病状の変化を感じて一喜一憂したり，家族との面会があってふさいでいた表情が急に明るくなったりと，さまざまな刺激（できごと）を受けて容易に変化する。

　このように病院における臨床看護では，患者の身体面・精神面の変化が急激におこることが多い。そのため，おこりうる変化を予測（推論）し，看護計画のなかに盛り込んでいくとともに，状況の変化を瞬時にとらえ，そのつど患者に合った援助に変更して実施することが必要になる。このような臨床現場において瞬時に判断することを**臨床判断**といい，臨床判断をする能力（**臨床判断能力**）は看護師が経験を積むなかで身につけていくものとされる。しかし今日，臨床判断能力は経験を積む前の学生のうちから意図的に学習することが期待されている。

　ここでは，この臨床判断を意図的に学習するための基礎的知識を述べるとともに，事例を用いて理解を進めていく。

1　臨床判断とは

1　ベナーによる定義

　臨床判断の定義はいくつかあるが，ベナー P. Benner による定義がわかりやすい。ベナーは，「看護師がクライアントや患者が抱える問題，課題，懸念を理解し，突出する重要な情報に注意し，それに対して親身になってかかわりながら対応する，そのやり方」[1]を臨床判断（クリニカルジャッジメント）と示しており，そこには，熟慮された意識的な意思決定と全人的にとらえて見きわめること，直観的な対応が含まれると述べている。

1）パトリシア=ベナーほか著，早野 ZITO 真佐子訳：ベナー　看護実践における専門性——達人になるための思考と行動. p.277, 医学書院，2015.

2 臨床判断モデル

　ベナーの定義に影響を受けつつ，独自に**臨床判断モデル**を開発したのがタナー C. Tanner である。タナーは，看護過程は看護を系統的に考えるために必要であるが，全体をとらえて分析するのに時間がかかり，看護学生がアセスメント項目を埋める作業に追われるのでなく，知識や経験を積み重ねつつある自分(学生)をいかし，まるで「(経験豊かな)看護師のように考える(臨床判断する)」教育モデルを提案している(◉図5-4)。

　その臨床判断モデルの構造には，4つの段階がある。はじめに①**気づき**，次に3つの推論パターンを駆使して②**解釈**すること，そして③**反応**すること，その結果をふり返り④**省察**することで，臨床的な学びを獲得するというものである。

● **気づき**　最初の**気づき**は，ある事象や状況を知覚的に把握することであり，「おや？　いつもと違うぞ。なにかあるのだろうか」と注意が向いて，情報を集めはじめる段階である。気づく力を発揮するには，一般的で典型的な人間の反応を知っていることが必要になる。

● **解釈**　つぎの解釈する段階には3つの推論(思考)パターンがあり，以下の特徴がある。

　1 **分析的(思考)パターン**　患者の状態や生じた複雑な事象を1つひとつの要素に分けて詳細を調べ，その関係性や特徴を解釈することであり，科学的な思考でもある。看護過程の思考でいうならば情報をデータベースにふり分けて，その1つひとつの意味を知識・理論と比較しながら解釈し，推論することといえる。

　2 **直観的(思考)パターン**　直接的または，瞬時(即時)にみて解釈することであり，その思考に推理や理由づけは伴わないが，それまでの類似経験が反映されている。

　3 **説話的(思考)パターン**　患者が語ること，および患者のおかれている状況や背景をナラティブ(ありのまま)にとらえ，物語の脈絡を含めて，その

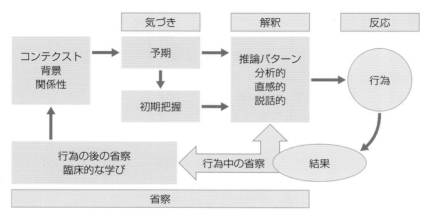

◉図5-4　臨床判断モデル
(松谷美和子ほか：看護過程と「臨床判断モデル」，看護教育 56(7)：616-622，2015 による)

意味や理由を解釈することである。たとえば，耐えがたい痛みをもつ患者が，鎮痛薬の使用を拒否することがある。拒否する理由はさまざまであり，単に思い込みのこともあれば，過去のつらい経験が関係していたり，患者の強い信念が理由になっていたりすることがある。そのような患者の語りを聞き，患者にとっての意味や理由を知って解釈することで，患者の意向や価値観を援助に反映することが可能になる。

● **反応**　反応の段階は，その前の解釈したことに基づいて意思決定し，その状況にふさわしい援助を行うことである。

● **省察**　最終段階である省察は，行った援助が患者にとってどうであったかをふり返り，評価することである。臨床判断モデルに基づく学習方法に詳しい三浦と奥は，省察を行うことで「臨床判断を含む看護実践能力を発達させる機会となり，臨床的な学びとして示され」[1]ると述べている。

---

column　**ベナーによる達人看護師の臨床判断（クリニカルジャッジメント）の特徴**

　ベナーは，ドレイファスモデルという教育モデルを用いた著書『ベナー看護論──初心者から達人へ』で有名な看護理論家である。この著書で臨床判断について述べており，その内容は経験に基づいた直観的思考が強調されるものであった。その後，ベナーはクリスティン-タナー，キャサリン-チェスラ C. Chesla と共同研究し，多くの看護師へのナラティブインタビューを通じて達人看護師の臨床判断の特徴を次のように明らかにした。

初心者：一般論や理論からその状況に関する事実と特徴を解釈し（規則に基づいた推論）行動を決定する。これを何回か行っているうちに，「おや，同じことがおきている，あるいは違う」（類似経験，直観の芽）と気づく。

新人レベル：一般論や理論を活用して行動を決定するが，状況によって変更を予期して行動する。初心者との違いは，知識や経験の量や幅である。

一人前レベル：より多くの経験を積み，その（複雑な状況下にある）患者に生じるかもしれないことを予測し，その対応を計画できる。自分の行動を推論的理由づけ（計画的合理性）から説明できる。ただし，どの状況下でもなにが重要かを見きわめる能力までにはいたっていない。

中堅レベル：その患者に考えられる多様な状況の識別力をもち，直観的になにをすればよいか判断する。ただし，それぞれの状況下でとるべき最善の対応力を即座に識別できるまでにはいたっておらず，異なる考えや判断が生じたときに，一歩引いた規則に基づいた行動レベルに戻ってしまう。

達人レベル：それぞれの患者がおかれた状況下での最善の対応力と即座の識別力をもって行動することができる。またその行動を「熟慮による合理性」から説明ができる。

　さらにベナーは，達人看護師による臨床判断について，①よいこと，正しいことに対する基本的な姿勢（倫理観，関心）が反映されている，②幅広い実践的な知識を活用している，③特定の状況の脈絡を解釈し，看護師が感情的に波長を合わせた反応をしている，④経験から生まれる直観力を用いる，⑤患者のストーリー，意味，意図，懸念を理解するうえでのナラティブの役割をいかしている，と述べている。

1）三浦友理子・奥裕美：臨床判断ティーチングメソッド．p.35，医学書院，2020．

2　事例による学習

　以上のとおり，タナーによる臨床判断モデルの4つの段階，およびその循環する思考は，いずれも重要であるが，本書を活用する皆さんは，基礎看護学を学んでいる段階であり，臨地実習での経験が乏しい段階にある。つまり，知識・理論に加え，典型的な事例を学んでいる最中である。

　しかし，先に述べたように，看護学を学習する早い時期から臨床判断能力を発達させることが今日求められていることから，ここでは，タナーの臨床判断モデルのうち，「気づき」と「解釈」の段階に着目し，前節の事例を通して学習していく。このことにより，学習した事例状況への気づきは，類似経験の1つ，あるいは典型事例の1つに加わり，病院での臨地実習の際に類似した状況，あるいは類似していない状況であると気づくことが容易になる。

　また，事例による学習は，3つの推論パターンを意図的に，かつ効率的に活用できるようになるためにも有効である。それによって臨地実習の場面でも，即時に「反応」することができれば，その思考と行動において効果的な「省察」へと導かれるものとなろう。

3　臨床判断モデルを取り入れた事例演習

　ここでは，B節で取り上げた事例（肺がんをわずらい入院したZさん，◯293ページ）を用いて，紙上で臨床判断モデルの事例演習を行う。看護学生Cになったつもりで，臨床判断モデルの「気づき」を考え，さらに推論パターンを用いて「解釈」まで進めてほしい。

●気づき，気がかりを追う　これからZさんのある瞬間の様子をそれぞれイラストで示す。演習①では「気づき」と「解釈（3つの推論パターン）」の例を示すので，演習②と③は，自分で考えてほしい。そのうえで，グループでそれぞれの考えを話し合ってほしい。そうすることで，自分では気づくことがなかったことがみえ，思考の幅や深まりが生じるはずである。ぜひ「気づき」や「解釈」を話し合い，共有する学習に挑戦してほしい。

演習❶ 咳き込んでいるZさん

　2日目の午前中，Zさんを受け持った看護学生Cは，バイタルサインの測定のために訪室した。すると，Zさんがベッドに座りながらときおり咳き込んでいた。

　このような場面に遭遇したとき，まずどのようなことに注意を向け，気づく必要があるだろうか。そして気づいたことをどのように推論して，解釈し，援助を理由づけられるだろうか。

気づき

　この場面の「気づき」をあげてみよう。

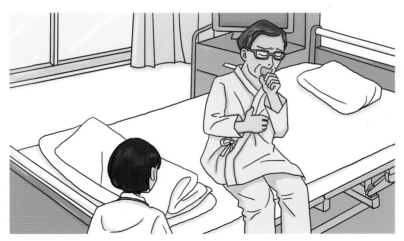

〈例〉

・やせている人だな。咳をしている。

・ベッドに座っている。

・手を口のところにあてている。

・ベッドのまわりはなにもない。

解釈

この場面の患者の状態（気になったこと）を推論し，援助の理由づけをしよう。

なお，行動の目的は，Ｚさんのバイタルサインの測定をすることである。

[分析的推論]

・Ｚさんの一般状態を把握すると，既往歴に高血圧があり，薬を内服している情報がある。そのため，いま，血圧測定をする必要がある。また，午後から化学療法が開始されるので，事前のデータを得ておく必要がある。正しい測定を行うために，ベッドに臥床してもらおう。咳をしているので，呼吸数の測定と呼吸音の聴取をしよう。

[直観的推論]

・咳をしていて苦しそう。眉間にしわがよっていて，つらそうだな。

[説話的推論]

・夜間眠れていなかったようだし，咳も出ていてつらそうだ。バイタルサインの測定は必要だけれど，まだ，Ｚさんとの信頼関係もできていないところで不慣れな自分がバイタルサインの測定をしてだいじょうぶだろうか。でも，Ｚさんとの信頼関係づくりにもよい機会だから，Ｚさんに声をかけながらやってみよう。

看護学生Ｃは，最初にＺさんにあいさつし，バイタルサインを測定する目的を簡単に伝えるとともに，測定が不慣れなことをありのままに伝えた。すると，Ｚさんは，「みんなはじめてのことはこわいよね。気にしないではかっていいよ」と言ってくれたので，ベッド上に仰臥位になってもらい呼吸・体温・脈拍・血圧・意識レベルを測定し，呼吸状態を観察した。Ｚさんは，ベッド上で仰臥位になったときに，やや喘鳴が聞かれ，苦しそうな表情をした。

演習❷ ぐったりした様子のZさん

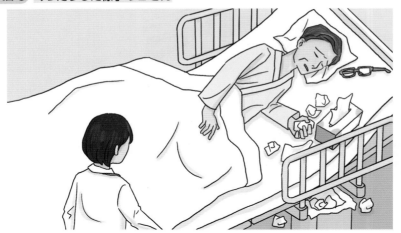

　受け持ち4日目に環境整備のために訪室すると，Zさんはベッドに臥床しており，ぐったりしている。「気持ちわるくてしかたない，身体もだるいし食事もとれない。なにもしたくない」と話している。ベッドの上や床には使用済みのティッシュペーパーが散乱している。

　あなたならZさんのなにに気づき，どのような援助を考えるだろうか。

（解答例は次ページ）

演習❸ 少し体調が回復したZさんからのケアの依頼

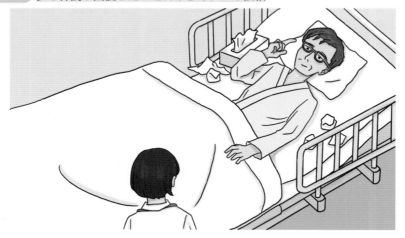

　受け持ち6日目の朝，服薬の効果により吐きけが少し落ち着いてきたため，「頭を洗ってほしい」とZさんから要望があった。

　この場面で，あなたならなにに気づき，どのような援助を考えるだろうか。

（解答例は次ページ）

◆ 解答例

■ 演習❷　ぐったりした様子のZさん

● **気づき**　次のようなことを知覚的に把握できる。

- 眼鏡を外して，眼を閉じてベッドに臥床している。
- 眉間に皺が寄っており，つらそうな表情をしている。
- ティッシュペーパーが散らばっている。
- 嘔吐した様子はない。

● **解釈**　次のような3つの推論が考えられる。

1 **分析的推論**　入院2日目に化学療法が開始されており，抗がん薬の副作用として，吐きけや食欲不振，倦怠感が出現している可能性がある。しかし，ほかの原因の可能性もあり，まずはZさんの身体の状態を正確に知るため，バイタルサインと問診を実施しよう。とくに，痰が出ているので，呼吸数やSpO_2，呼吸音の聴取をしっかりと実施しよう。食事もとれていない様子であり，低栄養状態の心配もあるので，検査データの確認を行おう。データを確認してから，静かに環境整備を開始しよう。

2 **直観的推論**　相当に具合がわるそうだ。眼鏡も放りっぱなしで，ティッシュペーパーをゴミ箱に捨てられないくらい，倦怠感が強いのだろう。食事がとれていないことも心配だ。まずは，ベッド上のかたづけを行いつつ，Zさんの希望を聞いてから援助を行おう。

3 **説話的推論**　症状の出現時期から，Zさんは抗がん薬の副作用だと思っているだろう。治療の副作用が，こんなにもつらいとは思っていなかったかもしれない。Zさんは，以前の親戚の例から抗がん薬の副作用に不安をいだいており，副作用が強い場合は，治療を中断したいという話をしている。このことについて聞いてみたいが，体調がすぐれないときに聞いても，よけいにつらくなる可能性もある。まずは，ベッド周辺の環境整備を行ってよいかどうかをZさんに聞き，行ってよいと言われたら，少し話しかけてみて，いまの本人の思いを聞いてみよう。

■ 演習❸　少し体調が回復したZさんからのケアの依頼

● **気づき**　次のようなことを知覚的に把握できる。

- 苦痛の表情はみられない。
- 眼鏡をかけている。
- ベッドに臥床している。
- ベッドの周辺にティッシュペーパーが散乱している。

● **解釈**　次のような3つの推論が考えられる。

1 **分析的推論**　苦痛の表情がみられないので，いまは吐きけがおさまり，体調が落ち着いていることが推察される。ただし，痰の喀出量が多く，ティッシュペーパーをゴミ箱に捨てられていないことから，まだ倦怠感があることも考えられる。まずは，呼吸状態の問診や呼吸音の聴診を行うことで，酸素化を含む全身状態を評価し，そのあとから洗髪を行ってもよい状態かどうかを考える必要がある。

2 **直観的推論**　洗髪を希望しているのは，頭髪にべたつきがあり，不快感があるのかもしれない。自分の清潔ケアにも気がまわるようになったようだ。Zさんの希望にそって洗髪を行うことで爽快感を得てもらおう。しかし，ベッドに横になっていてティッシュペーパーは散らばったままだ。痰の量はまだ多いようだ。どのような姿勢や方法で援助を行うのがよいのだろうか。

3 **説話的推論**　2日前は起き上がることもつらそうだったZさんが，洗髪を希望しているのは，なにか理由があるのだろう。これは，患者のいままでの清潔行動や自己概念に対する思いを聞けるよい機会かもしれない。また，化学療法やその副作用についての思いを聞くことができるかもしれない。ただ，いまのZさんの体調で洗髪してよいか私では判断できないし，洗髪の技術も未熟だ。まずは，看護師に相談してから援助の方法を考えよう。

参考文献

1. シスター・カリスタ・ロイ，松木光子監訳：ザ・ロイ適応看護モデル，第2版. 医学書院, 2010.
2. パトリシア=ベナーほか著，早野 ZITO 真佐子訳：ベナー看護実践における専門性——達人になるための思考と行動. 医学書院, 2015.
3. 三浦友理子・奥裕美：臨床判断ティーチングメソッド. 医学書院, 2020.
4. Tanner, C. A.：Thinking like a nurse：a research based model of clinical judgment in nursing. *Journal of Nursing Education*, 45(6)204-211, 2006.

付 章

医療機器とその実際

A　医療機器の概要

　今日，医療機器は技術革新によりさまざまな目的や機能をもって開発され，患者の診断や治療など多くの医療場面で使用されている。日々のバイタルサインの測定には，電子体温計や電子血圧計，パルスオキシメーターなどの機器が使用されており，医療機器は日々の治療やケアにとって欠かせない存在となっている。

　しかし，医療機器は間違った目的や方法で使用した場合，患者や使用者の生命に危険を及ぼすリスクもある。

　そのため，不具合のないように整備し，使用法を理解しておく必要がある。本章では医療機器を安全かつ効果的に使用するために，医療機器の理解とともに，医療機器を取り巻く医療職や，医療機器を使用する患者についても解説する。

1　医療機器の定義と種類

　医療機器は，「医薬品，医療機器等の品質，有効性及び安全性の確保等に関する法律」(医薬品医療機器等法)第2条第4項において，医療機器とは，「人若しくは動物の疾病の診断，治療若しくは予防に使用されること，又は人若しくは動物の身体の構造若しくは機能に影響を及ぼすことが目的とされている機械器具等(再生医療等製品を除く。)であつて，政令で定めるものをいう」と定義されている❶。

　そのため，医療機器は病院で使用されるものに限らず，体温計や血圧計といった一般家庭に普及しているものも該当する。また「機器」というと電気で動作する機械をイメージしがちであるが，医療機器は「機械器具」であり，聴診器やピンセットといったものからX線フィルムや縫合糸，歯科用金属なども含まれる(●表1)。

　これらの医療機器は，人体へ与えるリスクによって一般医療機器，管理医

━NOTE
❶この定義はわが国の法律によるものであり，定義づけしている国・地域の法令によって医療機器の定義は異なる。

● 表1　「医薬品医療機器等法」による医療機器の種類

医療機器	種類	例
機械器具	84種	聴診器，体温計，医療用ピンセットなど
医療用品	6種	X線フィルム，縫合糸
歯材材料	9種	歯科用金属
衛生用品	4種	避妊用具など
プログラム	3種	疾病診断用，疾病治療用，疾病予防用プログラム
プログラムを記録した媒体	3種	上記のプログラムを記録した媒体
動物専用医療器具	12種	医療機器に相当するもので，もっぱら動物のために使用されるもの

▶表2 「医薬品医療機器等法」による人体へのリスクからみた医療機器の分類

医療機器の分類	概要	例
一般医療機器 （Class Ⅰ）	不具合が生じた場合に，人の生命や健康に影響を与えるおそれがほとんどないもの	聴診器　など
管理医療機器 （Class Ⅱ）	不具合が生じた場合に，人の生命や健康に影響を与えるおそれがあり，適切な管理が必要なもの	電子体温計，電子血圧計など
高度管理医療機器 （Class Ⅲ・Ⅳ）	不具合が生じた場合に，人の生命および健康に重大な影響を与えるおそれがあり，適切な管理が必要なもの	輸液ポンプ，ペースメーカー，中心静脈カテーテル　など

療機器，高度管理医療機器に分類される（▶表2）。

　医療機器と似た言葉にME機器という言葉があるが，MEとはMedical Engineeringの略であり日本語では**医用工学**と訳される。ME機器とはこの医用工学を応用してつくられた医療機器のことをさす。

2　医療機器の理解

　医療機器は人体の構造や機能に影響を及ぼす機械器具であり，その影響はリスクにもなりうる。そのため，医療機器を使用する場合には，医療機器が安全かつ効果的に動作することが必須であり，医療機器の使用者はそれぞれの医療機器の安全性と有効性を正しく理解したうえで使用しなければならない。

　看護師は日々のケアのなかで，患者の近くで機器を操作する機会が多く，医療機器の使用に関してはさまざまな責任を伴う立場にある。そのため，それぞれの医療機器がどのような目的で使用されるのか，どのような原理で動作しているのか，どのような使用方法が正しいのか，異常の場合にはどのように対処するのか，などについて，正確な理解が求められる。

　医療機器を理解するポイントとして，①機能と目的，②動作原理や構造，③正しい使用方法，④異常の判別の4つがあげられる。

● **機能と目的**　その医療機器でなにができるのかと，その医療機器はなんのために使用されるのかということである。医療機器の使用者は，その機能と目的を理解し，患者にどのような影響を与える機器なのかを理解したうえで使用しなければならない。

● **動作原理や構造**　医療機器の機能がどのような原理や方法によってなりたっているのかということである。動作原理や構造を理解することで，正しい使用方法を把握でき，医療機器の異常を把握することができるようになる。

● **正しい使用方法**　医療機器は使用方法を間違うと，患者に悪影響を与えるリスクが存在する。たとえば，検査機器であれば間違った判断につながり，治療機器であれば治療効果が得られない可能性もある。したがって，医療機器を正しく使用することは，大前提であり，使用者には正しい使用方法の理

解が求められる。

● **異常の判別**　医療機器はつねに正常に動作することが保証されているわけではなく，故障や操作ミスなどのさまざまな要因によって異常動作が発生する。そのため，使用者はおこりうる異常を想定したうえで，異常に適切に対応することが求められる。また，異常を事前に察知する能力も大切である。正常な動作ではないと感じたら，患者の安全の確保とともに，医療機器管理の責任者や臨床工学部門に相談するなどの対応が必要となる。

3 医療機器を使用するために必要な要素

　医療機器を使用するにあたっては，医療機器が①安全に設計・製造され，②目的にあった患者へ，③正常な状態かつ正しい方法で使用されることなどが前提になる。医療機器が実際に使用されるまでには操作する使用者だけではなく，使用を指示する医師や，点検する臨床工学技士，製造したメーカーの技術者などといった多くの人がかかわる。看護師を含め医療機器の使用者は，多職種連携のなかで，どのようにして医療機器が安全かつ効果的に運用されているかを理解したうえで，みずからの役割を担うことが求められる。また一部の医療機器では，それ以外にも電気や医療用ガスといった病院の設備についての理解も必要である。

　ここでは，医療機器の使用の実際として，医療機器を取り巻く環境について，各医療職者の役割や連携，病院の設備などについて説明する。

1 医療機器における医療者ごとの役割

◆ 医療機器使用における看護師の役割

　医療機器を取り巻く各医療職には，それぞれ役割がある（◯図1）。医療機器は，医師や看護師をはじめとするさまざまな医療者によって操作されるが，その基盤として医療機器の適切な管理と運用がなされている必要がある。そのため，多くの病院では臨床工学部門が設置され，臨床工学技士が中心となって医療機器の管理や安全運用，安全教育の役割を担っている。

　輸液ポンプは，医師から指示があり，看護師が医師から流量や投与量の指示を受けて輸液ポンプを設定し，使用するという流れになる。この一連の流れの前後には，臨床工学部門などにおいて，点検管理（保守点検）の過程が存在する。また病院での点検以外にも，医療機器メーカーの技術者による定期点検も行われている。医療機器の安全な使用のためには，これらの医療機器の適切な管理と運用が必須である。

　看護師は医療機器の操作だけではなく，医療機器の適切な管理・運用のための日々使用する際の点検や，不具合が生じたときの報告などといった役割を担っている。

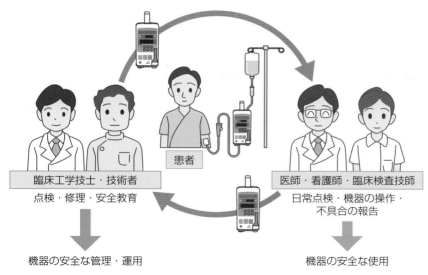

患者

臨床工学技士・技術者
点検・修理・安全教育

医師・看護師・臨床検査技師
日常点検・機器の操作・
不具合の報告

機器の安全な管理・運用

機器の安全な使用

▶**図1　医療機器を取り巻く医療職**

◆ 臨床工学技士

　臨床工学技士❶とは,「厚生労働大臣の免許を受けて, 臨床工学技士の名
称を用いて, 医師の指示の下に, 生命維持管理装置の操作(生命維持管理装
置の先端部の身体への接続又は身体からの除去であつて政令で定めるものを
含む。)及び保守点検を行うことを業とする者」(「臨床工学技士法」第2条第
2項)である。言いかえるなら, 医療機器の専門家である。そのため, 医療
機器の管理は, 臨床工学技士が中心となって行われる場合が多く, 病院には
臨床工学部門や ME 機器センターなどの部門が存在している。

　臨床工学技士は, 医師や看護師と連携して医療機器の操作や保守点検など
を行っているが, 近年では医療機器の高度化・複雑化が進んでおり, 医療機
器の安全確保と有効性維持に欠かせない存在となっている。

◆ 医療機器安全管理責任者

　病院では医療機器の適切な使用方法や保守点検の方法などといった, 医療
機器に関する十分な経験や知識を有する人物を**医療機器安全管理責任者**とし
て配置することが義務づけられている❷。

　医療機器安全管理責任者は, ①従業者に対する医療機器の安全使用のため
の研修の実施, ②医療機器の保守点検に関する計画の策定および保守点検の
適切な実施, ③医療機器の安全な使用のために必要となる情報の収集, ④そ
の他の医療機器の安全な使用を目的とした改善のための方策の実施, を行う。

　医療機器の管理は, 臨床工学技士が中心となって行われている病院が多い。
しかし実際には, 臨床工学部門が設置されていない病院もあり, 看護師が医
療機器安全管理責任者を担わざるをえない場合もある。したがって, 看護師
であっても, 医療機器や病院設備の基本的な知識や構造を理解することが必
要である。

2　医療機器の操作と保守点検の実際

◆ 医療機器の操作

　医療機器を操作するにあたっては，操作マニュアルなどといった取り扱い説明書の内容の把握も大切である。不明な点は，機器の使用経験者や，臨床工学技士，メーカーの技術者などの専門家に確認することも必要である。

　医療機器を操作する前には，まず必要な物品を用意し，付属品や消耗品に過不足がないか，また外見上の異常がないかなどを確認する。その後，設定なども含めてつまみやボタンなどの機能に異常がないかを確認し，実際に使用していく。また使用中は，正常に動作しているかの確認も重要であり，機器から異音や異臭がしていないかや，設定どおりの動作をしているかなども見ていく。

　これらの過程で，もし不具合が発見された場合は，患者の安全を確保したうえで，正常な機器への交換や，臨床工学部門への報告と点検依頼などを行う必要がある。

◆ 保守点検

　医療機器の性能を維持して安全性を確保するための点検を，保守点検という。保守点検には，日常点検や，定期点検，校正（キャリブレーション），清掃，補充などが含まれる。看護師は，日常点検や，清掃，消耗品の補充などの場面で保守点検にかかわる。

▌日常点検
　日常点検とは，医療機器を使用する際に行う簡易的な点検である。①機器の使用開始前に行われる始業時点検，②使用中に行われる使用中点検，③使用後に行われる終業時点検に分けられる（●表3）。医療機器ごとに作成された点検票に基づいて点検が行われる。

▌定期点検
　定期点検は，一定期間（1か月，3か月，6か月，1年など）ごとに，使用された医療機器の性能を詳細に確認する点検である。消耗部品などの交換をすることで，次回の定期点検までの性能の維持を目的とする。

●表3　日常点検の種類

点検の種類	点検の内容
始業時点検	使用前に医療機器の基本性能や安全確保のために行う点検
使用中点検	使用中に医療機器の動作が正常であるかを確認する点検
終業時点検	使用後に医療機器の安全性，部品の劣化や性能などに問題がないことを確認するための点検

3 医療機器に必要な設備

多くの医療機器は使用するにあたって，電気設備や医療ガス設備が必要になる。そのため，多くの機器の使用に際しては，機器本体の理解に加え，病院の設備に関する理解も必要になる。

◆ 電気（電源）設備

多くの医療機器は電気を動力源としており，使用するには電力の供給が必要である。動力を必要とする医療機器には人工呼吸器のように患者の生命を直接維持・管理するものもあり，病院には安定かつ安全に電力を供給することが求められ，そのための設備が存在する。

非常電源

非常電源とは，停電の際でも電気の供給を可能とする，病院の自家発電設備による電源である。病院の自家発電設備は，停電時でも非常電源回路によって電力供給を可能にしている。病院の非常電源には，①一般非常電源，②特別非常電源，③無停電非常電源の3種類がある（▶表4）。

ブレーカー（過電流遮断機）

電源回路に過剰な電流が流れると，発火や火災の原因となり非常に危険である。ブレーカー（過電流遮断機）は，電源回路に過剰な電流が流れないようにするための機器であり，限度以上の電流が流れると電流の供給を遮断するようになっている（▶図2-a）。ブレーカーが作動すると電流が遮断されるため，電源回路につながっている機器への電流の供給が遮断される。

ブレーカーが作動すると，その下流のすべての機器への電流が遮断されることになり，患者の生命維持に重大な危機をもたらしかねない。医療機器の消費電力を把握し，1つの電源回路に接続する機器の消費電力の合計を供給可能な電力量に抑え，ブレーカーを作動させないようにする。消費電力の大きな機器は，独立した電源回路に接続するとよい。

医療機器内部のショート（電気回路の短絡）が原因で，ブレーカーが作動す

▶表4 非常電源の種類

種類	一般非常電源	特別非常電源	無停電非常電源
コンセント	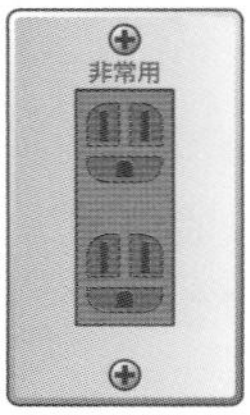		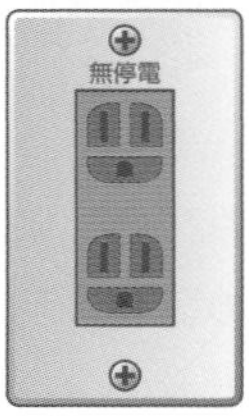
特徴	停電時から40秒以内に電源復帰後，10時間以上連続運転できる。	停電時から10秒以内に電源復帰後，10時間以上連続運転できる。	停電しても，無停電電源装置（UPS）により電力供給の連続性が維持され，自家発電設備により10時間以上連続運転ができる。なおUPSは充電なしに10分間運転できる。

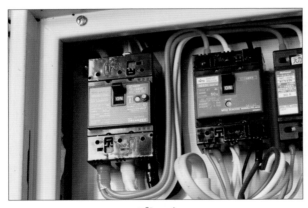

a. ブレーカー

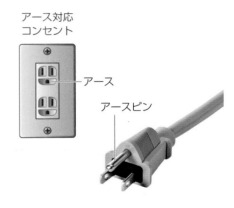

アース対応
コンセント

アース

アースピン

b. アース対応コンセントとプラグ

○図2　ブレーカーとコンセントとプラグ
(写真提供：b. サンワサプライ株式会社)

ることもある。ショートがおこり機器内部の回路に大きな電流が流れると，消費電力が大きくなりブレーカーが作動する要因となる。その場合は，原因となっている機器をさがして回路から取り除く，つまりプラグをコンセントから抜く必要がある。ショートは，機器の経年劣化以外にも，機器内部への液体の侵入などによってもおこる。病院では，患者の洗面や薬液など，液体がかかる場面も多いのでとくに注意が必要となる。

▌アース(接地)

アース(接地)は医療機器からもれ出た電気を地面に流すためのものであり，感電の防止やノイズの除去など，重要な役割を担っている。

医療機器をはじめ日常生活で使用する電気機器には，漏れ電流が存在する。漏れ電流は，意図しない電流が医療機器の内部から外部へ流れるものである。電流は許容値をこえて人体に流れると感電する場合があるため，漏れ電流を地面に逃がすために，医療機器にアースは必須である。

また，心電図や脳波など生体の電気的信号を測定する機器の場合，波形に60 Hz や 50 Hz の交流電源の波が重なってしまう**交流雑音(ハムノイズ)**がおこることがある。アースは交流雑音の対策としても重要であり，必ずアース対応のコンセントとプラグで電源を供給する(○図2-b)。

◆ 医療用ガス設備

人工呼吸器や吸引器などの医療機器には，電源のほかに医療用ガス設備が必要である。病院では，治療や機器の駆動，消毒・滅菌などの用途でさまざまなガスを用いるが，一部のガスは患者の生命維持にも使われるため，電気同様に安全かつ安定的な供給が重要である。したがって，医療用ガスの使用者である医療者にも医療用ガスの基本的な知識や理解が求められる。

▌医療用ガス設備の種類

医療用ガスの供給方式には，病院内の配管を通して供給される中央配管方

式と，ボンベなどから供給される個別方式がある。

１　中央配管方式　中央配管方式では，供給装置からのガスが，配管端末器(アウトレット)から供給される。通常，看護師が患者の看護において操作するのは配管端末器のみであるが，配管端末器にいたるまでには，制御機器や監視・警報装置があり，安全かつ安定的なガス供給がなされている。

配管端末器とは，医療用ガスの取り出し口のことであり，天吊式や壁取りつけ式などがある(◎図3)。配管端末器はソケットになっており，そこにプラグを差し込んで機器と接続する。ソケットとプラグの方式は何種類か存在するが，誤接続を防止するためにガスごとに特定のコネクターが使用されており，特定のソケットにしか接続できないようになっている(◎図4)。また配管設備はガスによって識別色が決まっており，視覚的に誤接続を防止できるようになっている。

２　個別方式　個別方式では，高圧ガス容器のボンベから医療用ガスが供給される。中央配管方式と同様に，ボンベも医療用ガスの種類によって色が決まっているが，配管端末器とは配色が異なる❶ので注意が必要である(◎図5)。病院で使用する際には，ボンベに圧力調整器を装着したうえで他の機器と接続されることが多い(◎図6)。個別方式では，充填されている分しか供給できないため，残量に注意しなければならない。

─│ NOTE
❶ボンベの配色
　酸素は黒であり，二酸化炭素は緑である。

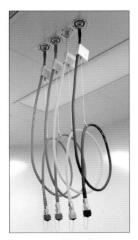

a. 天吊式

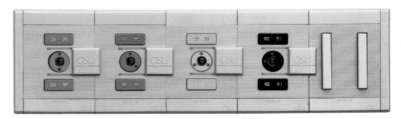

b. 壁取りつけ式

◎**図3　医療用ガスの配管端末器**
配管端末器は，ガスの種類によって色が決められている(緑：酸素，青：笑気，黄：空気，黒：吸引)。
(写真提供：株式会社セントラルユニ)

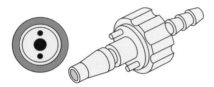

a. ピン方式
ピンの数と方向によってガスの誤接続を防止する。

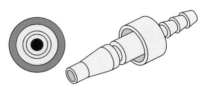

b. シュレーダ方式
接続部の口径の違いによってガスの誤接続を防止する。

◎**図4　医療用ガスのソケットとプラグ**

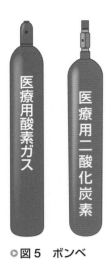

◉図5　ボンベ

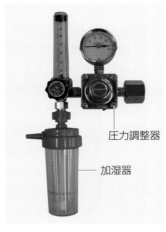

圧力調整器

加湿器

◉図6　加湿器付き圧力調整器
（写真提供：株式会社ユタカ）

4 医療機器を使用する患者の理解

　医療機器使用中の患者は，機器とともに生活していくことになる。そのため，看護師は患者の生活の視点から機器の安全な使用を考える必要がある。また機器の使用は，患者の生活の負担となるため，看護師は安全と同時に患者の安楽も考えて支援していかなければならない。

◆ 安全への支援

　医療機器を安全に使用していくには，患者の協力が必要な場合もある。たとえば，輸液ポンプを使用する際はプラグをさしてもらう必要があり，検査機器を使用している間は安静にしてもらう必要がある。これらは機器が正確かつ安全に動作するために必須であり，患者の協力や理解が大切である。そのため，看護師は機器の使用目的や動作原理などについて患者に説明し，患者の協力や理解を得るかかわりが重要である。また使用中は，輸液ポンプや心電計の電極などといったさまざまなコード類と一緒に移動することをしいられる。看護師は，事故がおこらないように機器を使用する環境を整えるとともに，患者に注意してもらう点などを機器の使用開始前に説明する必要がある。

◆ 安楽への支援

　患者は医療機器の使用によって，身体的にも心理的にも負担や苦痛を受けやすいということを，看護師は理解しなければならない。
　機器の使用にあたっては，患者に体位や体動の制限などをお願いする場面も多く，患者はふだんどおりではない生活をしいられる。そのため，看護師は機器の使用目的などを説明するとともに，患者の苦痛や負担について共

感・傾聴する姿勢も大切である。また機器の使用による患者の制限や不自由を最小限にするとともに，体位の工夫や移動介助といった，患者の安楽に努めることも重要である。

　医療機器は人体に影響を与える機器であり，誤った使用法ではさまざまなリスクを伴うことはこれまでにも述べてきた。そのため，機器からのアラーム音はもちろん，医療者が機器の操作に手間どったり不慣れだったりする様子は，患者に大きな不安を与える。看護師をはじめ医療者は，患者に不安を与えないためにも，使用する機器を熟知したうえで，正確に操作することが求められる。

B　医療機器の実際

1　検査のための医療機器

1　電子体温計

◆　機能と目的

　電子体温計は，おもに患者の体温❶を測定する目的で使用される。現在では，測定部位や目的によってさまざまな電子体温計が開発されているが，病院では腋下で測定するものが一般的である（●図7-a）。そのほかに鼓膜式や非接触型の電子体温計も使用されている（●図7-b, c）。

NOTE
❶体温は略語でBT（body temperature）と表記され，単位は℃である。炎症などによって熱発すると体温は高くなる。また体温は概日リズムによる影響を受け，とくに深部体温では一般的には夜間に低く，昼間に高くなる。

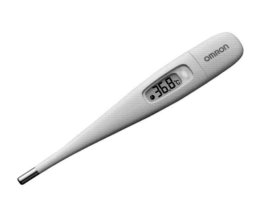
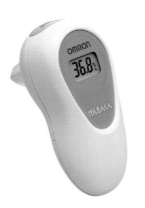
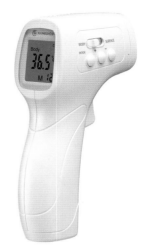

　　　　a．腋下式体温計　　　　　　　　b．鼓膜式体温計　　　　　　　c．非接触型体温計

●図7　電子体温計の種類
鼓膜式（b）や非接触型（c）の体温計は，皮膚表面から放射される赤外線エネルギーの量を温度に換算している。
（写真提供：a・b．オムロンヘルスケア株式会社，c．KAEI株式会社）

◆ 動作原理と構造

　ここでは病院で一般的に使用されている，腋下で測定する電子体温計について解説する。電子体温計は先端部分にサーミスタというセンサーが埋め込まれており，センサーが検出した熱を電気抵抗値に変更することで，測定した体温を表示している。

　腋窩で測定する電子体温計には，予測式と実測式の2つのタイプがある。一般的に普及しているものの多くが予測式であり，病院で使用されている電子体温計もほとんどが予測式である。一定の測定時間が経つと，予測式から実測式に切りかわる機能を備えた電子体温計もある。

● 予測式体温計　予測式体温計は，測定した温度上昇の曲線から値を算出して予測するため，数十秒程度で測定が完了する（◎図8）。

● 実測式体温計　実測式体温計は，温度変化がなくなる温度（平衡温度）まで上昇するのを待ってから値を読みとるため，測定に時間を要する。

◆ 使用上の注意点

● 測定エラー　予測式体温計の場合，感温部が測定の途中で腋窩から外れてしまうと正確な値が測定できずエラーになる。そのため，自身で体温計を固定するのが困難な患者の場合には，腋窩から落ちないように援助する。また電子体温計から発せられる音量は比較的小さく，高齢者は聞きとれない場合もある。測定の終了がわからず，測定前に取り出してしまうとエラーとなるため，適宜声をかけることが大切である。

● その他　腋窩が汗などでぬれていると，気化熱の影響を受けて実際の値よりも低く出るため，ふいてから計測する。また予測式の場合には，感温部があたたまった状態で測定すると誤差が生じる可能性があるので，連続で測定する場合は少し時間をおくようにする。

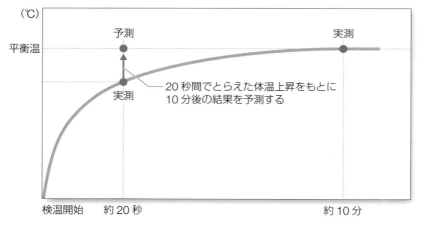

◎図8　予測式体温計の測定原理

2 電子血圧計

◆ 機能と目的

　患者の収縮期血圧および拡張期血圧の値を測定する目的で使用される❶。電子血圧計には，非観血式と観血式があるが，一般病棟で日常的に使用されるものは非観血式電子血圧計である。電子体温計と同様に，測定する部位や測定方式によって何種類かの電子血圧計が存在する。

　最も一般的なものは，上腕で測定するタイプである（●図9-a）。マンシェットの大きさをかえることによって，大腿などでも測定が可能になるものもある。また，乳房切除術術後の患者など上腕で測定が困難な患者用に，手首で測定できるタイプも普及している（●図9-b）。

　なお，観血式電子血圧計は，血管内にカテーテルを挿入することで，持続的に血圧を測定する機器であり，より重症な患者の循環動態の観察に用いられる。

◆ 動作原理と構造

　ここでは，非観血式の電子血圧計の動作原理と構造について解説する。現在一般的に普及している電子血圧計は，オシロメトリック法（振動法）を用いたものが多いが，コロトコフ音をマイクロフォンで検出するコロトコフ法の電子血圧計もある。

　オシロメトリック法の電子血圧計では，動脈からマンシェットに伝わる振動，つまり脈波を検知することで血圧の値を算出する（●図10）。マンシェットを加圧して血流をとめたあとに徐々に減圧していくと，動脈の脈波に変化があらわれる。この動脈の脈波の振動をマンシェットが検知し，その変化から収縮期血圧と拡張期血圧を算出する。

　コロトコフ法の電子血圧計は，手動の血圧測定において聴診器で聞いているコロトコフ音をマイクロフォンで検知し，血圧の値を算出している。

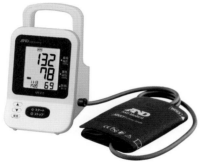

a. 上腕式電子血圧計（オシロメトリック法）

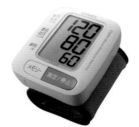

b. 手首式電子血圧計

●**図9　さまざまな電子血圧計**

（写真提供：a. 株式会社エー・アンド・デイ，b. シチズン・システムズ株式会社）

◻ **NOTE**

❶ 血 圧 は 略 語 で は BP（blood pressure）とあらわされ，mmHg（ミリメートルエイチジーまたはミリメートル水銀柱）という圧力の単位が用いられる。1 mmHg は 1 mm の水銀柱が与える圧力である。以前は水銀柱を用いた血圧計も多くみられたが，近年では水銀が人体に有毒であるため，水銀を用いた血圧計や体温計は自治体などで回収されている。収縮期血圧と拡張期血圧の略語は，それぞれ SBP（systolic blood pressure），DBP（diastolic blood pressure）とあらわされることもある。

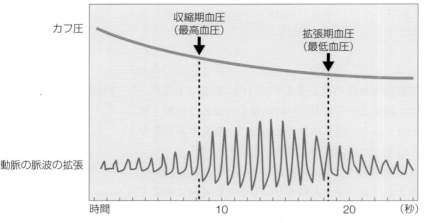

●**図10　オシロメトリック法の原理**
オシロメトリック法では，センサーで検知される微小な圧の変化をとらえて収縮期血圧と拡張期血圧を測定する。

◆ 使用上の注意点

　手動式の血圧計と同様に，マンシェットの幅や大きさ，巻き方，測定部位の高さなどに注意が必要である。とくに手首式の電子血圧計は，測定の体位によっては心臓の高さから大きくずれてしまうため，正確な値が測定できない可能性がある。測定中は胸の前に手首をあてながら測定してもらうなどの工夫をするとよい。

● **体動などの振動による影響**　オシロメトリック法が採用されている血圧計では，マンシェットの振動を検知している。そのため，患者の体動や，測定者がマンシェットに触れるなどして動脈圧以外の振動が伝わらないように注意する。患者が測定中に静止できない場合は，手動血圧計などの聴診法により測定する必要がある。なお，最近の電子血圧計には体動を検知して再計測を促す機能を備えたものもある。

3　パルスオキシメーター

◆ 機能と目的

　パルスオキシメーターは，経皮的に動脈血の酸素飽和度を測定する機器であり，低酸素血症や末梢循環不全などの早期発見，確認などの目的で使用される（●図11-a）。

　酸素飽和度は血液中のヘモグロビンが酸素と結びついている割合であり，パルスオキシメーターで測定された酸素飽和度はSpO_2と表記される❶。SpO_2は動脈血酸素分圧（PaO_2）と相関関係があり，SpO_2が90%のときには，PaO_2は60 mmHg程度である。なお，動脈血ガス分析によって得られる動脈血酸素飽和度はSaO_2と表記される。

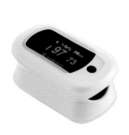

a. パルスオキシメーター

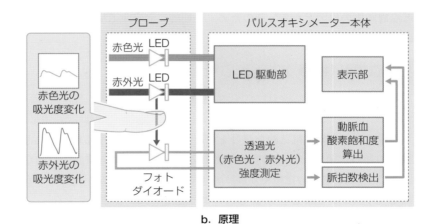

b. 原理

▷**図11　パルスオキシメーターとその原理**
（写真提供：a. KAEI 株式会社）

◆ 動作原理と構造

　パルスオキシメーターのプローブは，発光部と受光部から構成されている。発光部からは赤色光（波長 660 nm❶付近）と赤外光（波長 940 nm 付近）が交互に照射されており，受光部では指や耳たぶなどの生体組織を透過してきた光をとらえる（▷図11-b）。赤血球中のヘモグロビンには，オキシヘモグロビンとデオキシヘモグロビンが存在する。オキシヘモグロビンは赤色光をあまり吸収せずに赤外色をよく吸収するのに対して，デオキシヘモグロビンは赤色光をよく吸収する。そのため，赤色光と赤外光の吸収の比率はデオキシヘモグロビンとオキシヘモグロビンの比と比例する。パルスオキシメーターはこの性質を用いて酸素飽和度を算出している。

　なお，測定部位には動脈以外にも静脈やほかの組織が存在するが，これらは脈波の影響をあまり受けず，これらを透過してきた光は一定であると考えられる。したがって，透過光の変化は，脈波の影響を受ける動脈によるものであり，パルスオキシメーターは動脈血を測定しているということになる。

◆ 使用中の注意点

● **マニキュアやペディキュアによる影響**　前述したようにパルスオキシメーターは，赤色光と赤外光の透過度をもとに酸素飽和度を測定している。そのため，マニキュアなどによって光の透過がさえぎられてしまうと正確な値が測定できなくなる。マニキュアを除去するか，ほかの部位で測定する。
● **低灌流状態による影響**　体動などで心拍が変化すると，脈波が変化し，パルスオキシメーターでの測定に誤差が生じる。また，低体温やショックを生じている場合や，末梢血管疾患患者では，末梢が低灌流状態にあるため脈波が小さく，測定不能となることがある。
● **固定による皮膚障害**　酸素飽和度を持続的に測定する場合，プローブを測定部位に固定することがあるが，プローブによる過度な圧迫が長時間続く

📓 **NOTE**

❶ 1 nm（ナノメートル）は10億分の1メートルである。1 nm＝10^{-9} m。
　光には可視光線と不可視光線がある。ヒトの眼は380 nm 程度（紫色の光）から780 nm 程度（赤色の光）の波長の光を見ることができる。380 nm よりも短い波長は紫外線，780 nm よりも長い波長は赤外線とよばれヒトの目には見えない。

と皮膚障害の原因となる。そのため，長期的に測定する場合には，測定部位の観察に加え，定期的に測定部位を変更する必要がある。

4 心電計（標準 12 誘導心電図）

◆ 機能と目的

心電計は，心臓の電気的な信号を導出・増幅して記録する機器であり，心臓の拍動の状態を知る目的で使用される。心電計には，検査の目的などによって標準 12 誘導心電計やホルター心電計などのいくつかのタイプがある（◉図 12）。ここでは標準 12 誘導法による心電計について解説する。

◆ 動作原理と構造

心電計は体表面の電極から得られる電位の情報をもとに，2 点間の電位の差を記録し，心電図として表示している。心臓の微弱な電気情報をとらえるには電気信号を増幅する必要があり，心電計にはアンプとよばれる機器が電気信号の増幅器として備わっている。増幅された電気信号を経時的な図としてあらわしたものが，心電図として表示される。

心電図は電極の情報から導出するため，貼付場所によって異なる形状の波形が表示される。そのため，心電図検査においては標準 12 誘導法とよばれる電極の貼付部位と心電図の導出法が確立されており，それに基づいて検査を行う。

● **標準 12 誘導法**　電極は，左右の両手足に 4 か所と，胸部の 6 か所に貼付する（◉図 13-a）。心電図の電位差を算出する 2 点間の決め方を誘導という。四肢に取り付けた電極のうちの 1 つからの電位をみるものは単極肢誘導とよばれ，aV_R（右手），aV_L（左手），aV_F（左足）がある。また，これらのうちの 2

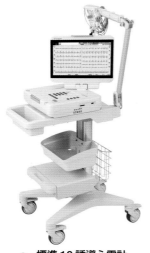
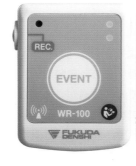
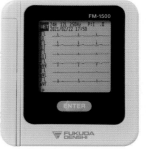

a．標準 12 誘導心電計　　　　b．ホルター心電計（左：本体，右：記録器）

◉**図 12　心電計**
（写真提供：フクダ電子株式会社）

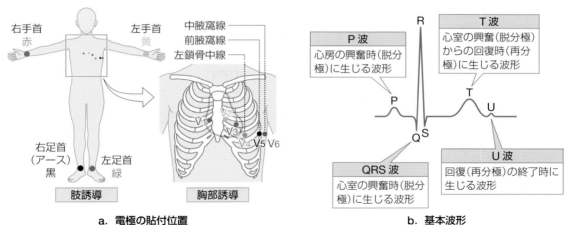

a. 電極の貼付位置　　　　　　　　　　　　　　b. 基本波形

図13　電極を貼付する位置と基本波形

つの電極間の電位差をみるものは双極肢誘導といい，第Ⅰ誘導(右手−左手)，第Ⅱ誘導(左足−右手)，第Ⅲ誘導(左手−左足)がある。

　胸部の電極からの電位をみる胸部誘導には，V_1〜V_6までの6つがある。3つの単極肢誘導と3つの双極肢誘導，6つの胸部誘導の計12の誘導法からなるのが標準12誘導法である。

　心電図による心拍のリズムや間隔の判読には，心臓全体の電気軸とほぼ平行な第Ⅱ誘導がよく用いられる。第Ⅱ誘導による正常な心電図の基本波形では，P波，QRS波，T波の順番で波形がみられる(◉図13-b)。

◆ 使用中の注意点

　心電計で心臓の状態を判別するためには，電極が正しい位置に貼付されていることが原則となる。したがって，電極の貼付位置と接続すべきコードを確実に理解しておく必要がある。また，心電図は体動や，外部からの電波といったさまざまな要因に影響を受けるため，正確な心電図を測定するためには，以下のことにも注意する。

● **ノイズの混入**　心電図にノイズ(雑音)が入ると，本来の波形がとらえにくくなるだけでなく，不整脈と誤読する可能性もある。

　ノイズは，電気器具からの漏れ電流などによる交流❶や，筋電位が混入したり，電極やコード類が接続不良であったりするなどで生じる。表示されている心電図から原因を推測し，対応する(◉表5)。

● **電極による影響**　心電計に用いる電極は，リユースのものとシングルユースのものがあるが，シングルユースのものは消耗品となるため，ふだんから残数を確認し，適宜補充しておく必要がある。シングルユースの電極には，粘着力の強いものがあるため，長期にわたって貼付する場合には，患者の皮膚の状態に注意し，定期的にはりかえるなどのケアが必要である。

● **日常点検**　病棟では，心電計を緊急時に使用することもある。電極の貼付位置や，消耗品の補充，バッテリーの充電などは日ごろからしっかりと確

NOTE
❶交流電源の周波数が混入することで生じる低い雑音をハミングノイズという。

◉表5　ノイズの原因と対策

ノイズ	交流の混入	筋電位の混入	接続不良
心電図の波形			
原因	周囲の電気器具からの漏れ電流など	身体のふるえ	電極の脱落など
対策	アースをさす。	筋肉の動きが少ない場所に電極をはる。動きが少ないときに測定する。	電極をはり直す。

認しておく。シングルユースの電極には，表面にジェルなどが塗布されており，使用期限が定められている。ジェルが乾燥するとノイズの原因にもなるため，使用期限も確認する。

5　生体情報モニター

◆ 機能と目的

　生体情報モニターは，患者の心電図や心拍数，SpO_2などを長時間にわたって継続的にモニタリングし，異常があった場合には医療者へアラームで知らせるための機器である。重症患者の急変などによる生体情報の変化を，医療者がすばやく把握できるようにする目的で使用される。

◆ 動作原理と構造

　生体情報モニターは，ベッドサイドモニター(テレメーター送信機)とセントラルモニターから構成される(◉図14)。ベッドサイドモニターには，ディスプレイや，心電計，血圧計，パルスオキシメーターなどが搭載され，測定した生体情報をディスプレイに表示する。また，測定した情報を電波を通じてセントラルモニターに送ることで，ナースステーションなどの離れた場所からでも，患者の生体情報をモニタリングできる。測定結果が設定した値を逸脱するとアラームが鳴るようになっている。

　なお心電図やSpO_2のみの簡便なモニタリングでよい場合は，テレメーター送信機が使用される。テレメーター送信機は小型の簡易なディスプレイがあるか，または存在せずにセントラルモニターでのモニタリングとなる。

◆ 使用上の注意点

●チャンネルの設定　ベッドサイドモニターやテレメーター送信機には，それぞれチャンネルが設定されており，それに基づいてセントラルモニター側で識別して表示している。そのため，ベッドサイドモニター(テレメーター)側とセントラルモニター側でチャンネルが一致しているのを確認した

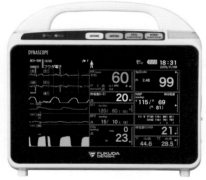

a. ベッドサイドモニター

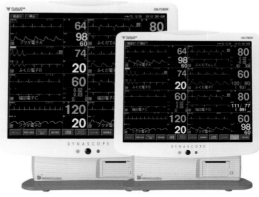

c. セントラルモニター

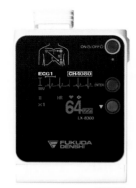

b. テレメーター送信機

▶図14　生体情報モニター

（写真提供：フクダ電子株式会社）

うえで設定する必要がある。病院内では，同一チャンネルの混信がおこらないように，機器の導入時点から厳密なチャンネル管理が行われる。

● アラーム　生体情報モニターには，心拍数異常や脈拍の異常，SpO_2 低下などを知らせるアラームが備えられている。アラームは患者の異常を医療者へ伝えるための重要な機能であるため，医師の指示どおり正しく設定されているかを厳正に確認する。また，ベッドサイドモニター側の電波不良やバッテリー低下，電極コードの外れなどを知らせるアラームもあり，機器や環境も含めて設定を行う。

2 医療の補助を行う医療機器

1 吸引器

◆ 機能と目的

吸引器は，痰や膿，血液，その他の体液などを吸い出して除去する目的で使用される（●図15）。看護師のケアとしては，鼻腔・口腔内の痰を吸引するときによく用いられるが，それ以外にも手術中の血液の吸引や，誤嚥リスクの高い患者の口腔ケアなどと幅広く使われている。また，胸腔ドレーンなど

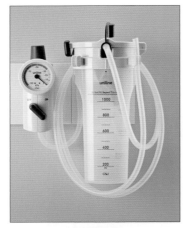

a. 壁掛式吸引器

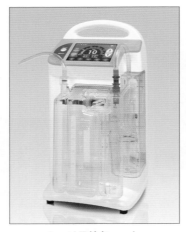

b. メラサキューム

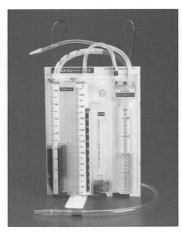

c. チェストドレーンバッグ

◎図15　吸引器の種類
メラサキュームやチェストドレーンバッグは，ドレナージなどの吸引で使用される。
（写真提供：a. 株式会社セントラルユニ，b. 泉工医科工業株式会社，c. SB カワスミ株式会社）

のように持続的に低圧で吸引するときにも吸引器が使用される。

　吸引器には，おもに医療用ガス設備を用いた非電動式のものと，陰圧を発生させるポンプが一体となった電動式のものが存在する。電動式のものは医療用ガス設備が不要なため，電源さえあればどこでも使用が可能である。

◆ 動作原理と構造

　吸引器は，陰圧を利用して吸引のための圧力を発生させる。非電動式では配管端末器からの陰圧を利用するのに対して，電動式では電動ポンプを利用して陰圧をつくり出している。吸引に適切な圧力となるように，ダイヤル式やデジタル式の圧力調整器によって調整することができる。

　一般的な壁掛式吸引器では，吸引物（痰や体液など）は吸引びんとよばれる部分にためられるようにできており，吸引物流入防止装置（フロート）によって，吸引物がポンプ部分に入りこまないような機構になっている。フロートは吸引物がたまりすぎると，浮いてきて出口をふさぐしくみになっている。

◆ 使用中の注意点

● 吸引圧の設定　吸引中は，目的に適した吸引圧となっているかをしっかりと確認して実施する。吸引圧が低すぎると効果的な吸引ができないのはもちろんだが，高すぎると吸引部位の粘膜を損傷してしまう可能性もあるため，注意が必要である。

● 吸引物の廃棄と吸引びんの交換　吸引物が，吸引びんいっぱいにたまると吸引ができなくなるため，その際は吸引びんの交換が必要になる。吸引物の量を確認しつつ，適度なところで交換する。また吸引物は，標準予防策（スタンダードプリコーション）にしたがって確実に処理する。

2 ネブライザー

◆ 機能と目的

　ネブライザーは，薬剤をエアロゾル❶化して気道内に投与するための機器であり，おもに喀痰を促す目的で使用される。薬剤以外にも生理食塩水を用いて，気道内を加湿する目的として使用されることもある。吸入器は，エアロゾル化する方法によって大きくジェットネブライザーと，超音波ネブライザーに分類される。つくり出されるエアロゾルの大きさは，ジェットネブライザーが5～15 μm，超音波ネブライザーが1～5 μmである。

◆ 動作原理と構造

　ジェットネブライザーは，ベンチュリー効果❷を利用したものである。圧縮した空気を管に高速で流して薬液を吸い上げ，エアロゾル化させる（●図16）。
　超音波ネブライザーでは，超音波が蒸留水を介して薬液に伝わることで，薬液が振動して霧状になる。そのため超音波ネブライザーでは，蒸留水を入れるところと薬液を入れるところの二槽式になっている（●図17）。

─ NOTE
❶エアロゾル
　浮遊する微小な液体・固体の粒子と気体の混合体をよぶ。

─ NOTE
❷ベンチュリー効果
　断面積を狭くして流体の流れを速めると低い圧力の部分が生じる現象をさす。霧吹きもこの効果を応用している。

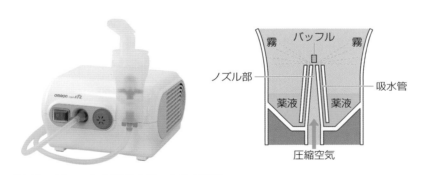

●図16　ジェットネブライザーとその原理
（写真提供：オムロンヘルスケア株式会社）

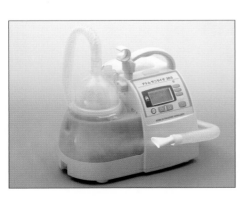

●図17　超音波ネブライザーとその原理
（写真提供：アトムメディカル株式会社）

◆ 使用上の注意点

● **使用後の洗浄**　吸入器は回路を含めて雑菌が繁殖しやすい構造となっているため，使用後は本体の消毒や，回路を新品に交換するなど手入れが重要である。

● **超音波ネブライザーの準備**　超音波ネブライザーは，水槽の蒸留水を介して薬液に超音波を伝える動作原理となっている。そのため，水の量が不足したり過剰だったりすると薬液を噴霧できないので注意する。同様の理由で，薬剤を入れる部分が変形したり，正しくセットされていない場合も効果的に噴霧できないので注意する。

3 輸液ポンプ

◆ 機能と目的

　輸液ポンプは，薬剤を正確な量や速度で患者に投与する目的で使用される。通常，輸液の流量は重力による自然滴下をクレンメで調節するが，患者の体位や薬液の粘稠度などにより，誤差が生じやすい。この誤差を避け，薬剤を正確な量・速度で投与する目的で，輸液ポンプが用いられる（●図 18-a）。とくに，輸液の流量の速度変化がリスクとなる重症患者や心疾患患者で用いられる。

◆ 動作原理と構造

　輸液ポンプはフィンガーとよばれる板が，順番に輸液のチューブを押しつぶしていくことで薬剤を体内へ送る構造になっている。時間あたりの流量を設定するだけでなく投与量を設定することもでき，予定した投与量が終わると，停止するようになっている。

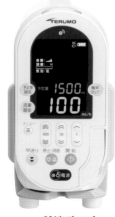
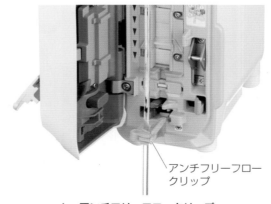

アンチフリーフロー
クリップ

a. 輸液ポンプ　　　　　　　b. アンチフリーフロークリップ

●図 18　輸液ポンプとアンチフリーフロークリップ
（写真提供：テルモ株式会社）

◆ 使用中の注意点

　輸液が指示どおりの速度・量で投与されているかが重要であるため，医師からの指示書などと合わせて輸液ポンプの設定を確認する。また操作を誤ると輸液が投与されなかったり，急速に投与されてしまったりし，患者に重大影響を与えることもあるため，以下の点に注意する。

●**輸液ポンプを装着する高さ**　輸液ポンプを使用中の患者が移動する場合は，輸液ポンプが装着された点滴スタンドをひいて移動することになる。輸液ポンプは重量があり，点滴スタンドの上部に取り付けてしまうと重心が不安定になり，スタンドおよび患者の転倒の原因となる。とくに輸液ポンプやシリンジポンプを複数台装着しなければならないときは，バランスを考えるだけではなく，歩行時の介助も検討する。

●**バッテリー**　輸液ポンプも，ほかの機器と同様にバッテリーで動作しているため，電源プラグがコンセントに挿さっていないまま長時間経過すると，バッテリーの残量低下アラームが鳴るようになっている。トイレ時などで一時的に電源プラグを抜く場合は，帰室時に必ず電源プラグを接続する。また，使い終わったあとにも必ず充電しておく必要がある。

●**ボーラス注入**　輸液ポンプ使用中にチューブが閉塞すると，閉塞部分より輸液ポンプ側でチューブ内の圧力が高まる。この圧力を逃がさずに閉塞部分を開放し，勢いよく薬剤が投与されてしまうことをボーラス注入という。急速投与は一時的なものであるとしても，薬剤によっては患者に大きな影響を与える可能性もある。そのため，閉塞がおこった場合は，一度輸液セットを輸液ポンプから外し，圧を逃がしたうえで再開する。

●**フリーフロー**　フリーフローとは，輸液セットを外す際にクレンメを閉じずに外すことによって，残っている薬液が全開で投与されることをいう。輸液や薬剤の種類によっては患者に重大な影響を与えることがあるため，必ずクレンメを閉じてから外すようにする。

　なお，アンチフリークリップ（ ◯図 18-b）とよばれるクリップにより，輸液セットを外す際にチューブが必ず閉塞される機構をもつ輸液ポンプと輸液セットもある。フリーフローの予防に有効なしくみである。

●**アラーム**　安全な輸液投与のために，輸液ポンプにはさまざまな異常検知機能がある（ ◯表6）。アラームが鳴った場合は，原因を特定して対応する。

　アラームは安全のための機能であるが，患者には大きな不安を与える。事前にアラームが鳴る可能性や，鳴った場合の対応を説明するなどして患者の不安を軽減することも求められる。

4 ┃ シリンジポンプ

◆ 機能と目的

　シリンジポンプは，輸液ポンプと同様に患者に正確な量や速度で輸液を投与する目的で使用される。シリンジポンプは，微量の薬剤を投与する場合や

◯表6　輸液ポンプのアラームの種類

アラームの種類*	状態
閉塞アラーム	輸液ポンプよりも患者側のクレンメが閉じている場合や屈曲して閉塞がおこった場合に鳴るアラーム
気泡検知アラーム	輸液ポンプ内の輸液チューブで気泡を検知した場合に鳴るアラーム
バッテリー残量低下アラーム	バッテリー残量が低下した場合に鳴るアラーム
終了アラーム	設定した投与量が終了した際に鳴るアラーム

＊ 開始ボタンを押し忘れた場合にもアラームが鳴るようになっている。

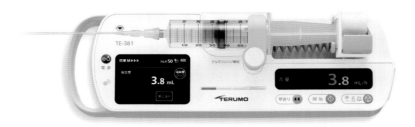

◯図19　シリンジポンプ
（写真提供：テルモ株式会社）

小児患者に投与する場合など，輸液ポンプよりもさらに微量な流量設定が必要な場合に用いられる。

◆ 動作原理と構造

　シリンジポンプは，スライダーがセットされたシリンジの内筒を一定の間隔で押し込むことによって薬剤を投与するしくみになっている。シリンジポンプでは，数種類の容量のシリンジをセットすることが可能であるが，容量によってシリンジの内径や内筒の大きさが違うため，シリンジポンプはシリンジの容量と設定流量によってスライダーの移動速度を調節する必要がある（◯図19）。

◆ 使用上の注意点

　シリンジポンプを操作する際は，微量な流量設定が必要な薬剤を扱っているということをふまえる必要がある。薬剤が一度に大量に投与されてしまったり，投与を中断している時間が長くなったりすると，患者への影響が大きくなるため注意しなければならない。

● ボーラス注入　輸液ポンプと同様にシリンジポンプでも，閉塞がおこった場合はボーラス注入に注意する必要がある（◯図20）。シリンジポンプの場合，微量でも効果の大きな薬剤を使用しているため，急速投与はたいへん危険である。

● サイフォニング現象　シリンジポンプが患者よりも高い位置にあると，シリンジが外れていた場合には，薬液が過剰に投与されるサイフォニング現

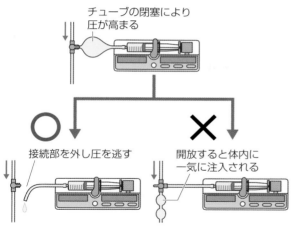

◎図20 ボーラス注入の防止

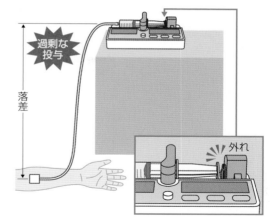

◎図21 サイフォニング現象

象が発生する（◎図21）。そのため，シリンジポンプは必ず患者よりも低い位置にとりつけ，かつ確実にシリンジを固定する。

● **シリンジのセット**　シリンジをシリンジポンプに正しくセットしても，必ずスリットや押し子との間にすきまが生じる。そのままの状態でシリンジポンプをスタートさせると，押し子がすきまを埋めるための時間が必要になるため，しばらくの間は薬液が投与されない。したがって，早送りボタンですきまを埋めてから投与を開始する。

● **シリンジの交換**　シリンジポンプで薬液を持続投与する場合，シリンジの交換が必要となることがある。シリンジポンプは微量投与の薬剤に使用されており，とくに昇圧剤などが用いられている場合には，交換に時間がかかると循環動態に大きな影響を与えかねない。そのため，シリンジの交換は，可能な限り手早く正確に行う必要がある。手技に時間がかかったり，交換による患者への影響が大きかったりする場合は，シリンジポンプごと交換することも検討する。

● **シリンジポンプのルート**　メインルートの点滴は，輸液ポンプを用いて一定の速度の投与となる。メインルートの投与速度が一定でないと，側管から投与されるシリンジポンプの薬液投与速度も一定でなくなるため危険である。同様の理由で，同じルートの別の側管からほかの点滴を一時的に投与したりするのも危険である。

● **アラーム**　シリンジポンプにも，輸液ポンプと同様に異常を知らせるアラームがある（◎表7）。アラームが鳴った場合は，輸液ポンプを一時停止するなどして原因をつきとめて対処する。

5 人工呼吸器

◆ 機能と目的

人工呼吸器は，呼吸における換気を代行する機器であり，必要な肺胞換気

◉表7　シリンジポンプのアラームの種類

アラームの種類*	状態
閉塞アラーム	シリンジポンプよりも患者側のクレンメが閉じている場合や，屈曲して閉塞がおこった場合に鳴るアラームである。
押し子アラーム	押し子が外れている際に鳴るアラームである。押し子が外れているとサイフォニング現象の原因となるため，セッティングをしっかりと確認する。
シリンジセットアラーム	シリンジが正しくセットされていない場合に鳴るアラームである。シリンジが正しくスリットに入っているか，クランプがしっかりと下りているかなどを確認する。
バッテリー残量低下アラーム	バッテリー残量が低下した場合に鳴るアラームである。
残量アラーム	シリンジ内の薬液残量が少なくなったことを知らせるアラームであり，アラームが鳴っても送液は続く。持続注入の場合，シリンジポンプではシリンジ交換の操作やタイミングが非常に大切であるため，準備なども含めて対応ができるようにする。

＊ 開始ボタンを押し忘れたときに鳴るようなアラームもある。

と換気量の維持，酸素化の改善，呼吸仕事量の軽減を目的として使用される。人工呼吸器は呼吸が完全に停止した患者や換気機能が弱まった患者に用いられ，患者の状態によって換気様式や換気モードなどを設定して使用される。

◆ 動作原理と構造

　人工呼吸器は，本体および呼吸回路（呼気回路と吸気回路）から構成される（◉図 22）。本体には，電源のほかに酸素と空気を供給する必要がある。人工呼吸器本体の中では，これらの医療用ガスの圧力が調整されたあと，適切な酸素濃度になるように混合される。混合されたガスは，吸気回路を通じて吸気として患者に供給される。逆に患者の呼気は，呼気回路を通じて大気へ排出されるしくみになっている。人工呼吸器には吸気弁と呼気弁があり，この弁が吸息と呼息に合わせて開放と閉鎖をすることで，呼吸回路内で一定の方向にガスが流れるようになっている。

　人工呼吸器はこのような構造と原理でガスを患者へ送っているが，人工呼吸器が換気を行うためには，換気様式（吸息と呼息の切りかえ）や換気モード（換気のさせ方）などの設定が必要である。ここでは，換気様式と換気モード，その他の機能について説明する。

▋ 換気様式

● 量規定換気（VCV）　量規定換気 Volume Control Ventilation（VCV）とは，1回換気量（1回の換気において吸息するガスの量）を決めて，その量に達したら呼息に切りかわる方式である。1回換気量の設定の仕方には，

（1）ガスの量

（2）流量と吸息時間：流量×吸息時間＝1回換気量

（3）分時換気量と換気回数：分時換気量÷換気回数＝1回換気量

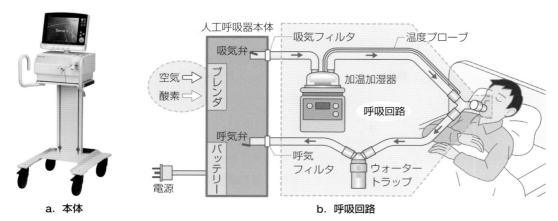

a. 本体　　　　　　　　　　　　　b. 呼吸回路

▶**図 22　人工呼吸器と回路図**
（写真提供：フクダ電子株式会社）

などがある。

● **圧規定換気（PCV）**　　圧規定換気 pressure control ventilation（PCV）とは，気道内圧が設定された圧力で設定された時間維持されることで，呼息に切りかわる方式である。吸息時の最高気道内圧と吸息時間を設定する。

換気の種類と換気モード

　人工呼吸器による換気は，患者の状態によって，人工呼吸器主体の調節（強制）換気，人工呼吸器が患者の自発呼吸を補助する補助換気，自発呼吸主体の換気が使い分けられる。換気モードとは，これらの換気のコントロールに関する設定である。換気モードには，人工呼吸器によってさまざまな種類や名称があるが，ここでは代表的な換気モードについて紹介する。

● **A/C**　　補助/調節換気 assist control（A/C）は，調節（強制）換気をメインにしたモードであり，患者の自発呼吸が一定時間ない場合は，設定に基づいて人工呼吸器による強制的な換気が行われる。自発呼吸がみられた場合は，吸気に合わせて同調した補助換気も行う。自発呼吸がない，もしくは呼吸が不安定な患者に用いられるモードであり，重症呼吸不全に対する人工呼吸器の導入開始時に使用される。補助換気時には自発呼吸との同調性がわるいと，ファイティング❶がおこり，酸素化も悪化するため注意が必要である。

● **SIMV**　　同期式間欠的強制換気 synchronized intermittent mandatory ventilation（SIMV）は強制換気と自発呼吸を組み合わせたものであり，自発呼吸に同調しながら強制換気を設定回数分だけ行うモードである。強制換気の回数を設定し，患者の呼吸仕事量調節することができるため，調節（強制）換気から自発呼吸へと移行させる場面で使用される。自発呼吸時に回路抵抗などによって換気量が不足してしまう場合には，後述の PSV を併用する方法がとられる。

● **CPAP**　　持続気道陽圧 continuous positive airway pressure（CPAP）は，患者の自発呼吸時に，気道に対してつねに陽圧をかけつづける換気方法である。強制換気を一切行わない方法であり，換気量が十分に保たれている患者が対

象となる。人工呼吸器から離脱する最終段階で用いられる場合が多い。

● **PSV**　圧支持換気 pressure support ventilation（PSV）は患者の自発呼吸の吸息時に，一定の圧により換気をサポートするモードである。患者の吸息が終わるのに合わせて自動的にサポートを終了する。SIMV や CPAP モード使用中の自発呼吸の補助として併用される方法がとられている。

その他の機能

● **PEEP**　呼気終末陽圧 positive end-expiratory pressure（PEEP）とは，呼息の終末時に肺の中の圧力を陽圧に保つ機能である。呼息の終末時に肺内部の圧力が陽圧に保たれることで，低酸素血症などの原因となる肺胞虚脱を防ぐことができる。

● **トリガー**　トリガーとは，患者の自発呼吸（吸息の開始）を人工呼吸器が認識するための機能である。トリガーの認識方法には呼吸回路内の圧力変化を監視するプレッシャートリガー方式と，流量変化を監視するフロートリガー方式がある。

◆ 使用中の注意点

人工呼吸器は患者の生命維持に直結する機器であり，患者の異常はもちろん機器の異常も見逃してはならない。医師や臨床工学技士とも連携しながら患者の治療やケアにあたっていく必要がある。

● **電源プラグ**　人工呼吸器の電源プラグは必ず非常電源にさす。人工呼吸器は前述のとおり，生命維持に直結する機器であり電力供給が停止したとしても，人工呼吸器自体が停止しないようにしなければならない。

● **アラーム**　人工呼吸器のアラームにはさまざまなものがある（●表8）。看護師はアラームの種類とそのアラームが示す人工呼吸器の状態を十分に理解しておく必要がある。アラームが示す人工呼吸器の異常には，看護師で対応できる場合と，医師に報告や相談をしなければならない場合がある。とくに緊急性の有無については迅速に判断しなければならない。機器操作のマニュアルやトラブルシューティングなどはすぐに参照できるようにしておく。

●表8　人工呼吸器のアラームの種類

アラームの種類	状態
電源供給アラーム	電源が供給されていない。
バッテリー関連アラーム	バッテリー駆動の時間が残りわずかである。
ガス供給圧アラーム	酸素や空気の供給圧力が低下している。
分時換気量下限・上限アラーム	1分間の換気量が設定値の範囲から逸脱している。
気道内圧上限・下限アラーム	気道内圧が設定値の範囲から逸脱している。
無呼吸アラーム	自発呼吸が感知できない。
呼吸回数	呼吸回数が設定値から逸脱している。

◆ 人工呼吸器使用中の看護

　人工呼吸器を使用する際は，医師や臨床工学技士と連携したチームで行う。そのなかで看護師の役割は，患者の呼吸管理が中心となる。患者の状態把握や，気道管理（吸引や吸入），口腔ケア，体位変換などを行い，人工呼吸器による治療が安全・安楽に行われるように援助する。人工呼吸器自体の点検は，臨床工学技士が中心に行われるが，指示通りの設定になっているか，回路は適切に組み立てられているか（空気のもれがないか，ウォータトラップが満水になってないか），などの確認は，看護師の役割として重要である。それに加えて，アラームや事故抜管などのトラブル時の対応についても理解しておく必要がある。

6 除細動器

◆ 機能と目的

　心臓は刺激電導系により，心室が一定のリズムで収縮と弛緩を繰り返している。この拍動により心臓は血液を全身に送り出している。しかし，なんらかの理由により拍動が乱れると全身に血液を送り出せなくなり，最悪の場合には死にいたる。

　除細動器は，心室細動や，無脈性心室頻拍などといった拍動の異常により血液を駆出できなくなった心臓に，一時的に大電流を流すことで拍動をもとに戻す目的で使用される（◉図23-a）。したがって，除細動器は患者の急変時などに対する二次救命処置や，手術室などで使用されることが多い。それ以外にも，心房細動のような病態に対して行われる同期下電気ショック（カルディオバージョン）とよばれる治療にも用いられる。

● **AED**　病院内で救命処置が必要となった際の除細動器による除細動は，おもに医師が行う。そのため，看護師が病院内で除細動器を用いる場面は少

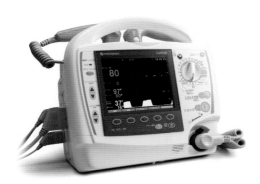

a. 除細動器

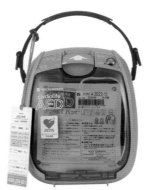

b. 自動体外式除細動器
（AED）

◉ **図 23　除細動器の種類**
（写真提供：日本光電株式会社）

ない。**自動体外式除細動器** automated external defibrillator（**AED**）や除細動器の
AED モードは看護師を含めた医師以外の者でも除細動を行うことができる
機器である（◯図 23-b）。除細動器と AED の違いは，除細動が必要な状態な
のかを，人が決めるのかコンピューターが決めるのかの違いであり，AED
は医療の専門職でない一般の人でも，研修を受けるなどして使用が可能であ
る。

◆ 動作原理と構造

　除細動器は，本体とパドル（刺激用電極）から構成される。本体で高電圧の
電流を充電し，パドル部分から患者へ放電するしくみになっている。本体側
には，モニター，出力エネルギーやモードを選択するつまみ，充電ボタンな
どがあり，パドル側には放電するためのスイッチなどがある❶。パドルは体
表面用と体内用に分けられ，さらに，電極の大きさにより大人用，小児用，
新生児用に分類される。そのほか胸骨部用（STERNUM）と心尖部用
（APEX）という分類があるので注意する。

> **NOTE**
> ❶メーカーによって，ボタ
> ンの配置や種類，機能が異
> なるのであらかじめ確認し
> ておくとよい。

　AED も本体とパッドから構成されているが，除細動器に比べて機能や操
作が単純なものになっている。本体には電源ボタンとショックボタンなどの
ボタンのみがあり，パッドはシールではるようになっており，スイッチなど
はない。また，AED には，除細動器にはないスピーカーがあり，AED か
ら操作者へ指示を出すことができる。さらに，心肺蘇生時の様子があとから
わかるように，周囲の音声が録音される機能もついている。

◆ 使用上の注意点

　前述のとおり看護師が除細動器を使用することはあまりない。しかし，患
者が急変した場合の二次救命処置では，医師と連携して患者に対応する必要
があり，機器の準備や設定などのために除細動器に触れる機会もある。した
がって，最低限の機器の構造や使用方法は理解しておくべきである。
● **一次救命処置・二次救命処置**　除細動器は，患者の急変時に使用される
機器であるため，一次救命処置や二次救命処置の最中に使用される。そのた
め，胸骨圧迫や挿管，静脈ルート確保などといったさまざまな処置の流れの
なかで使用される。ほかの処置とともに，使用方法を抑えておく必要がある。
そして，緊急時に使用できるように，消耗品の補充や，充電の確認，簡易動
作確認などの日常点検も大切である。
● **感電・やけど**　除細動を行う際に患者に触れていると，触れている者に
も電流が流れて感電するため，必ず患者から離れていることを確認して実施
する。また，患者自身がネックレスなどの金属類を身につけていると，電流
が流れた際にやけどなどを引きおこす可能性もあるため外しておく。

3 看護の補助を行う機器

　ここでは，患者の身体へ直接的な影響は与えないが，看護を行ううえで必

須な機器であるナースコールとその周辺機器である離床センサーについて紹
介する。

1 ナースコール

◆ 機能と目的

　ナースコールは，患者や医療者が看護師に連絡する目的で使用される。患
者がケアの希望などを伝える場合に使用されることが多いが，患者が急変し
たときに医療者が緊急で看護師を呼び出す場合などにも使われることがある。

◆ 動作原理と構造

　ナースコールは，子機と親機から構成される(●図24)。子機のボタンを押
すと，ナースステーションなどに設置されている親機に呼び出しがかかる。
アナログ式のナースコールでは呼び出し音とともに呼び出しのあった部屋や

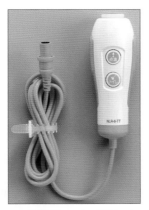
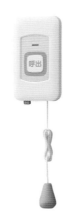

a. 子機(左：ベッド用，右：トイレ・風呂用)

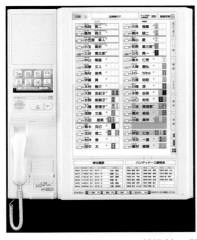
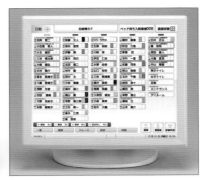

b. 親機(左：壁掛け，右：卓上)

●図24　ナースコールの子機と親機
(写真提供：アイホン株式会社)

ベッドの番号が点灯する。デジタル式では呼び出しのあった患者名やベッド番号が，親機のディスプレイに表示されるものが主流である。現在では，デジタル式のナースコールが普及してきており，電子カルテや病室前の表示などと連動することも容易になってきている。また病院によっては，看護師が携帯しているスマートフォンやPHS❶と連動しており，ナースステーションにいなくても患者からの呼び出しに応答ができるようになっている。

　子機は患者のベッドサイド以外にも，トイレや洗面所などにも設置されており，呼び出し方にも握るタイプやひもを引っぱるタイプなどさまざまである。また，緊急時用に医療者が使用するボタンが併設されているタイプもあり，呼び出し音が区別され，すばやい対応ができるように工夫されているものもある。

◆ 使用中の注意点と看護

　患者がナースコールを使用する際，患者はベッド上から動けないケースも多い。そのような状況ではナースコールがなければ，患者は伝達手段を失うことになるため，ナースコールは確実に動作しなければならない。ナースコールに不調などが見られた場合は，すぐに交換などで対処する。

　看護師は患者にナースコールの使用方法をしっかりと説明する必要がある。また患者の届く範囲にナースコールを置き，患者が問題なく使用できる環境を整備することも重要である。

　患者のなかには，ナースコールで看護師を呼ぶことにためらいを感じる人もいる。そのため，必要時は気軽にナースコールを使ってもらえるような雰囲気をつくり出すことも重要である。そのためには，ナースコールが鳴ったら可能な限りすばやく訪室し，忙しさをかもし出さないなどの対応が求められる❷。

　病院のナースコールのほとんどは有線式であり，ベッド上部にナースコールの子機を差し込む端子がある。しかし，ひとたび端子から子機のコードが抜けてしまうとナースコールは使えなくなってしまうため，端子は抜けにくい構造になっているものが多い。また，子機のコードが抜けてしまった場合には脱落を知らせるアラームを備えている機器もある。

2 離床センサー

◆ 機能と目的

　患者が離床したことを知らせる目的で使用される。患者の転倒予防や離院予防の観点から使用されることが多い。離床センサーの形には，踏んだら反応するマット型（◯図25-a），マグネットが外れたら反応するクリップ型（◯図25-b），赤外線センサーで反応するタイプ（◯図25-c）などさまざまなものがあり，患者の状態によって使い分けられる（◯205ページ）。

NOTE
❶PHS
　PHSとは携帯電話の一種である。PHSは一般的な携帯電話に比べて電波の出力が弱く医療機器へ与える影響が小さかったため，病院内の連絡ツールとして広く普及してきた。しかし，近年では技術が進歩し，一般的な携帯電話でも医療機器に与える影響が小さくなってきたため，PHSのかわりに携帯電話やスマートフォンを連絡ツールとして使用している病院も増えている。

NOTE
❷理想をいうならば，看護師は患者の希望を予測して行動することで，患者がナースコールを使用しなくてもいい対応を目ざしていきたい。

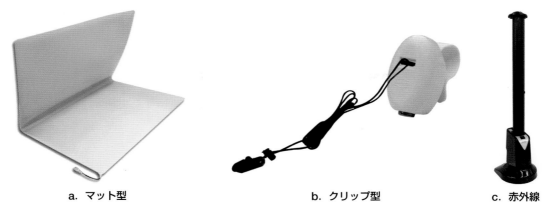

a. マット型　　　　　　　　b. クリップ型　　　　　　　c. 赤外線

▶図 25　離床センサーの種類
（写真提供：株式会社ホトロン）

◆ 動作原理と構造

　いずれの臨床センサーにも共通する原理は，センサーが反応すると通知が送られるということである。病院では，ナースコールと連動している場合が多く，センサーが反応するとナースコールの呼び出しがされるようになっている。

◆ 使用上の注意点と看護

　離床センサーはその機能と目的から，センサーが反応したら看護師がすぐに訪室することが求められる。しかしながらそれは，患者の立場からすると監視されているといった感情をいだかせることにもつながる。したがって，離床センサーに関しては，患者の安全と安楽の視点からしっかりとアセスメントしたうえでの使用が求められる。

　看護師がケアをする際や面会者が来た際には，一時的にセンサーのスイッチをオフにしたり，場所を移動したりする場合もある。しかし，離床センサーは転倒予防の観点で使用されているため，患者が離床した際には確実にセンサーが反応することが求められる。そのため，離床センサーのスイッチを一時的にオフにした場合は，確実にオンに戻すことを忘れないようにする。

索引